PTSDの伝え方

トラウマ臨床と心理教育

Posttraumatic Stress Disorder

前田 正治・金 吉晴 編
Masaharu Maeda　Yoshiharu Kin

誠信書房

はじめに

人がまったく予期しない形で、極度のストレスフルな出来事、たとえば強姦などの激しい暴力、重大事故や災害、愛する人の突然の死などを体験すると、どのような長期的な心理反応が引き起こされるのだろうか。外傷後ストレス障害（Posttraumatic stress disorder: PTSD）という疾患概念は、このような疑問に対する精神医学・心理学の側からの一つの回答である。人はこのような破局的出来事を体験すると、自分史のなかに相容れない外傷性の記憶によって浸食され、振り回され、そしてそのような記憶におびえるようになる。人のつながりを信じられなくなり、生き生きとした感情生起が失われ、滓《かす》に覆われたような委縮した生活を送ることになる。その一方で、些細な刺激でも驚愕するなど神経過敏な状態が続き、睡眠も障害される。また人生の安全感は失われ、世界は危険に満ちていると感じるようになる。これが典型的なPTSDの状態である。

PTSDをはじめとするトラウマ概念は、ベトナム戦争帰還兵の研究が中心となってほぼ現在の形ができあがり、多くの議論を巻き起こしながら発展した。実際に、文献検索サービスによる出版調査でも明らかなように、現在では他の不安障害を凌駕《りようが》する数のPTSD関連の論文が生まれるようになった。そしてまた世間の耳目をもおおいに集めることとなった。たとえば、心の傷を示す「トラウマ」という語が人口に膾炙《かいしや》される契機となったのも、まさにこのPTSD概念の成立があったからこそである。

さて、このPTSD概念が成立した1980年代、時を同じくして心理教育（psychoeducation）という考えもまた、精神科臨床の場に急速に広まっていった。これは、疾患の成り立ちや治療法などの情報を当事者とシェアリングすることによって、治療者－当事者間の信頼関係を構築し、治療やケアをより発展的に進めようとするものである。当初、心理教育は統合失調症当事者や家族に対しその有効性をうたわれた。その後、うつ病や摂食障害、発達障害や不安障害など様々な疾患の治療で有用であるとされ、もちろんＰＴＳＤ治療においても、重要かつ必須の技法であると位置づけられたのである。

ＰＴＳＤのような深刻なトラウマ反応を呈した人の多くは、「自らが弱い」からこのような状態に陥っているのだと考えている。そもそもこうした体験を被っていること自体が、何がしかの問題が自分にあったからと考えて自責に陥っていることも少なくない。すなわち無力な状態に陥っていることが多いのである。そのようななかで、心理教育を通して、当事者がＰＴＳＤなどのトラウマ反応に対する医学・心理学的知識を得ることによって、どのような恩恵を得るのだろうか。そして、それは一体何を意味しているのだろうか。また、トラウマ反応を有している人に対する効果的な心理教育とは何だろうか。また、トラウマ臨床の場では、訴訟や賠償など複雑な問題が付随することも多い。そのような特有の現実を見据えて行う心理教育とは、一体どのようなものだろうか。本書は、そのような問いに対して、臨床の場、実践の場から答えるべく企画された。

たしかに、ＰＴＳＤをはじめとする様々なトラウマ反応について書かれた本はたくさんある。その特徴や治療法などである。しかし、それを患者やクライエントに伝えることの意味、あるいは伝え方や伝えることによって引き起こされる変化について語った本は、寡聞にして知らない。実際は多くの臨床家がそのことで悩んでいるのだろうけれども。

さて、本書の執筆者は、いずれもトラウマ治療の領域では経験豊富な方ばかりである。また、トラウマ反応に対する心理教育といっても、ところ変われば方法も変わるだろう。たとえば、病院と学校、あるいは避難所や自宅など、トラウマの種類によって心理教育を行う場所もまた様々である。したがって、こうした幅広いトラウマ状況を勘案して本書の構成を総論部と各論部の二部構成とした。また、内容に関して重複する個所なども多少あるが、トラウマ体験の種類、あるいはトラウマ反応に対応する場所が様々であることから、あえて各章間の調整は行わなかった。

また、各章を入稿し、ちょうど本書の編集作業に入りつつあったとき、すなわち2011年3月11日、東日本大震災が起こった。そこで、急きょ災害に関する章は若干の加筆をお願いし、さらに巻末には、被災者の支援や治療に役立つであろう補遺資料を乗せた。

本震災の規模や様態はまさに破局的で、現在のところその行方はようとして知れない。本書が一般の臨床家のみならず、被災地で治療や支援にあたっている方々にとっても役に立つことを願うばかりである

前田　正治

目次

資料

第Ⅰ部

総　論

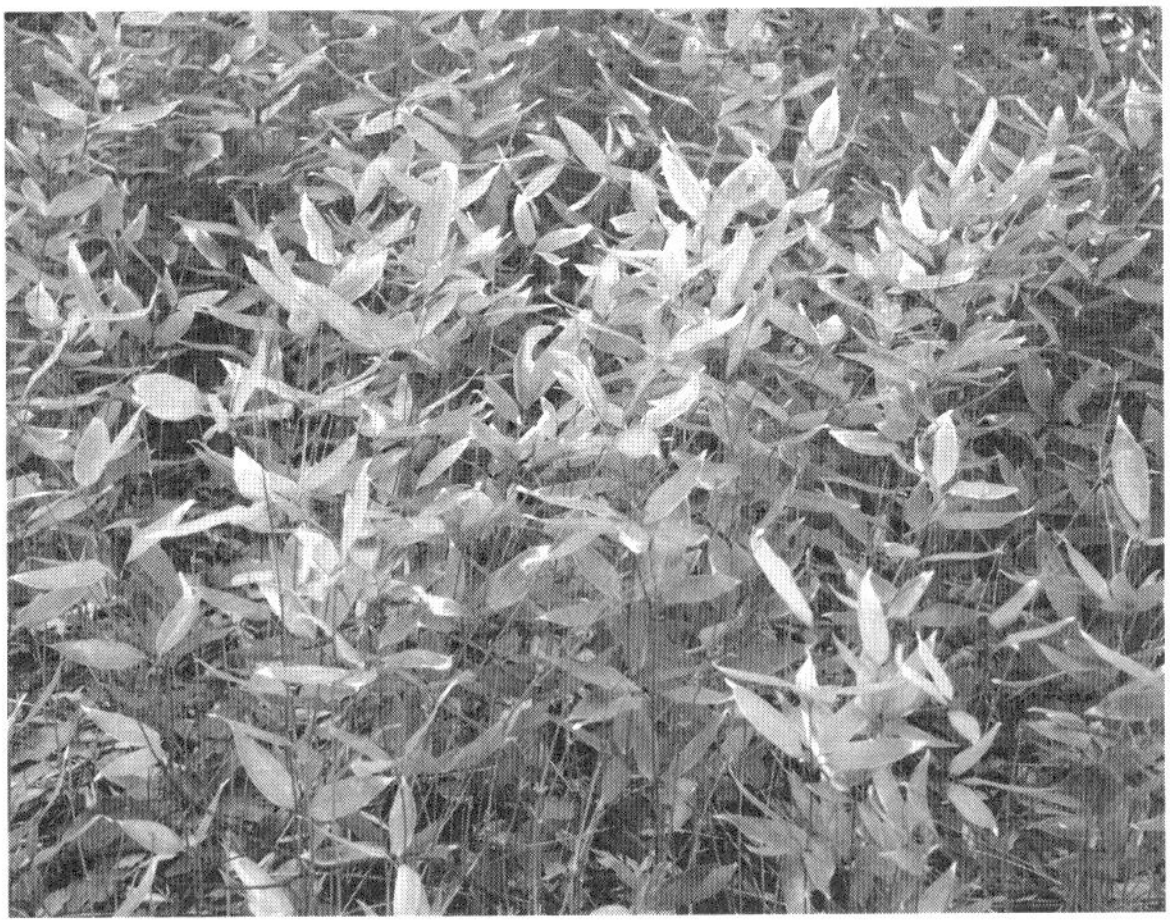

第1章　心理教育が目指す地平

久留米大学医学部神経精神医学講座　前田正治

　外傷性ストレス障害（posttraumatic stress disorder: PTSD）などのトラウマ反応を呈した当事者の治療やケアにおいて、心理教育（psychoeducation）が有効であることは広く知られている。トラウマ例に対しては、認知行動療法や薬物療法、その他数多くの治療法があるし、また病院などの臨床場面でないフィールド（学校や地域など）においても様々な支援法がある。そのなかでも心理教育は、もっとも基本的かつ必須のアプローチの一つとして、位置づけられている。治療やケアにおける関係形成の最初のステップ、あるいは治療の土俵づくりとしての役割を担っているといえる。

　一般に心理教育は、統合失調症や気分障害、不安障害、発達障害、認知症など、精神病圏内から器質障害圏内の当事者まで幅広く有効である。様々な治療ガイドラインを見ても、疾患の種類を問わず治療において初期に行うべきものと考えられている。しかし一方で、この心理教育という用語は多義的で曖昧でもある。たとえば、医師が行う通常の病気や治療の説明（いわゆる「ムンテラ」）とどこが違うのか。あるいはインフォームド・コンセントやインフォームド・チョイスとの違いは何か。心理教育とはある一定の技法のことを示すのか、定型的な構造があるのか等々、実際に心理教育を行おうとすると多くの疑問が生じることだろう。本書の始まりにあたり、まずはこれらの疑問を念頭に置きつつ、心理教育とは何かを歴史的経緯からつまびらかにする必要がある。そして、種々のトラウマ反応の特徴を述べるとともに、トラウマ例に対する心理教育のあり方や課題について展望してみたい。

1●心理教育とは何か

心理教育（psychoeducation）という言葉が初めて登場したのは、１９８０年代頃の米国である。心理療法的配慮を施した教育（psychotherapeutic education）の意であるともいわれているが、日本では、筆者が知る限りアンダーソンらによって記された *Schizophrenia and the Family: A Practitioner's Guide to Psychoeducation and Management*（邦題『分裂病と家族』）（Anderson et al., 1986）の中で、「心理教育」という言葉が用いられたことがその嚆矢《こうし》といってもいいだろう。統合失調症家族への心理教育の大切さを訴えた同書は、洋の東西を問わず臨床家や当事者家族に大きな影響を与えた。

いうまでもなく、統合失調症は長く偏見やスティグマにつきまとわれた疾患であった。当事者はもとより、家族もまた偏見に長く苦しめられた。「あの親にしてこの子あり」という世間の目である。実際、統合失調症の発症に関して、１９５０年代頃から遺伝研究はもちろん、養育法をめぐっても、家族はさんざん研究の対象となり、数多くの学説が生まれた。高名な精神分析家であったフロム-ライヒマン（Fromm-Reichmann, F.）による「分裂病原生母親（schizophrenogenic mother）」などは、その代表的な説である。しかし、これらの研究のほとんどは後方視的な方法で行われており、後に手法面から痛烈な批判を浴び、現在まで学問的に支持されている家族原因説は何ひとつない。

一方で、家族は障害を持つ家族成員を抱え、世間の偏見にさらされ、さらには研究対象となってその養育法を責められたのである。いわば三重苦である。驚くべきことに、それほどの重荷を背負った家族ではあったが、統合失調症に関しては何も知らされていなかった。統合失調症の研究が進み、脳機能の問題に踏み込んだ数多くの知見があったにもかかわらず、最新の研究結果はおろか、病名も治療法もほとんど聞かされていなかったのである。「わからない、ということが一番困ります。病院の人たちが娘にどのような治療をしてくださっているのかが、まずわかりません。私たちが何をすればよいのかもわかりません。わからない、ということは何よりも苦しいことです」。これは前掲書（『分裂病と家族』）の中で紹介されている、15回も入院した患者の父親の言葉である。

アンダーソンらはこのような状況に疑問を感じ、家族らに積極的に統合失調症とはどのような病か、どのような治療法があるかなどについて、最新の研究結果などを含めて語り始めた。まる一日をかけて、家族らと一緒に食事までしながら、統合失調症について熱心に語り合ったのである。サバイバルスキル・ワークショップ（Survival skills workshop）と名づけられたこの方法は、多くの家族に希望を与えた。「これまでに、この種の援助を提供してくださる方が一人でもいたら、人生はもっと楽しいものになっていたでしょう」（21年間病み続けた患者の妻の言葉。前掲書『分裂病と家族』より）。

アンダーソンらが行おうとしたことは、ひとことで言うと、知識を分かち合うことで家族にエンパワーメントをもたらそうとしたことである。これは、ラテン語の聖書を自国語に翻訳して民衆に伝えた、ルターらの宗教改革と似ている。専門家などの限られた人々のなかだけで保有されていた知識を開示し、積極的に伝授することで、家族は自らの立ち位置を理解し、進むべき目標、戦うべき相手を認識できたのである。家族を研究対象にするのでも、あるいは責めるのでも憐《あわ》れむのでもなく、家族を積極的に擁護し、病に関する客観的な情報を提供することによって、家族の健康的な力を引き出そうとしたのである。

このように、1980年代後半から始まった統合失調症家族や当事者に対する心理教育の試みは、それまでの閉鎖的情報伝達システムに疑問を抱いていた一部の専門家と、情報の乏しさに悩んでいた当事者や家族双方に高く評価された。そして、ある種のムーブメントとなって、瞬く間に他の疾患分野でも広がっていった。ほとんどの精神疾患はスティグマの影響が大きく、統合失調症で見られたような情報システムの閉鎖性は、他疾患の場合でも似たり寄ったりだった。気分障害、摂食障害、不安障害などについても、心理教育が有効であるという報告は相次いだ。後に述べるように、知る権利の擁護というインフォームド・コンセントやインフォームド・チョイスに代表される考えが普及したことも、心理教育を促す一因となったことは間違いない。しかし、心理教育でより重視されたのは、当事者や家族に対する、より積極的なアドボカシーの精神である。したがって、初期の心理教育の実相としては、啓発的側面が非常に強かったともいえる。

そして現在、様々な疾患に対して様々なタイプの心理教育が試みられている。それでは、そのような多様な心理教育が有する基本的な要素とは一体何だろうか。次に、それを考えてみたい。

A　わかりやすく伝えるということ

上述したように、統合失調症をはじめとした精神疾患の多くはスティグマの対象となっており、情報が閉鎖的である傾向が強かった。同時に、説明しづらい、あるいは説明しても理解されないだろう、知ればもっと苦しむだろうといった治療者側の思い込みも強かった。また、古典的な精神分析療法では、あえて治療者が手の内を明かさず、患者を「何が起ころうとしていないわからない不安」から治療的退行に、転移神経症に導くことを旨としていた。患者にとって治療者は〝反応なく、忠告なく、説明なく、解決なく、助力なく……〟（Menninger, 1958）といった按配《あんばい》であったから、患者は当然不安に慄《おのの》き、怒り、「神経症化」する。患者はこの苦難にまず耐える必要があった。この転移神経症という事態をみれば、疾患の一般的情報や治療者の理解・見通しを十分に伝えないことによって、患者やクライエントがどのような心理状態に陥ってしまうかがよく理解できる。

もちろん、治療者にもわからないことはたくさんある。そもそも治療者の考えといっても、その多くは仮説的域を出ないものである。したがって、心理教育ではそのようなわからないこと、不明確であること、仮説にしかすぎないことについても伝える。また、心理教育で重視されるのは、客観的エビデンスの提示である。「根拠をもった精神医学（evidenced based psychiatry）」という言葉が巷間《こうかん》に広がって久しいが、そもそもこの考えは、消費者運動にも端を発していることを考えなければならない。すなわち、ユーザーたる当事者は、治療者自身の考えを知りたいと同時に、その疾患、治療に関する客観的エビデンスを知りたいのである。

もっとも、そのような客観的エビデンスとは、往々にして専門家にしかわからない言葉で書かれており、内容もまた難しい。当事者からするとまったくの異国語である。それをわかりやすく伝え、患者や家族の理解を促さなければならない。そのような、いわば通訳の作業は時間がかかるため、通常の医師の診療時間内ではなかなかできないだろう。したがって、やはり心理教育のための特別なプログラムなり構造なりが必要となることが多い。また、しばしばこのような作業は医師のみがするべきものと考えられているが、筆者は臨床心理士やソーシャルワーカー、看護師など、医師以外のスタッフに行ってもらうことも多い。その理由は、医師の時間が十分にとれないということばかりでない。こうした医師以外のスタッフのほうが当事者の目線に立って説明することに長けていることが多いし、何よりもスタッフもまた、自らの臨床技能の糧になる（同様の理由で、筆者の所属する病院では、研修医に心理教育のインストラクターを引き受けてもらっている）。

B　対等的な関係を築くということ

情報の開示、シェアリングは治療関係に大きな変化をもたらす。一般に、どのような関係性においても、どちらか一方が情報を独占していると、その結果生じた「情報勾配」によって、明らかに情報を有している側が優位に立つ。外交や政治、戦争におけるこの「情報勾配」の優位性、不平等性は明らかだが、治療関係でも同じことがいえる。情報が伝えられない場合の「退行」とは、まさに両者の力関係を明示している結果でもある。

注意すべきは、もともと両者に明瞭な力関係が存在したときに、このような「情報勾配」が起こりやすいことである。たとえば、ルターによる宗教改革が起こった背景は、周知のようにカトリック教会に強大な権威があったからである。その権威は、一般大衆が読めないラテン語による教会文化の閉鎖的システムによって守られていた。古典的な精神分析の場合は、「精神分析家」に相応の権威が要求される。換言すれば、治療者に権威があればこそ、患者やクライエントは「知らない不安」にどうにか耐えることができるのである。

しかし、いったん情報が分配され、相手の手の内がわかると、両者の関係は大きく変化する。上述の宗教改革の例では、ルターが提示した有名な95カ条の贖宥状《しょくゆうじょう》告発書がドイツ語に翻訳されることによって、カトリック教会に対する批判が燎原《りょうげん》の火のごとくヨーロッパ全土に広がり、プロスタント運動となって結実した。このように、情報伝達による「情報勾配」の平坦化は、それまでの閉鎖的関係性を変え、対等的な関係を両者にもたらす。心理教育が目指す目標のひとつは、このような対等的な関係の創造である。

逆に、心理教育への抵抗やためらいは、関係性の変化を望まない場合に生じやすくなる。当事者の自律性

（autonomy）を重視するという総論には賛成しても、どこまで情報を提供するかという各論では意見が分かれるだろう。実際には、情報を共有することによって治療者側の負担も軽減されることが多い。なぜならば、治療者が抱える責任性もまた軽減されることも多いからである。情報を共有し、意思決定過程（decision-making process）を分かち合うことは、患者やクライエントに応分の責任を負ってもらうことでもある。情報の共有によって、「情報勾配」と同時に「責任勾配」もまた平坦化するのである。

C　行動の変化を望むということ

手の内を明かすこと、そして対等的な関係を築くこと、この二つは患者の権利擁護の運動にも通じるところがあって、インフォームド・コンセントの考えとも軌を一にしている。しかし、心理教育がインフォームド・コンセント的発想と似て非なるところは、心理教育によって患者やクライエントの行動や治療的構えの変化を求めるところにある。たとえば、統合失調症の場合、患者の服薬アドヒアレンスが悪く、しばしば再発を招いてしまう。上述のような情報のシェアリングを行うことによって、「黙って医師の言うことを聞いて薬を飲みなさい」という旧来のパターナルな発想ではなく、患者にも考えてもらい、自らの行動を選択してもらうのである。トラウマ例をはじめとして多くの精神疾患例では、患者やクライエントがパワーレスな状態、何をしても無駄ではないかという学習性無力（learned helplessness）状況に陥っていることが少なくない。自らの問題を理解し、解決法や対処法を理解することによって、患者やクライエントは再び困難に立ち向かうだけのエネルギーを得ることができるかもしれない。上述したように、知ることはエンパワーメントにつながる。そのような方策を考えなければならないのである。

したがって、患者や家族を絶望に追い込むような内容の教示は、心理教育で行うべきではない。もちろん、場合によってはネガティブな情報も伝える必要があるかもしれない。しかし、そのような場合でも、必ず何らかの対処的方法も伝えるべきである。彼（彼女）らに勇気や希望を与えるような情報伝達をいかに行うか、そこに心理教育の心理教育たる所以《ゆえん》、精神療法的教育（psychotherapeutic education）の意があるし、インフォームド・コンセント概念と一線を画す治療的要素がある。

また、こうした患者やクライエントの行動の変化を求めるならば、教示法や治療構造、治療の雰囲気などにも十分配慮しなければならない。堅苦しい雰囲気で心理教育的アプローチを行っても、しぶしぶ受験塾に通うようなもので、なかなか学習効果は得られない。とくに、治療者の一方的な教示はぜひとも避けたいものである。参加者同士の討議や交流が活発になれば、参加者のモチベーションが上がるのみならず、治療者（施行者）もまた、参加者のニーズや理解度を知ることができるのである。そして、参加者同士の連帯感が生まれ、自助性が育まれることができれば、心理教育の目的の多くは達成できたと考えてもいい。

D　心理教育技法を考える

心理教育には様々な技法・構造がある。個人で行うか、集団で行うか、どのくらいの時間をかけるか、誰が行うか、誰に対して行うか、視覚的媒介を用いるか、用いるとしたら何を用いるか等々である。さらに、社会技能訓練（social skills training）などの行動療法的なアプローチを加味する場合もあれば、力動的なアプローチにつなげる場合や、仲間同士の心理教育（peer to peer psychoeducation）のように自助的活動の枠組みで行う場合もあるだろう。

また、トラウマを受けた人に出会うのは、病院などの臨床場面ばかりでない。自然災害なら地域が心理教育の場になるし、学校で行う場合もあるだろう。もともと心理教育は、統合失調症家族に対して始められたのは上述したごとくである。したがって、心理教育を当事者に対して行うことはもちろんのこと、家族や同僚・上司、クラスメート、教師などに行う場合もある。

このような心理教育の技法論を考えると、施行している心理教育の効果に関してその都度評価・検討することは非常に大切である。理解度を客観的に測定することはもちろんのこと、主観的な参加満足度を測定することもまた有用である。たとえば、知識度が期待するほど十分上がらなかったとしても、参加してよかったという感想を得られることも多い。治療者側の伝えたいという熱意や心理教育の様々な工夫によって、このような参加者の満足感が生まれ、自助性や関係性の発展がもたらされる。多面にわたる心理教育の効果や問題点を、評価によって確認できれば、それは次の心理教育に生かすことができるのである。

もちろん、このような評価とフィードバックは、なにも質問紙などを用いなければできないわけではない。心理教育において、なるべく参加者との質疑の時間を多く持つことによって、参加者の理解度や疑問点がわかるだろう。参加者にとっても、受け身で参加するより動機づけもまた促しやすい。治療者による一方的な情報伝授はなるべく避け、参加者が発言しやすい雰囲気を作り、参加者の声によく耳を傾けることが、心理教育の成否の鍵を握っているといえる。

E　心理教育における治療者の姿勢

さて、心理教育には種々の技法や構造があり、トラウマ例に対する心理教育の仔細については各章で論じられることと思う。それでは、各種心理教育に共通する要諦とは一体何だろうか。以前筆者はこの問題を考え、心理教育に関する数多くの定義があるなかで、心理教育とは、つまるところ技法ではなく、治療者なり施行者の姿勢、あるいは構えではないかと論じた（前田、一九九七）。具体的には、①当事者の主体性を重んじ、②客観的エビデンスに基づきながらもなるべくわかりやすいモデルを伝え、③当事者の望ましい行動の変化を促すという三つの姿勢である。技法や構造の違いはあったとしても、以上の三つの姿勢こそが、心理教育においてもっとも大切であることを強調しておきたい。

心理教育を行おうとするとき、多くのスタッフはきちんと伝えることができるだろうか、間違ったことを伝えてしまわないだろうかと逡巡《しゅんじゅん》することだろう。実際、わかりやすい言葉で過不足なく情報を伝えるというのは、非常に難しい作業である。うまくいかないこともしばしばあるだろう。しかし、当事者に必要な情報を伝えようとするスタッフの真摯《しんし》な姿勢は、参加した当事者には必ず評価され、より深い信頼関係の構築に寄与する。近年、心理教育の試みが当事者によって高く支持されたのは、心理教育の個々の技法ではなく、伝えようという姿勢そのものの故だと思う。

以上、心理教育に関してその歴史的経緯を踏まえて、心理教育の特徴と重要性を述べた。心理教育が単なる疾患説明、いわゆる「ムンテラ」とはまったく違う、あるいはインフォームド・コンセントとも違う、特有のプリンシプルを持ったものであることが理解されたと思う。繰り返しになるが、上述したような心理教育的姿勢によって、当事者やその周囲の人々にエンパワーメントを促すこと、それこそが心理教育の究極の目的である。

表1-1　トラウマ別の特徴

	自然災害	人為災害	性犯罪被害
財産や不動産の喪失	⬆⬆⬆	⬆⬆	⬆
地域性や自助性	⬆⬆⬆	⬆⬆	⬆
死亡率	⬆⬆	⬆⬆⬆	⬆
法的問題	⬆	⬆⬆	⬆⬆⬆
PTSD発症率	⬆	⬆⬆	⬆⬆⬆

2●トラウマ例に対する心理教育

さて、それではトラウマ例に対する心理教育の特徴とは、一体何だろうか。詳細は各章で描写され論じられるとして、ここではトラウマ反応の全般的な特徴を述べ、トラウマ例に対する心理教育のあり方や、その課題について概観してみたい。

ひとことでトラウマといっても様々な種類があり、患者やクライエントが被る体験内容や状況如何によって、トラウマにまつわる問題は大きく異なる。**表1-1**に示したのは、自然災害、人為災害、性犯罪被害といった、主要なトラウマ体験別に見た問題の特徴である。その特徴に応じて、心理教育で伝えなければならない内容や方法も異なってくるだろう。たとえば、自然災害では財産や不動産の喪失が大きいため、経済的福祉的問題に関する情報提供が必要かもしれないし、コミュニティ全体レベルでの情報提供もまた必要となるかもしれない。飛行機事故・列車事故などの輸送災害においては、死亡者も多く遺族への配慮も必要だろうし、このような災害においては行政との連携が必須となるため、関係者への教育的アプローチも必要となる。また、臨床的にしばしば遭遇する性犯罪被害においては、PTSD発症率が非常に高いことが知られており、精神症状もまた重篤である（Kessler et al., 1995）。婦人科も交えた丁寧な医療情報提供が必要となる。また、弁護士や検事、警察らとの連携とともに、刑事訴訟などの法的手続きに関する情報提供が必要だ

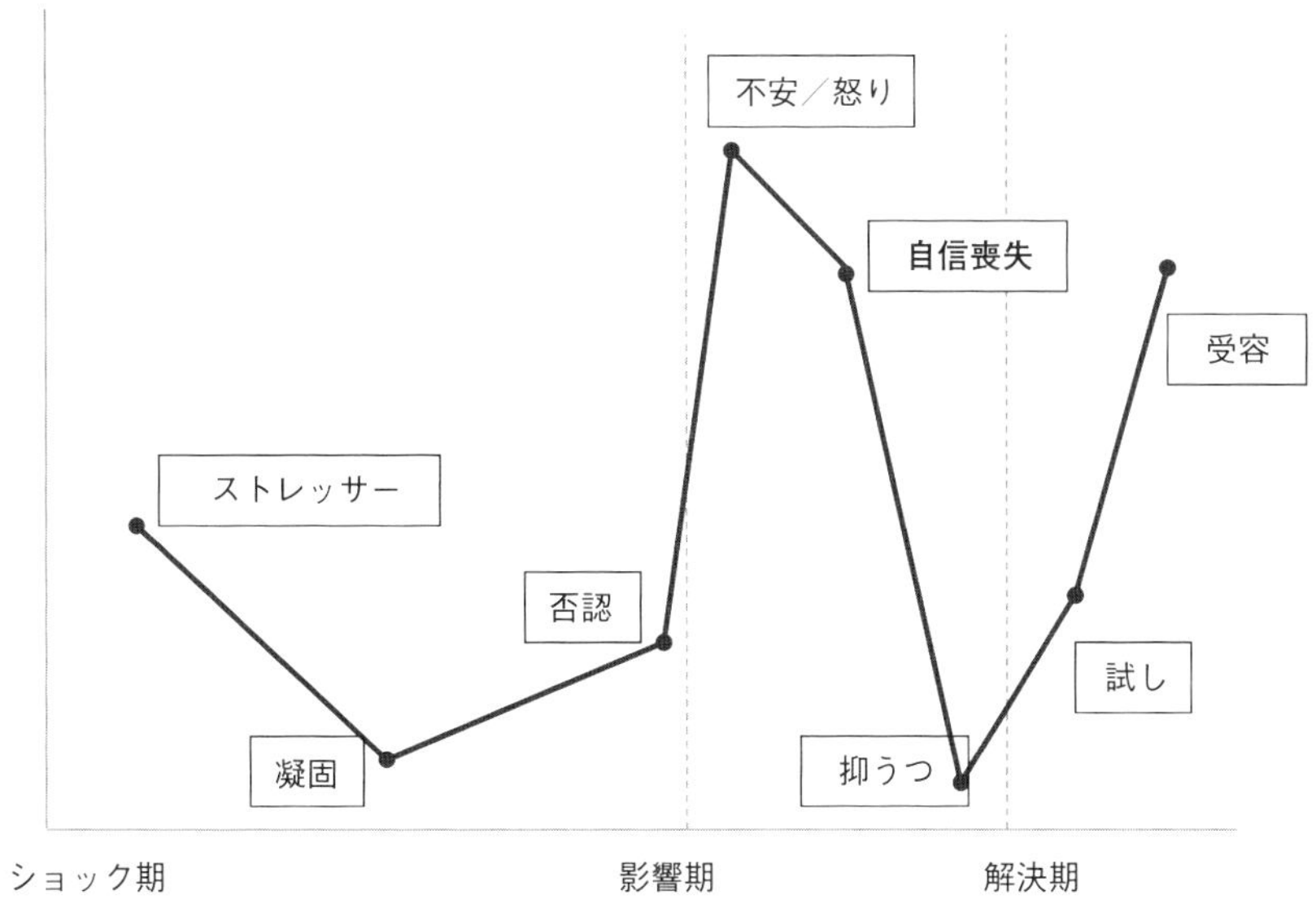

縦軸は情動反応レベルの変化を、横軸は時間経過を表している。

図 1-1　PTSD の経過（Williams〈1993〉を一部改変）

し、場合によってはメディア対策に関する情報提供も求められるかもしれない。

また、トラウマ例に対する心理教育で忘れてならないのは、トラウマ反応の時系列的変化が大きいということである。以下の**図 1－1** は、警察官のトラウマ臨床に携わったウィリアムズの論文（Williams, 1993）を参考に、PTSD などのトラウマ反応の時系列変化を表したものである。**図 1－1** で明らかなように、犯罪や災害、事故などでトラウマ性のストレスを受けたとしても、すぐにトラウマ反応が出現しないこともある。ウィリアムズは、茫然《ぼうぜん》自失感が先行する「凝固（demobilization）」の時期、あるいは、（自分の身に降りかかったことは）「たいしたことでない」とか、「すぐに時間が解決するだろう」などと事態を過小に考える、「否認（denial）」の時期がまず先行して出現すると考えた。

実際、このようにトラウマ初期には、むしろ無反応に見える時期が先行して出現することが多い。「感情がわかない」などの情動麻痺を伴うことが多いため、外傷周辺期の解離（peritraumatic dissociation）と呼ばれることもある。また、災害初期には、被災者に特有の高揚感が出現することもある。「皆で災害を乗り切ろう」という相互連帯感が強まり、たとえば非行少年らが救援に励むなどの災害美談が生まれる時期である。ラファエルは（Raphael, 1986）、このような被害直後の特有の高揚した時期を、ハネムーン期と名づけている。

このような、一見無反応と見られる時期（潜伏期ともいえる）がどれくらい長く続くかは、ケースバイケースである。しかし、多くの場合、数日あるいは数週間で**図1－1**中に記載しているような抑うつ、不安、怒りといった激しい感情に見舞われる時期、「影響期（impact phase）」が訪れる。この時期には、PTSDで見られるような再体験症状や、覚醒亢進症状等の中核的トラウマ症状群が強く出現するかもしれない。あるいは、抑うつ反応や解離症状が出現するかもしれない。長期化すれば、薬物依存などの、より自己破壊的な結末をもたらしかねない併存症が出現することもあるだろう。

このようなトラウマ反応の時系列的変化を考えると、心理教育を行う時期についても十分な配慮が必要となる。たとえば、トラウマ体験曝露後あまりに早期に詳細にすぎる心理教育をしても、被災者・被害者をいたずらに不安に貶《おとし》めるだけだろう。かといって、あまりにも時間が経ちすぎると、心理教育の機会も失ってしまう恐れもある。この心理教育的介入の時期については、各章で論じられることと思う。

そしてまた、われわれはトラウマ後の心理教育に関して、次の二つのことを念頭に置かなければならない。第一に、人はどのような出来事に遭遇すると、PTSDなどの重篤なトラウマ反応を呈するかということ、すなわち、トラウマ体験の強度と反応との関係、あるいは個人の脆弱《ぜいじゃく》性の問題である。第二に、トラウマ反応の多様性と、自己破壊的な行動の可能性である。

A　体験強度と個人の脆弱性

　ＰＴＳＤの発症やその症状の重症さと、トラウマ体験の強度（衝撃性）とは、量依存的な関係が存在している。すなわち、体験強度が大きければ大きいほどＰＴＳＤが引き起こされやすくなり、また症状も重症化する。しかし、多くの研究が示すところによれば、同じ出来事に遭遇しても、ＰＴＳＤになる人とならない人が必ず存在する。たとえば、イングランドで起きた悲惨な飛行機事故の際に行われた疫学研究では、事故後1年目で生存乗客の40％がＰＴＳＤを有していた（Gregg et al., 1995）。また、ギリシャ湾で起こったジュピター号沈没事件ではさらに多く、事故後5カ月で実に55％がＰＴＳＤを発症している（Yule et al., 2000）。これらは事故災害のなかでは際立って多い発症率ではあるが、換言すれば、これほど悲惨な事故に遭遇しても、5～6割の被災者はＰＴＳＤにならなかったことを示している。

　たしかに、筆者が調査した「えひめ丸沈没事件」生存者のように、90％近くの発症率を示すような特殊な事故もある（Maeda et al., 2009）。これは、凝集性が非常に高い若年集団で、しかも海洋実習中に多くの死者が出てしまった、ほとんど前例のない事故であった。また、上述したように、一般にレイプ被害者のような性犯罪被害者では、ＰＴＳＤの有病率は高い（Kessler et al., 1995）。その一方で、震災のような自然災害においては、犯罪被害や人為災害よりも比較的発症率は低い。たとえば、阪神淡路大震災のようなきわめて大きな震災でも、またそのなかでも家屋倒壊したような悲惨な状況下にある被災者においても、ＰＴＳＤの有病率は1～2割程度である（加藤・岩井、二〇〇〇）。

　もちろん、ＰＴＳＤに発症しなかった被害者や被災者が、何ら精神的ストレスを被らなかったということではないし、また心身面での反応がなかったわけでは決してない。多くの人々はＰＴＳＤ罹患群と同様に、大変つらい思いをし、そしてそれなりの身体的精神的反応を示すのである。

それでは、同じトラウマ刺激にさらされても、なぜある人はＰＴＳＤになり、ある人はＰＴＳＤにならないのだろうか。この問いに答えるべく、この半世紀様々な研究が行われてきた。そして、いくつかの要因がそこから浮かび上がってきた。たとえば、(病前)性格、トラウマ歴、家族因や遺伝負因、あるいはトラウマ後のサポートの有無や、二次被害の有無などである。

ＰＴＳＤの発症には、これら多因子が関わっていると考えられているにもかかわらず、ＰＴＳＤの発症は容易に個人の性格因に結び付けられてしまう。周囲の人は「彼が弱いから病気になるのだ」と考えやすいし、当事者もまた「自分が弱いから病気になった」と思い悩んでしまいやすい。しかし、実際のところ、ＰＴＳＤになりやすい性格傾向とはどのようなものかについて、一致した研究結果が得られているわけではない。たとえば、ＰＴＳＤ例の性格研究の多くは後方視的研究であるが、ＰＴＳＤが個人のＱＯＬに与える影響が非常に大きいことを考えると、これらの研究は明らかに妥当性を欠く。なぜなら、ＰＴＳＤになると、まるで「人が変わったようになってしまう」ことも稀ならずあるからである。したがって、いわゆる病前性格を考えるならば前方視的研究が望ましいが、これらの多くは軍人の入隊時の性格検査を用いた研究であって、しかも結果は一致していない(Schnurr et al., 1993; Bramsen et al., 2000)。軍人以外では、ユーゴスラビアで空爆を受けた医学部学生70人に対する前方視的研究の結果が報告されたが、結局、パーソナリティ特性とＰＴＳＤの間には有意な関連が見出せなかった(Bramsen et al., 2000)。

結局のところ、ＰＴＳＤになるかならないかは非常に他因子的で、結論めいたことは言いづらい。オザーら(Ozer et al., 2003)のメタ解析によると、ケアの有無などの事後の問題は、性格因など病前の問題よりも発症のリスクに寄与していたが、これは経験的にも十分納得できる結果である。トラウマ後に、（実際にPTSD発症予防が可能かどうかについてはさておくとしても）心理教育を含めた様々なレベルでの介入が必要性であることを示す、ひとつのエビデンスである。

さて、PTSD発症と個人的な脆弱性《ぜいじゃくせい》に関してまとめてみたい。トラウマ体験強度が大きいほどPTSDになりやすくなる、という事実を支持するエビデンスは枚挙にいとまがないことから、PTSDなどのトラウマ反応は誰もが起こりうることは明確にいえる。そして、また多くの研究結果から、PTSDになった被害者や被災者はそうでない人々よりも回復は遅く、しばしば医学的治療やケアが必要となることもまた明らかである。その一方で、同じトラウマを体験してもトラウマ反応を示さない、あるいは特別な医療面での手当てを受けることなくトラウマ反応から回復する人たちも多くいる。したがって、私たちが心理教育を行う場合、それは一体被害者や被災者全体に対して行うのか、あるいはPTSDに陥った人々に行うのか、そこは区別しておいたほうがよいと思われる。つまり、被害者や被災者全体に対して、過度に医療化することは好ましくないし、そもそもそれは不可能な場合が多いだろう。一方で、PTSD症状などの深刻なトラウマ反応をすでに呈している人に対しては、治療やケアの必要性についてきちんと伝える必要がある。心理教育が必要とはいえ、時期と対象者によってそのあり方はずいぶんと異なる。

B　多彩なトラウマ反応と自己破壊的行為

大きな事件や事故、災害があると、必ずといっていいほどPTSDの存在が問題となる。しかしながら、臨床的に問題となるのは何もPTSDばかりではない。ケスラーら（Kessler et al., 1995）による1995年の大規模疫学調査によると、PTSD診断例では男女とも、およそ半数近くがうつ病を並存していた。上述したえひめ丸沈没においても、生還した生徒らはPTSDを高率に発症しているばかりか、64・6%が大うつ病エピソードを並存していた（Maeda et al., 2009）。その他、うつ病、パニック障害、全般性不安障害、薬物依存、解離性障害など、多彩な併存症がPTSDには存在する（Brady et al., 2000）。

したがって、トラウマ反応を呈している患者やクライエントに対して、うつ病が主要な病像であればうつ病に関する心理教育を、あるいは薬物依存が前景にあればそれに対する心理教育を、というようにPTSDにのみとらわれた対応をしないほうがいい。とりわけ抑うつ状態が深刻なケースの場合は、自殺の可能性を常に念頭に置いた心理教育を行わなければならない。たとえば、キルパトリックら（Kilpatrick et al., 1985）が行った1985年の調査では、強姦された被害者の多くが、PTSDだけではなくうつ病に陥っていた。そして、実に19・2%が実際に自殺を企てていて、これは被害体験のない者の8・7倍にあたる高率である。また、PTSDは他の不安障害に比べると2倍近く自殺の危険性が高く、むしろうつ病のそれに近いという報告（Kessler et al., 1999）もある。このような患者に対しては、自殺予防に関する心理教育を、周囲の人を交えて熱心に行わなければならないだろう。

さて、上記のような並存障害とは別に、深刻なトラウマ反応として考えなければならないのが、複雑性悲嘆（complicated grief）である。親しい人を予期せぬ形で突然失うことから生じる深刻な喪失の過程、服喪の過程である。事故や事件で家族を失った遺族、あるいは最近自殺者の急増とともに増加している自死遺族などである。このような遺族の人々は、長期にわたって様々な心理的問題を抱えることになる。

そして、同じトラウマ反応といえども、PTSDと複雑性悲嘆とは、臨床的に相反する様相を呈することも少なくない。なかでも、もっとも異なる点は、基本的にPTSDは「忘れたくても忘れられない」ことが問題であるのに対し、悲嘆は「忘れることで大きな苦痛が生じる」ことが問題となる点である。結果として、前者は記憶からの回避が生じ、後者は記憶への拘泥が生じる。筆者は、ＰＴＳＤに関する心理教育が、悲嘆をテーマにしている患者にはしっくりこない、という個人的な感想がある。侵入性想起や回避というＰＴＳＤの中核をなす症状が、悲嘆が強い人では、中心的なテーマにならないことが大きな原因ではないかと推察している。この、複雑性悲嘆の渦中にある人に対してどのような心理教育を行うべきかについては、いまだ報告も少なく、今後の重要な臨床上のテーマである。

3 ● おわりに

本章では、心理教育の歴史的経緯を紹介し、その特徴や要諦について自説を述べた。そして、ＰＴＳＤをはじめとしたトラウマ反応の特徴を概観し、行うべき心理教育の位置づけや課題について論じた。近年、統合失調症をはじめ、気分障害や不安障害、摂食障害など、様々な精神疾患に対して心理教育が積極的に行われるようになった。しかし、そのなかでもトラウマ例に対する心理教育は、体験内容やフィールドの多様性、関わる人たちや関与するシステムの多様性から、ひとくくりに論じることは難しい。また、訴訟や賠償など法的問題が存在する場合もあれば、教育・療育といった側面を配慮しなければならないこともある。

第2章以降では、ＰＴＳＤの心理教育モデル、あるいは様々な領域におけるトラウマ例への心理教育について論じられるだろう。

〈文　献〉
• Anderson, C. M., Reiss, D. J., & Hogarty, G. E. (1986) *Schizophrenia and the Family: A Practitioner's Guide to Psychoeducation and Management*. Guilford Press.（鈴木浩二・鈴木和子監訳『分裂病と家族――心理教育とその実践の手引き（上）（下）』金剛出版、一九八八年）
• Brady, K. T., Killeen, T. K., Brewerton, T., & Lucerini, S. (2000) Comorbidity of psychiatric disorders and posttraumatic stress disorder. *Journal of Clinical Psychiatry*, **61**, 22-32.
• Bramsen, I., Dirkzwager, A. J., & van der Ploeg, H. M. (2000) Predeployment personality traits and exposure to trauma as predictors of posttraumatic stress symptoms: a prospective study of former peacekeepers. *American Journal of Psychiatry*, **157**, 1115-1119.
• Gregg, W., Medley, I., Fowler-Dixon, R., Curran, P., Loughrey, G., Bell, P., Lee, A., & Harrison, G. (1995) Psychological consequences of Kegworth air disaster. *British Journal of Psychiatry*, **167**, 812-817.
• 加藤　寛・岩井圭司「阪神淡路大震災被災者に見られた外傷後ストレス障害――構造化面接による評価」『神戸大学医学部紀要』六〇巻、二〇〇〇年、一四七－一五五頁。
• Kessler, R. C., Borges, B., & Walters, E. E. (1999) Prevalence and risk factors of lifetime suicide attempts in the National Comorbidity Survey. *Archives of General Psychiatry*, **56**, 617-626.
• Kessler, R. C., Sonnega, A., Bromet, E., Hughes, M., & Nelson, C. B. (1995) Posttraumatic stress disorder in the National Comorbidity Survey. *Archives of General Psychiatry*, **52**, 1048-1060.
• Kilpatrick, D. G., Best, C. L., Veronen, L. J., Amick, A. E., Villeponteaux, L. A., & Ruff, G. A. (1985) Mental health correlates of victimization: A random community survey. *Journal of Consulting and Clinical Psychology*, **53**, 866-873.
• Kneževic, G., Opacic, G., Savic D., & Priebe, S. (2005) Do personality traits predict post-traumatic stress?: A prospective study in civilians experiencing air attacks. *Psychological Medicine*, **35**, 659-663.
• 前田正治「なぜ精神分裂病患者に対して心理教育を行う必要があるのか？」『臨床精神医学』二六巻、一九九七年、四三三－四四〇頁。
• Maeda, M., Kato, H., & Maruoka, T. (2009) Adolescent vulnerability to PTSD and effects of community-based intervention: Longitudinal study among adolescent survivors of the Ehime Maru sea accident. *Psychiatry and Clinical Neurosciences*, **63**, 747-753.
• Menninger, K. (1958) *Therapy of psychoanalytic technique*. Basic Books.（小此木啓吾・岩崎徹也訳『精神分析技法論』岩崎学術出版、一九六九年）
• Ozer, E. J., Best, S. R., Lipsey, T. L., & Weiss, D. S. (2003) Predictors of Posttraumatic stress disorder and symptoms in adults: A meta-analysis. *Psychological Bulletin*, **129**, 52-73.
• Raphael, B. (1986) *When disaster strike: How individuals and communities cope with catastrophe*. Basic Books.（石丸正訳『災害の襲うとき――カタストロフ

ィの精神医学』みすず書房、一九九五年）

• Schnurr, P. P., Friedman, M. J., & Rosenberg, S. D. (1993) Premilitary MMPI scores as predictors of combat-related PTSD symptoms. *American Journal of Psychiatry*, **150**, 479-483.

• Williams, T. (1993) Trauma in the workplace. In J. P. Wilson, B. Raphael (Eds.), *International handbook of traumatic stress syndromes*. New York: Plenum Press. pp. 925-934.

• Yule, W., Bolton, D., Udwin, O., Boyle, S., O'Ryan, D., & Nurrish, J. (2000) The long-term psychological effects of a disaster experienced in adolescence: I: The incidence and course of PTSD. *Journal of Child Psychology and Psychiatry*, **41**, 503-511.

第2章　どう伝えるのか——病いとしてのＰＴＳＤモデル

久留米大学医学部神経精神医学講座　前田正治

1●はじめに

ＰＴＳＤのケースに対する心理教育においては、まず、「病い」としてのＰＴＳＤをできるだけわかりやすく当事者に伝える必要がある。ＰＴＳＤが疾患（単位）であるからには、そこには想定される病因、症状、経過、予後、治療、転帰があるし、また有病率や発症率、併存障害などの疫学的情報もある。これらを当事者に理解してもらうためにも（どこまで詳しく説明するかはケースバイケースであるとしても）、知りたいという当事者のニーズも考えると、治療者もまた相応に理解しておく必要がある。本稿では、心理教育において有用であろうＰＴＳＤの疾病モデルと、治療など、伝えるべき関連する情報についてまとめてみる。

大切なことは、心理教育と銘打って伝えるからには、第1章で述べたごとく、それらの情報は客観的エビデンスに基づく必要があるということである。もちろん、このようなエビデンスに基づいた情報は、刻一刻と変化するものである。それらを常にアップ・ツー・デートなものとして伝える必要はないが、古いエビデンスであったとしても、なるべく学会やガイドラインなどでコンセンサスを得た考えを伝える必要はあるだろう。とくに治療に関しては、好ましい作用と好ましくない作用が必ず存在するため、慎重にその有効性についてクライエントや患者に説明する必要がある。

それでは、まず、心理教育で取り扱われるべきＰＴＳＤの疾病モデルについて考えてみたい。

2●ＰＴＳＤのモデル

A　トラウマ性の記憶という考え方

ＰＴＳＤ概念で特徴的なのは、トラウマ性記憶の重視である。ＰＴＳＤ概念の根幹をなすものといってもいいだろう。人間の記憶には、時間的特性から短期記憶や長期記憶、さらにはその質的特性から、非陳述性記憶や陳述性記憶、あるいは記憶回路の違いから、海馬系回路（パペッツの回路）や扁桃体系回路（ヤコブレフの回路）など、様々に分類される。トラウマ性記憶は長期記憶であり、多くは語ることができる陳述性記憶であるが、その特徴は一言でいうと、「忘れたくても忘れられない記憶」ということになる。このような記憶構造によって直接もたらされる症状が、ＰＴＳＤのなかでの再体験症状ということになる。たとえば、繰り返しトラウマ時の記憶が想起される、そして、その時は激しい情動反応が引き起こされるなどである。米国精神医学会の診断基準ＤＳＭ－Ⅳでも、中核的症状としてＢ基準に挙げられている（**表２－１参照**）。そして、この再体験症状群こそがＰＴＳＤ

表 2-1　外傷後ストレス障害の DSM-IV 診断基準

A. 患者は、以下の２つが共に認められる外傷的な出来事に暴露されたことがある。

(1)　実際にまたは危うく死ぬまたは重傷を負うような出来事を、一度または数度、または自分または他人の身体の保全に迫る危険を、患者が体験し、目撃し、または直面した。
(2)　患者の反応は強い恐怖、無力感または戦慄に関するものである。
　[注] 子供の場合はむしろ、まとまりのないまたは興奮した行動によって表現されることがある。

B. 外傷的な出来事が、以下の１つ（またはそれ以上）の形で再体験され続けている。

(1)　出来事の反復的で侵入的で苦痛な想起で、それは心象、思考または知覚を含む。
　[注] 小さな子供の場合、外傷の主題または側面を表現する遊びを繰り返すことがある。
(2)　出来事についての反復的で苦痛な夢。
　[注] 子供の場合は、はっきりとした内容のない恐ろしい夢であることがある。
(3)　外傷的な出来事が再び起こっているかのように行動したり、感じたりする。
　（その体験を再体験する感覚、錯覚、幻覚、および解離性フラッシュバック・エピソードを含む、また、覚醒時または中毒時に起こるものも含む）
　[注] 小さい子供の場合、外傷特異的な再演が行われることがある。
(4)　外傷的出来事の１つの側面を象徴し、または類似している内的または外的きっかけに暴露された場合に生じる、強い心理的苦痛。
(5)　外傷的出来事の１つの側面を象徴し、または類似している内的または外的きっかけに暴露された場合の生理学的反応性。

C. 以下の３つ（またはそれ以上）によって示される、（外傷以前には存在していなかった）外傷と関連した刺激の持続的回避と、全般的反応性の麻痺。

(1)　外傷と関連した思考、感情または会話を回避しようとする努力。
(2)　外傷を想起させる活動、場所または人物を避けようとする努力。
(3)　外傷の重要な側面の想起不能。
(4)　重要な活動への関心または参加の著しい減退。
(5)　他の人から孤立している、あるいは疎遠になっているという感覚。
(6)　感情の範囲の縮少（例：愛の感情を持つことができない）。
(7)　未来が短縮した感覚（例：仕事、結婚、子供、または正常な一生を期待しない）。

D. （外傷前には存在していなかった）持続的な覚醒亢進症状で、以下の２つ（またはそれ以上）によって示される。

(1)　入眠困難または睡眠維持の困難。
(2)　易刺激性または怒りの爆発。
(3)　集中困難。
(4)　過度の警戒心。
(5)　過剰な驚愕反応。

E. 障害（基準 B、C、および D の症状）の持続期間が１ヶ月以上。

F. 障害は、臨床的に著しい苦痛または、社会的、職業的または他の重要な領域における機能の障害を引き起こしている。

◆　該当すれば特定せよ。
　急性：症状の持続期間が３ヶ月未満の場合。
　慢性：症状の持続期間が３ヶ月以上の場合。
◆　該当すれば特定せよ。
　発症遅延：症状の始まりがストレス因子から少なくとも６ヶ月の場合

（APA，高橋・大野・染矢訳『DSM-IV-TR　精神疾患の診断・統計マニュアル』2002，p.179-181. より抜粋）

の中核症状であり、PTSDを特徴づける代表的症状と考えられている。

一方で、PTSDの中核症状は、本当にこのトラウマ性記憶かという疑問もある。たとえば、PTSDの中核的あるいは特異的症状は、基準C症状群、すなわち回避・麻痺症状群ではないかという議論もある（North et al., 1999）。しかし、PTSD診断を行ううえで、再体験症状の存在は十分条件ではないにせよ必要条件であるという考えは、広く一致している。心理教育においても、PTSDはトラウマ性記憶に起因する疾患であるという説明は、絶え間ない記憶想起に悩んでいる当事者には理解されやすいと考えられる。

さて、それではDSM診断基準でいうところのC基準（回避麻痺症状）、あるいはD基準（覚醒更新症状）は、どのように考え、どのように説明したらいいだろうか。

B　生物学的モデル――PTSDの二相性の反応

PTSDは、しばしば「心の傷」というふうに称される。なるほど、この言葉は柔らかくもあり、人によっては受け入れやすい言葉かもしれない。しかしながら、実際に多くの被災者や被害者に接してみると、「心の傷」という言葉はそれほどピンとこないようだし、人によってはとても抵抗感のある言葉にさえなってしまうようだ。

もしPTSDが「心の傷」ならば、当事者の心の持ちようで何とでもなるような響きもあるし、「自分の力だけでなんとかしよう」という過度の精神主義を助長するかもしれない。上述したように、PTSD例は、退路を断つかのように自分を追い込み、結果として孤立しやすいので、過度の精神主義にとらわれることはできれば避けたいものである。また、以下に述べるように、何よりもPTSDは症候学的にも、あるいは客観的エビデンスからも、生物学的問題を多くはらんだ疾患であると考えられる。

ＰＴＳＤに関する生物学的研究は枚挙にいとまがないほどあるし、必ずしもその知見は一定していないが、そのなかで、筆者が心理教育として当事者にしばしば伝える事象を紹介したい。とくにそれは、ＰＴＳＤの「振り子」現象ともいうべき二相性の反応である。

（1）過敏反応

ＰＴＳＤに罹患した人は、しばしば「頭では（大丈夫だとわかっているのだけれども）身体が過剰に反応してしまう」と語る。フラッシュバックが起こると筋緊張が起こり、発汗し、呼吸は促迫する。これは、症候学的にはほとんどパニック発作といってもいいし、実際このような状態の説明には、パニック障害と類似のモデルを用いることができる。すなわち、脳の警報装置ともいえる青斑核を中心に分布している、ノルアドレナリン神経系の過剰な興奮である。こうした反応は恐怖や不安の源泉ともいえ、たとえばアドレナリン⊠2遮断薬であるヨヒンバインの投与によって、ＰＴＳＤ例がパニック発作を起こしやすくなるばかりか、侵入性想起や解離症状まで出現することが知られている（Southwick et al., 1993）。

また、チャレンジテストとして乳酸を静注するとパニック発作が誘発されることから、強い不安・恐怖反応には、ノルアドレナリンのみならず、青斑核ノルアドレナリン系を抑制する経路として、セロトニンの働きも重要であると考えられる（Gorman et al., 1988）。このような、ノルアドレナリンおよびセロトニンといった脳内モノアミンの働きの大切さを説明すると、たとえばＰＴＳＤ治療で有効な、選択的セロトニン再吸収阻害剤（ＳＳＲＩ）や抗アドレナリン製剤の効用についても説明できる。また、乳酸やヨヒンバインといった誘発物質によって、不安や恐怖、記憶喚起が引き起こされること自体、過剰な精神主義に対する警鐘になるのではないだろうか。

（2）麻痺反応

「物事を以前のように楽しめない」、あるいは「感情が空っぽになったようだ」といった意欲や関心の低下、あるいは感情の収縮、孤立感といった反応を、しばしば麻痺反応（numbing）と呼ぶ。上述のような過敏な反応に比べるとよく目立たないものの、この麻痺反応もまたＰＴＳＤにおいて特徴的な症状であるし、当事者を長く苦しめる症状でもある。また、覚醒亢進症状や侵入症状に比べると、当事者自身それがＰＴＳＤ症状であるとはなかなか気づきにくいため、心理教育として取り上げていく必要があるだろう。

さて、過敏な反応に比べると、この麻痺反応に対する生物学的研究からの説明は、難しい面がある。たとえば、うつ病では視床下部・下垂体・副腎軸（ＨＰＡ軸）の働きが活性化され、副腎皮質からコルチゾールの分泌が増すことはよく知られており、意欲低下や気分不良などの症状が生じるという説明はわかりやすい。ところが、ＰＴＳＤでは反対に、コルチゾールの分泌は低下しているという報告は少なくない（現在でもその一定した知見は得られていない〈Meewisse et al., 2007〉）。筆者はむしろ麻痺症状の説明を、βエンドルフィンなどの脳内麻薬とでもいうべきオピオイドの働きから、説明するようにしている。

もともとＰＴＳＤ例では、痛みに対する過敏性が亢進している、すなわち、痛覚閾値が低下していることが見出されていた（Perry et al., 1987）。そこでピットマンら（Pitman et al., 1990）は、ＰＴＳＤになったベトナム戦争帰還兵に、映画『プラトーン』の一場面を見せたところ、彼らの痛覚閾値は一気に増大した。すなわち痛みを感じなくなったのである。この現象は一般に、ストレス誘発性無痛覚（stress induced analgesia: SIA）といわれる現象であるが、さらにピットマンらのチームは、麻薬の治療薬でもあるナロキソンを事前に投与しておくと、このＳＩＡを予防できることを見出した。これらの知見から、ＰＴＳＤ例では脳内オピオイドの分泌不全があり、知覚過敏になったり、あるいは麻痺的になったりする、相反する二つの状態が引き起こされてしまうことがよくわかる。

以上のような二相性の反応が、患者やクライエントを絶え間なく襲うことになる。患者らは過敏反応と麻痺反応の間を、まるで振り子のように行ったり来たりして、平穏に時を過ごすことがないのである。もちろん、以上のような所見以外にも、脳機能画像上の問題、あるいは事象関連電位や睡眠などの精神生理学的問題、あるいは免疫機能の問題などPTSDには様々な生物学的問題が存在する。もちろん、まだ明らかでないことも数多くあるが、すくなくともPTSDを「心の傷」というイメージで捉えるよりも、むしろ「脳の機能失調」というイメージで捉えてもらうほうが実態に即しているし、治療にも結びつけやすいのではなかろうか。そして何よりも、このような生物学的モデルは外在化してイメージしやすいために、心理教育で伝えていくモデルとしてふさわしいと考える。

C　心理社会的モデル

PTSDの特徴の一つは、上述した生物学的文脈のみならず、様々な文脈で語られることである。これはとくに、PTSD診断構造のなかに現実的なトラウマ体験への暴露という、A基準があるが故である。たとえば、PTSD概念の出自は、よく知られているようにベトナム戦争である。数多くのベトナム戦争帰還兵に対するPTSD研究によって、ベトナム戦争の悲惨さはテレビや新聞などのメディアばかりではなく、医学や心理学のなかでもつまびらかになっていった。PTSD臨床研究は、ある種のリベラリズムと結びついて広がっていった要素もあり、たとえば、もっとも早くからPTSDの症状に着目したバン・デア・コークの初期の論文を読むと、海兵隊の訓練を厳しく非難するなど「反軍的」ともいえる内容である（van der Kolk, 1985)。

また、これもよく知られたことであるが、同じくPTSD概念を支持したのは、フェミニズム運動家であった。その代表的存在はハーマンであり、彼女が書した『心的外傷と回復』（Herman, 1992）は賛否両論を引き起こしたが、きわめてメッセージ性の強い本であることは間違いない。このようにPTSD概念は、医療や心理、福祉の世界のみならず、広く人間社会のなかに波紋を投げかけることがあり、場合によってはイデオロギー的対立さえも引き起こしてしまう。精神疾患のなかでも、かなり異質な診断概念ということができる。

さらに歴史的にみると、トラウマについての多くの優れた精神医学的研究が、フロイト（Freud, S.）やジャネ（Janet, P.）をはじめとした精神科医によって、数多く行われた。ただしこうした力動的モデルの多くは、治療の初期に行うべき心理教育の疾病モデルとしては難解にすぎるだろう。また、治療者の臨床における政治的中立性の保持ということを考えると、治療者の世界観の押しつけはあってはならない。上述したようなPTSD概念に付随するイデオロギー的な側面は、あくまでも治療が進むなかで当事者が考えるべきものであって、臨床という限定された場面で行われる心理教育には、なじみがないものと考えるべきであろう。

このように考えると、やはり心理教育においては、PTSDの有する生物学的問題に焦点を当てたモデルのほうが、ふさわしいということになる。ただし、誤解なきよう付言しておくと、PTSDが生物学的基盤を有した疾患であるとしても、それは心理療法やソーシャルワーク、あるいはリハビリテーションの価値を貶めるものではないことは言うまでもない。これほど心身両面への影響が強く、脳の機能失調的事態が生じるのであれば、認知面においてはもちろんのこと、現実生活においても多大なハンディキャップが生じ、ひいては個人の価値観や安寧（well-being）にも大きな影響が出るだろう。だからこそ心理・社会的治療が必要なのであるし、心理教育が有用なのである。

D　ところでPTSD概念は妥当性があるのか？

現在、米国精神医学会においてDSM－Ⅳの改訂作業が行われている。そういうこともあって、PTSD診断をめぐってもまた多くの議論がなされた。とくに、PTSD概念に対する批判論者の急先鋒であるローゼンら（Rosen et al., 2008）は、PTSD症状を認めることは、「煙草の煙が充満する酒場で咳きこむことを、気管支疾患の一症状と言うような」愚かなレッテル貼りである、と述べている。たとえば、PTSDには併存障害が多いこと、あるいは基準Aがあいまいであること、PTSD症状は必ずしも特異的なものではないこと、などの批判がある。

上述の議論は非常に興味深いものであるが、紙幅の都合上割愛したい（詳細は拙論を参照されたい〈前田・大江、二〇〇九〉）。しかし、そもそもこのような様々な批判論があること自体、PTSDに対する関心が非常に高いことを表している。たとえば、PTSDに関する研究論文数は1980年以降爆発的に増え、それは他の不安障害に関する論文数を完全に凌駕している（Boschen, 2008）。こうした傾向を踏まえ、最近米国科学アカデミー医学研究所（IOM of National Academy of Sciences）は、PTSD研究に関するレビューを行い、PTSD診断や評価に関する報告を行った（National Academy of Sciences Institute of Medicine, 2006）。このいわゆるIOMレポートでは、生物学的研究や併存疾患との鑑別ではいまだ十分な知見は得られていないとする一方で、PTSD診断に関する臨床的記述の妥当性を高く評価し、医学的疾患としての位置づけを明確にしている。

PTSD概念は、気分障害や他の不安障害同様、今後も様々なかまびすしい議論を引き起こすだろう。ただし現在、その存在は相当のインパクトをもって多くの臨床家に受け止められていることもまた、疑いようのないことである。もちろん、当事者の知りたいというニーズも高く、治療者もまた、彼らの疑問に丁寧に答えていく必要があるだろう。

3●治療について

上述したように、心理教育を行う際にはエビデンスや客観性・普遍性を重視して伝えるという姿勢を守るならば、PTSD治療に関する情報提供においては、現在多く出版されている各種治療ガイドラインが参考となるだろう。たとえば、代表的なものとして、国際トラウマティック・ストレス学会（International Society for Traumatic Stress Studies: ISTSS）によるガイドライン、米国精神医学会（American Psychiatric Association: APA）によるガイドライン、英国政府によって作成されたNational Institute for Clinical Excellence: NICEのガイドラインなどがある（前田ら、二〇一二）。

その一方、今まで述べたような「PTSDはどのような病いか」についての心理教育に比べると、「PTSDにはどのような治療が有効か」という心理教育については、難しい面がある。たとえば、日本で実際に発売されていない薬、ほとんど普及していない治療法などを推奨してみたところで、何の解決にもならない。とくに心理療法は、いくらガイドラインで推奨されているとはいっても、その治療法を「打ち出の小槌」から取り出して行うようにはできない。つまり、治療者や治療機関の能力、患者やクライエントが置かれている立場、地理的経済的状況、文化的背景なども勘案して治療を推奨しなければならないのである。こうした事情を勘案して、次のようなことを（各種ガイドラインの最大公約数として）伝えることは可能だろう。

A　心理社会的アプローチ

臨床の場で行う個人療法として重要なことは、まずは支持的な雰囲気のなかで行われる関係づくりである。その後に行われる専門的な治療として有効性がはっきりしているのは、認知行動療法的アプローチである。とくにトラウマに焦点化した認知行動療法は、有効性を示す多くのエビデンスがある。もちろん、すでに長期間暴露法などを行っているところでは、その説明が詳しく行われるだろう。それ以外には、たとえば眼球運動再処理法や各種芸術療法なども、有効性に関する報告がある。

その一方で、少なくともデブリーフィングのようなＰＴＳＤ発症予防を目的とした介入に関して、その有効性は不確かである。また、記憶回復療法で取り扱われるような幼少時期の記憶に関しては、心理的に加工されやすいという点に十分留意しなければならない。

また、以上のような治療のほか、より非特異的な治療・ケアもまた重要である。たとえば、家族や関係者へのアプローチ、経済的側面への手当、住居や就労サービスといったソーシャルワークもまた、大切である。

ところで、これら心理社会的アプローチに関しては、かなり治療者の労力を要するものが多いし、そもそも一般にＰＴＳＤ治療は特殊なものという考えが流布している。そしてそうした考えゆえに、「あなたはＰＴＳＤだからここでは治療ができません。専門機関に行ってください」と直ちに伝えてしまうのも、いかがなものだろうか。近くにそのような専門機関がある場合も少ないだろうし、どのような疾患であってもガイドラインどおりに治療ができるわけではない。治療の現実世界を十分勘案して、柔軟に考えていくことが大切である。

B　薬物療法

日本で承認されている薬物について述べると、多くのガイドラインでほぼ一致して推奨されているのは、選択的セロトニン再取り込み阻害剤（SSRI）である。とくに、パロキセチンとセルトラニンに関しては有効性が高いとされていて、これらSSRIが第一選択薬である。また、SSRI以外の抗うつ薬では、セロトニン・ノルアドレナリン再取り込み阻害剤や、ノルアドレナリン作動性・特異的セロトニン作動薬も、有効性が高い。これらの薬物療法は効果がある場合、しばらくの間は継続して用いたほうがよいし、中止する場合にも離脱症状に気をつけ、漸減中止とすべきである。

その他、第1章で述べたように、PTSDには多彩な精神障害が併存しやすく、気分調整剤や新規抗精神病薬なども有効であるし、増強療法としてもこれらが有効な場合がある。また、α遮断薬なども臨床現場では用いられることもあるが、その有効性に関しては一致した見解はない。気をつけなければならないことは、抗不安薬の漫然とした投与と、思春期以前の例への薬物療法である。とくに後者については、有効性が確立された薬物療法はなく、抗うつ薬に関しても慎重な投与が求められる。一般に重症例では薬物療法の効果は限定的であるが、これは心理療法に関しても同様である。

ちなみに、薬物療法と認知行動療法のどちらを優先すべきかに関しては、ガイドラインでも意見の一致をみていない。またNICEガイドラインでは、自然回復例の存在も考えて、症状が軽度であるか受傷後4週以内であれば、経過観察を考慮すべきとしている。場合によっては、「今の症状であれば、もう少し様子をみてみましょう」というふうに、治療を急がないことを伝えることも必要かもしれない。

4●おわりに

以上、心理教育で伝えられるべきＰＴＳＤの疾病モデルと、治療情報について考えてみた。ＰＴＳＤの生物学的モデルの提示に関しては、治療者によって異論もあるかもしれないが、これは長い治療のとば口で行われる、一つの「語り」である。この「病い」としてのＰＴＳＤのストーリーは、治療の進展とともに形を変え、意味を変えていくことだろう。きわめて侵入的な外傷記憶が、治療の進展とともに当事者の自分史に（破壊的ではない形で）織り込まれていくことが、治療の要諦である。これは外傷記憶の解毒といってもいいかもしれないが、その織り込まれ方は人様々である。ただ、そのようなプロセスにおいては、ＰＴＳＤに対する生物学的理解は、一定の意義を有するものと考える。

〈文　献〉

- American Psychiatric Association (2000) *Diagnostic and statistical manual of mental disorders 4th ed. Text rev.* American Psychiatric Association.（高橋三郎・大野裕・染矢俊幸訳『ＤＳＭ－Ⅳ－ＴＲ　精神疾患の診断・統計マニュアル』医学書院、二〇〇二年）
- Boschen, M. J. (2008) The growth of PTSD in anxiety disorder research. *Psychiatry Res*, **158**, 262-264.
- Gorman, J. M et al. (1988) Ventilatory physiology of patients with panic disorder. *Arch Gen Psychiatry*, **45**, 31-39.
- Herman, J. L. (1992) *Trauma and recovery.* Basic Books.（中井久夫訳『心的外傷と回復』みすず書房、一九九九年）
- 前田正治・大江美佐里「ＤＳＭにおけるＰＴＳＤ概念――最近の批判論を考える」『トラウマティック・ストレス』七巻、二〇〇九年、一三六－一四七頁。
- 前田正治・大江美佐里・松岡美智子「ＰＴＳＤの薬物療法に関する各種ガイドライン」『臨床精神薬理』一四巻、二〇一一年、一〇三三－一〇三九頁。
- Meewisse, M. L., Reitsma, J. B., de Vries, G. J., et al. (2007) Cortisol and post-traumatic stress disorder in adults: systematic review and meta-analysis.

Br J Psychiatry, **191**, 387-392.
- National Academy of Sciences Institute of Medicine (2006) *Posttraumatic stress disorder: Diagnosis and assessment.* National Academy Press.
- North, C. S., Nixon, S. J., Shariat, S., et al. (1999) Psychiatric disorders among survivors of the Oklahoma City bombing. *JAMA*, **282**, 755-762.
- Perry, S. W., Cella, D. F., Falkenberg, J., et al. (1987) Pain perception in burn patients with stress disorders. *Journal of Pain and Symptom Management*, **2**, 29-33.
- Pitman, R. K., van der Kolk, B. A., Orr, S. P., et al. (1990) Naloxone-reversible analgesic response to combat related stimuli in posttraumatic stress disorder: A pilot study. *Arch. Gen. Psychiat*, **47**, 541-544.
- Rosen, G. M., Spitzer, R. L., & McHugh, P. R. (2008) Problems with the post-traumatic stress disorder diagnosis and its future in DSM V. *Br J Psychiatry*, **192**, 3-4.
- Southwick, S. M., Krystal, J. H., Morgan, A. C. et al. (1993) Abnormal noradrenergic function in posttraumatic stress disorder. *Arch. Gen. Psychiat*, **50**, 266-274.
- van der Kolk, B. A. (1985) Adolescent vulnerability to posttraumatic stress disorder. *Psychiatry*, **48**, 365-370.

第3章　解離治療における心理教育

国際医療福祉大学大学院医療福祉学研究所　岡野憲一郎

解離性障害が含む臨床症状の幅は非常に広い。ICD−10（WHO, 1992）の分類にならい，そこに転換症状も含めた場合は，その数や種類は膨大なものとなる。具体的な症状としては，一過性の健忘に始まり，種々の身体症状，離人症状などを含み，複数の人格のきわめて重層的な共存状態まで至り，それぞれに異なる診断名が与えられる。**表3−1**にその一部を示したが，このうち「F44・8　他の解離性（転換性）障害」の下にさらに，八つの障害が収められている。

解離は，私たちがこれまで考えていたよりもはるかに広く，かつ微妙な形で生じ，なおかつ精神科疾患を様々に修飾している可能性がある。そのために，患者自身のみならず，患者の家族，ないしは治療者にとっても症状の全貌をとらえにくく，きわめて混乱を招きやすい。それだけに，心理教育は解離症状に悩むすべての人々にとって，非常に大きな意味を持つのである。

解離性障害の心理教育を進めるうえで問題となる点について，最初にまとめておきたい。また本章で扱う心理教育の対象としては，患者やその家族のみならず，それを扱う治療者側も想定していることも，ここに言及しておく。

表3-1　ICD-10における解離性障害

F44	解離性［転換性］障害
F44・0	解離性健忘
F44・1	解離性遁走〈フーグ〉
F44・2	解離性昏迷
F44・3	トランスおよび憑依障害
F44・4	解離性運動障害
F44・5	解離性けいれん〈痙攣〉
F44・6	解離性無感覚および感覚脱失
F44・7	混合性解離性（転換性）障害
F44・8	他の解離性（転換性）障害（ガンサー症候群、亜急性錯乱状態、急性精神錯乱、心因性もうろう状態、心因性錯乱、多重パーソナリティ障害、反応性錯乱、非アルコール性亜急性錯乱状態）
F44・9	解離性（転換性）障害，特定不能のもの

1●なぜ心理教育が重要なのか
――診断および治療方針を惑わす要素

解離性障害が含みうる症状が幅広いために、それを全体として把握することが難しいという事情は、医療の専門家にとっても同様である。実際に、神経内科や一般内科において明確な診断に至らないことがきっかけとなり、最終的に解離性の病理が同定されるケースも多い。

解離性障害を専門に扱うべき精神科の領域においてさえも、この障害は十分に認識されてこなかった。現在私たちが解離性障害として理解している病態が、古くから存在していたことは疑いない。しかし、それらがヒステリーの名とともに認知されていた時代は、著しい偏見や誤解の対象とされてきた。

20世紀になり、統合失調症が大きく脚光を浴びるようになると、解離性障害はその存在自体が過小評価されたり、精神病の一種と混同されたりするようになった。昨今の「解離ブーム」により解離性障害に新たに光が当てられはじめているが、その診断は今なおしばしば不正確に下され、統合失調症などの精神病と誤診されることも少なくない。なお、わが国でも国際トラウマ解離学会の日本支部（http://www.isst-d.jp/）が機能しはじめたが、その啓蒙、教育活動の範囲はまだ限られている。

A　神経学的な疾患を示唆する身体症状を伴うこと

解離性の症状のなかでも転換症状は、しばしば精神科医と神経内科医の両方にとって混乱のもととなっている。その一つの典型例は癲癇《てんかん》である。脳波検査で異常波を示す患者も、転換症状としての発作、すなわち偽性癲癇をきたすこともまれではない。また偽性癲癇の患者の50％は、真正の癲癇を伴うという報告もある（Mohmad, et al., 2010）。

B　幻聴などの精神病様の現れ方をすること

解離性障害のもう一つの問題は、それがしばしば精神病様の症状を伴うために、診断を下す立場の精神科医の目を狂わす可能性が高いということである。解離性同一障害（Dissociative Identity Disorder: 以下ＤＩＤ）のケースでは、時にはかなり声高に他の人格との会話を行う場合がある。その際は、傍目《はため》には統合失調症にしばしば見られる独語ないしは幻聴との応答と見受けられることが多い。そして、そのような様子を観察した精神科医が、その声の由来が幼少時にまでさかのぼるかどうかにまで質問を及ぼさずに、早計な診断を下してしまうことは稀ではない。患者の病歴で、精神科への緊急入院の措置がとられたり、医師の診察後に大量の薬物が処方されていたりする際は、そのような誤診がなされた可能性は濃厚となる。

結局、DIDの場合には、それが統合失調症と混同されることを積極的に回避するのは、多くの場合患者自身なのである。患者の一部は、最初は幻聴を、誰でも体験している自然な現象であると思い込み、それを他人に話すことに抵抗を覚えない。しかし、次第に多くの人がそれに違和感を持っているらしいことに気づき、また統合失調症であるとの誤解を招きやすいことも知り、それらの幻聴の存在を隠すようになる。一方では、解離性障害の治療経験を持つ治療者を、著作やネット情報を頼りにして自ら探し出すという場合も少なくない。

C　詐病のような振る舞いをすること

解離性障害のもう一つの特徴は、その症状の現れ方が、時には本人により、かなり意図的にコントロールされているように見受けられることである。そのため、詐病扱いをされたり、虚偽性障害（ミュンヒハウゼン症候群）を疑われたりする可能性が高い。ある患者は診察室を一歩出た際に、それまでの幼児人格から主人格に戻った。その変化が瞬間的に見られたために、それを観察していた看護師から、患者がそれまでは幼児人格を装っていたのではないかと疑われた。一般に解離性障害の患者は、自分の障害を理解して受容してもらえる人には様々な人格を見せる一方で、それ以外の場面では瞬時にそれらの人格の姿を消してしまうという様子はしばしば観察され、それが上記のような誤解を生むものと考えられる。

D　病気の説明を治療者側もうまくできないこと

臨床家は心理教育を行う際に、精神医学的な疾患概念について、たとえ話や比喩を用いることが多い。たとえば、うつ病であれば「ストレスによる心の疲れ」とか、「過労による体調不良」「精神的な疲労」などの表現が、漠然とうつ病の姿を描き出す。統合失調症やその他の精神病状態の場合は、「非現実的な思考や知覚を強く信じ込み、独自の世界にとらわれてしまった状態」などと表現できるだろう。マスコミなどで「〜（著名人の名前）は時々不可解なふるまいがあったが、とうとうコワれてしまった」などという表現を見かけるが、これも一般大衆から見て、直感的にその状態をつかむことの助けとなる。また神経症一般については、「気の病」「神経質」「心身症」などの表現がなされ、多くの人が自分の日常心性をそれに重ねることが多い。

ところが、解離性障害の場合、それに該当するものがあまり考えられない。しばしば用いられる「知覚や思考や行動やアイデンティティの統合が失われた状態」（DSMの定義〈American Psychiatric Association, 2000〉）という説明も、一見わかるようで今ひとつ説得力に欠けるようにも思える。それに加えて、DIDのように複数の人格が一人の中に存在するという現象は、それ自体が常識を超えていて荒唐無稽に聞こえてしまう恐れがある。そのことが、解離性障害を理解し、説明教育を行ううえでの、大きな問題となりうる。

E　民間療法との関わりから生まれる誤解

解離性障害は、一般の精神科で診断や治療の対象となる以外にも、民間機関における「治療」やヒーリングの対象となることが多い。とくにDIDの場合、異なる人格の存在が一種の憑依《ひょうい》現象や悪霊の仕業と見なされ、家族が除霊、浄霊ないし呪術的な施術へとつなげる傾向にもある。時には、それらの機関を訪れることが、精神科への受診に優先されることも少なくない。このことは一見、時代錯誤的に思えるかもしれないが、現代医学が進んだ私たちの社会には、今なお数多くの宗教やその信者たちが存在する。そして、彼らが宗教的な救済や癒しを求めるプロセスで、それらと連動して存在するスピリチュアルな「治療」に踏み込むことは、決して稀ではない。

もちろん、霊的な治療が無効であると決めつけることはできない。解離性障害の治療とは異なるが、イタコの口寄せの、病死遺族に対する治療効果に関する精神医学的な学術発表もある（2010年8月14日、読売新聞）。しかし、時には営利目的の民間療法が、宗教的ないしは科学的な体裁をまとったヒーリングの手段として患者を待ち受けている場合も、少なくないのである。

他方で、催眠療法はそれなりの歴史を持ち、解離性障害を治療の対象の一つとしているが、その手法のなかには上述の霊的な療法と紛らわしいものも少なくない。とくに、いわゆる退行催眠や前世療法（Weiss, 1988）については、それが霊的なヒーリングと混同されるべきではないという警告は、催眠療法家の一部からも聞かれるのである。

2●心理教育で何を伝えるか

A　より的確な情報に導く

解離性障害に関する知識や臨床経験には、臨床家の間でも大きなばらつきが見られる。とくに、解離性障害が一般に注目されはじめた1970年代以前に、基礎的な精神医学のトレーニングを終えた臨床家のなかには、解離性障害という診断を下したり、その病態を念頭に症例を理解したりすること自体に抵抗を示す場合が多い。それればかりか、幻聴などの症状を第一に統合失調症に関連させて理解するという教育が根付いている世代は、それ以外の診断は発想として持てないという場合も少なくない。解離性障害がもっぱら「ヒステリー」と呼ばれたのは四半世紀前までであったが、それに伴う偏見は、一部の臨床家の間にはいまだに健在であるという驚くべき事実がある。以上の事情から、精神科を受診することがかえって誤診を招くという、矛盾した事態も生じうるのである。

他方、患者やその家族は、精神医学的な常識や専門知識からは距離を置く分だけ、解離性障害を受け入れ、理解する素地は大きい。しかし、彼らが情報源とする解離性障害に関する噂や口コミ、ネット関連の情報の質は玉石混交であり、なかには明らかな誤謬《ごびゅう》を含むものもある。

また、最近ではインターネット関連の情報量が飛躍的に増大し、個人的に治療を経験した当事者たちも情報提供に貢献しているが、彼らの経験談がそのままほかの当事者たちに当てはまるとは限らない。とくに、個人的な経験に基づくアドバイスは、「私は治療者AからのBというアプローチや、Cという薬物が有効であった。きっとあなたの場合にもAやBやCが有効であるに違いない」というふうに、一例だけの経験を過剰に一般化する傾向がある。その結果として、他の患者が受けている治療を否定したり、自分の経験した治療法に強引に誘いこんだりするという危険性も少なからずある。ところが、実際には、臨床上しばしば議論の対象となる問題、たとえば症状の起因として外傷体験を積極的に取り上げるか否か、DIDの際に交代人格をメタファーとしてとらえるか否か、いわゆるマッピングは行うべきか否かなどは、いずれもそのときの治療状況に依存し、全か無かという考え方では答えの見つからない問題なのである。

解離性障害を扱う治療者は、これらの問題を適切に処理しつつ正確な知識を患者に提供する義務があるが、情報には口頭で伝えるものと同時に、書物を推薦することにより間接的に提供されるものもある。

ちなみに、いささか我田引水になるが、筆者の主催する研究会では、解離性障害についての患者さんおよび治療者の理解を深めていただくための書物を刊行している（岡野／心理療法研究会、二〇一〇）。もともと心理教育的な用途を目指して執筆したものであるから、ここで本書を紹介することもあながち常識はずれとはいえないであろう。

B　診断的な理解を伝える

精神医学的な診断名の告知については、その是非も含めて近年多く論じられている。統合失調症などの例に見られるように、誤解を生む可能性がより少ない呼称が検討され、採用されるようになりつつある。解離性障害においても、診断名ないしは症状名を患者自身に伝えることは、治療におけるきわめて重要なステップとなることが多い。そのなかでもDIDは、従来の「多重人格障害（multiple personality disorder）」という診断名に代わって、1994年発刊のDSM-Ⅳ以後用いられるようになり、従来の呼称に伴う問題はある程度改善されたといわれる。しかし、それを告げることが当事者に与えるインパクトは依然として大きいために、治療者はそれに対して慎重でなくてはならない。

筆者の経験では、DIDの典型的な症状と患者のプロフィールが一致していて、他の人格の存在を患者自身が感じ取っている場合は、その診断を告げることによる重大な被害は生じていない。それは、たとえば統合失調症という診断に伴い本人や家族が体験する失望や無力感とは、大きく異なる点である。

その理由の一つには、ＤＩＤという診断を知ることで、患者にはこれまで自分が疑問を抱き悩んでいた問題について、ひとつの回答が与えられるということが挙げられるだろう。また、ＤＩＤという疾患自体が比較的良好な予後を示すことが多いという事情も関係しているものと思われる。

ただし、患者のなかには、自分が普段とはまったく異なるアイデンティティを備えることを自覚していない場合もあり、その場合には、その直面化に大きな衝撃を受けることも稀ではない。しかし、その場合もむしろ、解離性障害に関する適切な心理教育はそれだけ急務であると考えられる。ＤＩＤの患者の体験の多くは、一般常識を裏切るものである。彼らのなかには他人にそれを話すことで驚かれ、あるいは単に嘘を語っていると誤解されて傷つく人も多い。そして、自分は正体不明の病魔に取り付かれていると誤解することもある。そのような事態を回避するためにも、適切な心理教育は必要不可欠といえる。治療者は、患者の体験の多くがＤＩＤに比較的定型的な症状の現れであることを説明するべきであり、その際、家族にも同様の理解を求めることは治療の決め手となる場合がある。

Ｃ　診断は解離症状を悪化させないか

解離性障害、とくにＤＩＤの診断の告知に関連して、非常に頻繁に持たれる懸念がある。それは、解離性障害と診断されることが患者にとって新たなアイデンティティになり、結局その病理の悪化につながったりするのではないか、というものである。たしかに、解離症状をそれと認め、治療対象と見なすことは、その障害をさらに悪化させ固定化するという考えを持っている臨床家は少なくない。「そもそも解離性障害、ましてはＤＩＤなど存在しない」という立場を取る臨床家に治療を受ける患者たちにとっては、この問題はさらに現実的なものとなる。これらの臨床家の懸念は、具体的には次の一点に集約されるであろう。「多重人格が存在するということを治療者が認めた場合、それに伴い次々と人格の交代が生じてしまうのではないか」

この懸念を持つ場合は、交代人格を本人とは別人として扱う、あるいはＤＩＤの症例に存在する交代人格を数え上げる作業（いわゆる「マッピング」）などは、まさに症状を「悪化」させるものとしてとらえられるであろう。

このように、解離性障害の診断や治療が悪化につながるという考え方に対する心理教育については、次のような考え方を示すことが望まれる。

「そのような懸念は、おそらく一部の患者については当てはまりますが、大部分のケースにおいては現実的な障害とはならないと考えていいでしょう。解離症状は、それが生じることが許されることで、表面上は一時的に促進される可能性は確かにあります。解離された部分の多くは、自ら姿を現そうとする圧力を備えています。その場合、治療者はそれにブレーキをかける必要も生じるかもしれません。たとえば、仕事中に子どもの人格が出てきては困る場合などです。しかし、むしろ抑えられていた解離が、治療場面などである程度解放されることで、それ以外ではむしろ出にくくなることも考えられるのです」

実際、ＤＩＤにおいては、ある交代人格の解放および出現が、次々と別の部分の解放の連鎖を生むということがある。その最初のきっかけは、話を聞いてくれる恋人の存在、治療者との関係の深まり、あるいは外傷体験を思い起こさせるような出来事などである。これは、そもそも解離している部分は、自己表現を許されなかったために存続してきたという事情を思えば、治療的な進展を意味すると考えるべきであろう。そしてそれは、患者が抑圧的な環境から逃れ、保護的な環境で生活できるようになれば、いずれ起きてくるであろうプロセスなのである。

ただし、もちろん一時的な解離症状の頻発は、そのときの生活状況にとっては不都合である場合も少なくない。毎日仕事を持っている患者にとっては、そのために仕事に集中できずに自宅療養を必要とすることもあり、またパートナーとの間で、頻繁に「発作」を起こしてその介護を限界にまで追い詰めることもある。そこで、このプロセスが安全にかつ適応的に生じるためには、そこに治療的な介入が必要となるのであるわけである。

ここで、私の火山の比喩を用いたい。未治療の解離性の患者は、地下にかなりのマグマを溜めた火山のような状態といえる。それは放置されたり、ストレスに状況に置かれたりした場合には、いずれ噴火する可能性が高い。そこで、マグマのエネルギーの一部を何らかの形で逃がす試みを行うことで、その後火山活動は鎮まるかもしれない。しかし、そのような操作がさらに大きな噴火を誘発してしまう場合は、その操作は結果的に不適切であったということにもなりかねないだろう。

このように、解離を誘発する際には、治療的、非治療的な両側面を注意深く考慮しなくてはならない。

D　何が原因なのか

身体疾患や精神疾患の際に、患者や家族はしばしばその「原因」を問う。それは、解離性障害についても同様である。その際、両親、とくに母親は、自分たちの育て方に問題があったのではないかという懸念を持つことが非常に多い。また、様々な外傷的な出来事、たとえば学校でのいじめ、怪我や外科的手術の体験、親族の死去その他についても、解離の原因として問われる可能性がある。さらには、解離性障害の病因として欧米の識者によりしばしば指摘されている、身体的、性的外傷が幼児期にあったのか否かについて問われることもある。

心理教育の立場からは、「何が原因なのか」という問いかけに対しては、以下のような一般的なものが適当と考える。

「一般的にいえば、遺伝負因や様々な種類のストレス体験が、精神疾患にかかるリスクを押し上げています。それは解離性障害についても同じです。とくにDIDなどの場合は、性的身体的虐待を含めた幼少時のストレス体験が、発症に深く関係しているようです。さらには、生まれつき解離傾向の強い人についても同様のことがいえるでしょう。それに比べて子育ての仕方は、それが外傷的なストレスとしての要素をとくに含まない限りは、解離性障害も含めた本人の精神疾患には、影響を与えるとしても間接的で偶発的な形でしかないと考えられます」

もちろん、親の子育ての仕方は子どもに様々な影響を与える。たとえば、親の職業や趣味、親が信じている宗教や考え方などが子どもに受け継がれる可能性は高いであろう。しかし、子どもは親のある部分に同一化して受け継いでも、別の部分には同一化せず、むしろまったく別の方向性を選択する可能性がある。だから、子育ての仕方がどのような精神病理を形成するかという問題に関しては、上述のような考え方がおおむね当てはまるのである。このようにして「子育ての仕方」に自信が持てず、厳しく自己反省をする傾向のある親御さんには、ひとまず安心していただくことも必要であろう。

しかし、そうはいっても子どもの人格状態にある患者の側から、親の養育の不適切さについての激しい糾弾が収まらない場合もある。親としては、その主張が妥当だと思う限りは謝罪ないし説明をし、患者の出方を待つことも必要かもしれない。ただし、糾弾と謝罪が延々と続く先には、あまり希望は見出せないであろう。

E　いつ、どのようにして治っていくのか。統合とはどのようなことなのか

これは、解離性障害、とくにＤＩＤに関する最大の問題であり、家族や本人が一番知りたいことのひとつであろう。しかし、これは同時に、非常に難しい問題でもあるということを認識すべきであろう。

これまでの臨床経験の蓄積から私たちがおおむね理解しているのは、次のような点である。まずは、解離現象は精神病症状と異なり、その人の現実検討や社会適応能力を長期にわたって著しく損なうというケースは多くはない。筆者の自験例のフォローアップによれば、一部の患者は1、2年の経過で人格の交代現象はほぼ消失すること、またかなりの割合の患者において人格の交代の頻度が顕著に低下する傾向にあること、そして残りの患者のほとんどにおいて、治療の初期段階を除いては症状の悪化を見せていない。すなわち、ＤＩＤの長期的な予後としていえるのは、ＤＩＤのかなりの部分が、あまり問題が長引くことなく軽症化していくという傾向にあるということである。

ただし、以上は比較的安定した人間関係や生活環境を保て、またうつ病などの併存症を持たない場合、という条件がある。逆に、加害的な他者とのストレスフルな同居が長引いたり、慢性のＰＴＳＤ症状が継続してフラッシュバックが日常的に頻繁に生じているような場合では、解離症状も遷延する傾向にある。

3●おわりに

解離性障害に関する心理教育として留意すべき点について、いくつかの項目に分けて述べた。もちろん、心理教育として患者ないしは家族に伝えるべき事柄は、ここで述べたことには限らない。ケースごとに、適宜必要に応じて情報を提供するのが重要であろう。解離のケースは、その経過のうえで様々なコースをたどるために、きめ細かい柔軟な対応が不可欠であることはいうまでもない。ときには約束事や契約以外の対応も必要となり、それも含めた治療構造という見方が必要であろう。また、それに応じて、治療者が外部のスーパービジョンを必要とすることにもなろう。

〈文 献〉

・American Psychiatric Association (2000) *Diagnostic and statistical manual of mental disorders*, 4th ed. Text Revision. Washington, DC: APA.（高橋三郎・大野 裕・染矢俊幸訳『DSM-IV-TR 精神疾患の診断・統計マニュアル（新訂版）』医学書院、二〇〇三年）

・国際トラウマ解離学会日本支部〈http://www.isst-d.jp/〉

・Mohmad, A. H., Gadour, M. O., Omer, F. Y., Ali, A. B. M., el-Adil, O., Hamad, A., Abdulgalil, A. S., Ahmad, E. M., & Aldar, M. M. (2010) Pseudoepilepsy among adult Sudanese epileptic patients. *Scientific Research and Essays*, **5** (17), 2603-2607.

・岡野憲一郎／心理療法研究会『わかりやすい「解離性障害」入門』星和書店、二〇一〇年。

・Weiss, B. L. (1988) *Many lives, many masters: The true story of a prominent psychiatrist, his young patient, and the past-life therapy that changed both their lives.* Fireside.（山川紘矢・山川亜希子訳『前世療法――米国精神科医が体験した輪廻転生の神秘』PHP研究所、一九九六年）

・World Health Organization (1992) *ICD-10 classification of mental and behavioral disorders: Clinical descriptions and diagnostic guidelines.* Geneva: WHO.（融 道男・中根允文・小見山 実監訳『ICD-10 精神および行動の障害――臨床記述と診断ガイドライン』医学書院、一九九三年）

第4章　ポストトラウマティック・グロース——伝えずしていかに伝えるか

長崎ウエスレヤン大学現代社会学部　開　浩一

1●はじめに

「受傷して大変なことが多々あるかとお察ししますが、そのなかで、何かよかったことがあったら教えてください」

「あるわけねぇだろこのバカ、NYのテロに遭った人に聞いてみろ、このバカ」

筆者のポストトラウマティック・グロース（PTG）研究の初めての試みは、散々たるものだった。脊髄《せきずい》損傷者のネット掲示板に、このように尋ねたところ、大きなひんしゅくを買った。今、振り返っても、筆者の軽率な問いかけに謝罪したい気持ちと、悔いる気持ちでいっぱいになる。ある先生からこのようなご助言をいただいた。PTG研究は地雷原の上を進むようなものだと。

災害、事故、事件、暴力、虐待、戦争、長い人生のなかでは思いもよらぬ災難に遭うことがある。こうした災難は人をもがき苦しませるが、ときに、その苦しみを通してポジティブな変容を遂げることがある。それを、テデスキとカルホーン（Tedeschi & Calhoun, 1995; 1996; 2004a）は、ポストトラウマティック・グロース（posttraumatic growth: PTG）と称した。

90年代、それまで傷として見なされ、どう回復するかという視点で研究や臨床が進められてきたトラウマ界に、PTGは黒船のように現れ、新たな視点を投げかけた。その後、PTG研究は世界に広まり、様々なトラウマを被った人に確認されてきた。さらに、臨床に活かそうとする動きもある（Stanton et al., 2002; Tedeschi & Calhoun, 2004a; Zoellner & Maercker, 2006）。

しかし、テデスキとカルホーン（Tedeschi & Calhoun, 2006）は、PTGはあくまで新しい視点であって、新しい治療法ではないことを力説している。そのため、トラウマに苦しむ人には従来のPTSD治療を行い、そこにPTGの視点を付加することを提唱している。なぜならば、臨床家に救いを求めてくる急性期の患者からは、トラウマによる苦しみを和らげてほしいという要求はあっても、この体験からポジティブに変わりたいという要求はないからだ。まず治療に専念し、症状が和らいできたときにようやく、この体験を活かし、ポジティブに変容することにも目が向けられる余裕も生まれよう。はじめからPTGに焦点を絞った臨床への介入は、タイミングとして適当ではない（Tedeschi & Calhoun, 2006; Zoellner & Maercker, 2006）。

PTSD概念は、伝えることによりサバイバーが知識を得て、エンパワメントされることをねらいとするならば、PTG概念は対照的に、伝えることによりディス・エンパワメントされる危険性がある。サバイバーは否認し、気分を害し、ときに怒りを爆発させる。筆者が冒した過ちのように。

筆者はそれ以来、PTGを伝えることに足踏みをしている。いやむしろ、取り扱い要注意なPTG概念を伝えることを避けたほうが賢明ではないかと考えている。その反面で、トラウマという真っ暗闇のトンネルにいるサバイバーには、この先にトラウマから得る可能性があることを、この暗闇の中ですら希望が残されていることを何とか伝えたいと願う。そこでいつも思い悩む。PTGを伝えずしていかに伝えるかと。本章は、筆者の葛藤のモノローグのようなものである。

2●ポジティブ変容の語り

ポストトラウマティック・グロースには具体的にどのようなポジティブ変容があるのか。テデスキとカルホーン（Tedeschi & Calhoun, 1996）は、アメリカの大学生を対象にした因子分析の結果から、次の五つのPTGを紹介している。

A　他者との関係性（relating to others）

トラウマの体験により、人との関わり方が変わることがある。人に親近感を持つようになり、とくに困っている人には援助の手を差し伸べることを惜しまなくなる。筆者が試みてきたインタビュー調査のなかでは、この他者との関係性がもっとも多く見受けられた回答であった。サバイバーの多くが家族や友人の大切さを実感し、また、同じ境遇にある人の苦労をねぎらっていた。

「なんかこう避難して、家族の大切さっていうか、そういうのを感じるようになった。離れて暮らしたり、祖父と祖母と離れて暮らしたり、それまでは、あんまり考えたことがなかったけど、避難してこう、ありがたいな、というのが強くなって」(雲仙普賢岳噴火災害の被災者女性26歳)

「自分が実際大きな事故におうて、JRの脱線事故とか、殺傷事件とか、ああいうの見よったら、なんか最近やっぱ自分がPTSDになった後から、PTSDいう言葉聞いたら、やっぱ気になって、なんか見過ごすことができんけん、役立てる場があったらいいなぁとは思うし」(えひめ丸沈没事故の生還生徒)

B 新たな可能性 (new possibilities)

トラウマの体験から、新しいことに関心を向けるようになり、新しい道を切り開いていくことがある。筆者が出会ったサバイバーのなかにも、ある人は自分が苦しんだ体験を活かすため、ある人は自分と同じ苦難を味わう人をなくすため、ある人は亡くなった人の死を無駄にしないため。福祉職、医療職、NPOなど、人や社会の役に立つ方面に自分の可能性を見出そうとする人も少なくなかった。

「以前は、困っている人たちを助けようとかはなかった。感染してから、自分自身が差別されてきた体験から、自分と同じように困っている人がいたら助けたい」(タイのHIV感染者男性34歳 NGOで患者グループのリーダーとして活躍中)

C　自己の強さ（personal strength）

圧倒的なトラウマの衝撃に対して何もなす術もないとき、自分が脆《もろ》い人間であることを痛感させられる。しかし、苦しい状況のなかでもしぶとく生き残っている姿を見つめ直すとき、自分が強い人間であることを実感する。この経験を通して、これからどんな困難に直面してもそれに対処できる自信に変わっていく。筆者が出会った女性も、暴力を受けた体験から得た自己の強さをこのように語っていた。

「何が振りかかってきても乗り越えられる。自分を信じることができる」（身体的暴力を受けた女性21歳）

D　精神性的変容（spiritual change）

トラウマの出来事は自己の内省を促す。生きる意味や目的を問い直すことにより、精神性や神秘的なことへの理解が深まったり、宗教的信念がより強くなることがある。精神性や神秘的という言葉にピンとこない、宗教には距離を置きたいと思う日本人は少なくないであろう。しかし、国籍や文化を問わず、トラウマによってもたらされた耐えがたい現実から脱するためのすべてのコーピング行動が失敗に終わったとき、サバイバーのなかには人類の英知、科学、文明をも超えるもの、神仏、自然などの高い次元のものに救いを求める人もいる（窪寺、二〇〇四）。スピリチュアリティとは、聖なるものを探し求めることである（Pargament et al., 2006）。信仰心のない人にも潜在的に持っており、それが危機時に求められるものである（窪寺、二〇〇四）。筆者は、宗教に傾倒するだけではない、日本人らしい精神性的変容の表現があると考えている。それをうかがわせる語りをしばしば耳にしてきた。

「今までは全然気づかんやった。例えば花、花はただキレイなものやったとに、花を見ていろんな思いを巡らせることができるようになった。季節を感じる感性が強くなった」（頸髄《けいずい》を損傷し車いすを使用する女性37歳）

「信心深くなり、お墓参りに行くようになった」（交通事故に遭った男性21歳）

E　生命および人生に対する感謝（appreciation of life）

死に直面するようなトラウマの出来事に遭遇すると、人は死と隣り合わせに生きており、命はいつか尽きるということ、生あるものすべてに共通する自明の現実を思い知らされる。その結果、命の大切さをかみしめながら、一日一日をより大切に過ごすようになる。また、金や地位のためにがむしゃらに働くよりも家族と過ごす時間を増やすなど、人生のなかで大切にしていた事項の優先順位が変わることがある。筆者が出会った交通事故から障害を負った女性も、一日一日を大切に生きるようになった一人であった。

「頸損になってなかったら、この齢で死っていうものを考えることがそうまでなかったって思う。しょっちゅう体の不調とかが健常者と比べてあるけんが、命に限りがあるっていうことを常に考えている。たぶん長生きはできないだろうというのは常に頭にあるもんね、やけん一日一日を大切に生きんばいかんて思う」
（頚髄を損傷し車いすを使用する女性52歳）

3●苦悩の旅路

ＰＴＧは、トラウマの出来事から、苦悩を通してポジティブな変容を遂げることである（Tedeschi & Calhoun, 2004a）。この定義のなかで、「苦しみを通して」という個所をとくに大切に取り扱いたい。ＰＴＧは、単に出来事そのものから変容する体験ではなく、出来事によりもたらされた苦しみのなかで変容する体験である。トラウマ臨床家は、サバイバーが歩む苦しみの旅路のお伴をする役割を担う（Tedeschi & Calhoun, 2004b）。その旅路の過程で、苦しみを媒介としてＰＴＧへの変容も遂げていくサバイバーの姿を目の当りにすることもあるであろう。この旅路とはどのような道のりになるのか、その過程をたどっていきたい。

A　仮説の崩壊

トラウマとは、地震のように自己を大きく揺さぶる出来事である（Tedeschi & Calhoun, 2004a; 2006）。経験から積み上げてきた世界観を根底から揺さぶる。ジャノフ－バルマン（Janoff-Bulman, 1992; 2006）は、人間とは安全仮説を持つ生き物であると述べている。世界では目を覆うような凶悪な事件、深刻な被害をもたらす災害や事故が日々起こっている。しかし、人はそのような惨劇を見聞きしても、同情の気持ちを抱くが、心のどこかで自分の住む世界に限っては安全であると確信している。なぜならば、災難は愚行の結果おのずと降りかかるものであり、自分のように善良な市民には無縁であるという仮説を持っているからだ。

しかし、いざその出来事が自分の身に起こると、安全仮説が根底から揺さぶられることになる。善良な市民にも災いが降りかかることを身をもって味わうからだ。「まさか自分に」。この世界の不安定さを思い知ったサバイバーが、よくこのようにつぶやく。えひめ丸沈没事故の生還生徒も、わが身に振りかかった災難への驚きを、このように語っていた。

「絶対自分にはこんなことは、自分が生きとっても起こらんやろうなって考えるのが普通やった」（えひめ丸沈没事故の生還生徒）

人生のなかで、潜水艦との衝突事故に巻き込まれるとは、夢にも思っていなかったであろう。自分の住む世界が予測不能で、危険に満ちあふれているという現実を突き付けられると、安全仮説が幻想であったことに気づかされ、絶対的な安全仮説は危険仮説にとって代わる。そして、人生は常に死と隣り合わせであり、身を守る術はないと考えるようになる。

B　回復力（レジリエンス）

ホメオスタシス理論が示唆しているように、人はバランスが崩れると、均衡を保とうとする。だが、トラウマによって不可逆的なダメージを被ったとき、崩れた世界観を元の状態に戻すための試みは容易ではない。トラウマは次の三つの領域にチャレンジを迫る（Tedeschi & Calhoun, 2006）。まず、①感情をコントロールする能力。安全感の喪失により制御できなくなった情動は、極端に反応するようになる。次に、②信念とゴール。既存の世界観が根底から崩壊し、将来の目標も見失ってしまう。そして、③人生の物語（ナラティブ）。私とは何者かという定義が揺らぎ、自己のアイデンティティにも変更を余儀なくされる。

しかし、こうしたチャレンジが、PTGを促すには重要になる。PTGは、トラウマの出来事が起きたことにより生起するのではなく、出来事からもがき苦しむ過程を経るなかで変容する体験だからだ。一方で、コーピング能力の高い回復力に富む人は、トラウマによる衝撃にさほどダメージを受けることなく、しなやかに跳ね返していく。もちろんそれにこしたことはないのだが、もがき苦しまずに回復できた人には、ポジティブな変容があまり見られないという（Tedeschi & Calhoun, 2006）。

ニーマイヤー（Neimeyer, 2006）は、その理由を次のように説明している。回復力に富む人は、トラウマの状況を既存の物語に同化する作業を難なくやってのけるため、あえて自分を変える必要に迫られない。一方、この同化に失敗した人は、もがき苦しみながら、自己の物語をトラウマの状況に順応させることで、統合を試みようとする。この順応こそが、自己の変容（PTG）につながる。事故から障害を負ったある女性も、新しい状況に自らを順応させるために、変容を余儀なくされたという。

「気が長くなった。そいが一番変わった。気が長くならんとやっていけん。気を長くさせられたというか自分の体に。イライラも前より感じることが鈍くなった」（頸髄《けいずい》を損傷し車いすを使用する女性37歳）

レジリエンスは跳ね返す力、トラウマを跳ね返し元の状態に戻ることを意味する。一方、PTGは変容、トラウマによって崩壊したスキーマを再構築する過程で変容することを意味する（Tedeschi & Calhoun, 2004a）。

C　認知プロセス

苦しみのなかで模索することを、テデスキとカルホーンは（Tedeschi & Calhoun, 2006）認知プロセスと称し、トラウマの出来事からPTGに変革する過程で重要な通過点であることを指摘している。この認知プロセスは、初期段階の自動的かつ侵入的な段階から、意図的な段階に移行し、後者がPTGへの変容に関わりを持つ。

この認知プロセスでは、サバイバーの「理解」が重要なテーマとなる（Calhoun et al., 1982; Davis, 2001）。まず、ことが起こった理由や原因を理解しようと試みられる。トラウマの出来事が起こるまでの詳細な経過を把握することにより、どのように行動していたら出来事を避けられたかと自問する。次に、トラウマの出来事が起こった意味や目的を理解しようと試みられる。身に降りかかった苦難の意味を、実存的な観点から模索し、場合によってはスピリチュアリティや宗教に答えを探し求めながら、自己の世界観に折り合いをつけようとする。この意味の理解がPTGを生み出す土壌となる。

D　ポストトラウマティック・グロースへの経路

ジャノフ－バルマン（Janoff-Bulman, 2006）は、トラウマによる仮説の崩壊からPTGへの変容を遂げるまでの、三つの経路を提示している。第一の経路は、苦悩を経て自己の強さを得るという経路。もがき苦しむことによって自己が鍛えられ、その経験が自信に変わっていく。第二の経路は、意味の喪失を経て、新しい意味や価値が創造されるという経路。トラウマにより、世界には危険が満ちあふれ、運命には抗《あらが》えないことを学ぶが、自分がどう生きるか、そこにはまだ選択の余地が残されていることに気づく。そして、本当に意味があるものに自分の時間と努力を費やし、小さな喜びを享受しながら、愛する人や社会のために自分を捧げるようになる。第三の経路は、仮説の再構築を経て、危機への心理的準備が整えられるという経路。トラウマの衝撃により崩壊した仮説は、より柔軟で多義的な視点を備えた仮説に生まれ変わる。この新しい仮説により、未来に起こりうるトラウマの出来事にも十分に対応する余裕ができる。

このような経路を経たサバイバーは、自らの体験を詩のようにメタフォリックに表現することがある。マイケンバウム（Meichenbaum, 2006）は、トラウマの体験がこれまでの人生をはるかに逸脱する体験であるため、それを正確に描写するための語彙《ごい》が見当たらないからだという。そこで、メタファーに頼りながらトラウマの出来事から感じた自己や人生、世界や未来について語ることになる。

PTGはサバイバー本人の語りとして発せられるものだけでなく、実際に周囲の人から観察できる行動として現れることがある（Tedeschi & Calhoun, 2006）。家族に優しい言葉をかけたり、同じ苦しみに喘《あえ》ぐ人に手を差し伸べたりするように。臨床家は、このような行動で表現されるサバイバーのPTGにも敏感でありたい。まずPTGに気づくこと、そして、それを言葉にすると、さらに、それを強めていくことが求められる（Calhoun & Tedeschi, 1999）。

PTGは、トラウマの出来事からある程度の時間を経てゆっくりと醸成される、と考えるのが自然であるのだが、五つのPTGは、異なる認知プロセスを経て、異なる時期に表出するため、実際にどの時点で現れてもおかしくない（Tedeschi & Calhoun, 2006）。西ら（Nishi et al., 2010）の交通事故サバイバーへの研究が示唆するように、PTSD症状に苦しんでいる最中に、人生への感謝の気持ちを抱いていたり、精神性的変容が生じる可能性もある。そのため、臨床家は常にサバイバーが表現するPTGに注意を払いながら、耳をすませていきたい。

4●サバイバーとともに歩む臨床家

テデスキとカルホーン（Tedeschi & Calhoun, 2004b; 2006）は、サバイバーの先頭に立ち、PTGへと導くリーダーのような臨床家ではなく、サバイバーの傍らに立ち、ともにトラウマの苦難による道を歩むファシリテーターのような臨床家であることを提唱し、それを、エキスパート・コンパニオンと名づけている。臨床家として十分な訓練を受けた身でありながら、謙虚さを持ち合わせていること。サバイバー自らがPTGへと変われるように、内省が進むような雰囲気を作れる臨床家を意味する。ここに、エキスパート・コンパニオンの心得を紹介したい。

PTGは新しい治療法ではなく、あくまで新しい視点の一つにすぎない（Tedeschi & Calhoun, 2006）。そのため、臨床家は、まずトラウマ治療を優先したい。安全を確保し、信頼関係を築き、安心して話ができる環境を整え、心理的な苦悩を和らげることが先決であろう。そこに、PTGの視点を付加することが勧められる。しかし、急性期の段階でPTGへの変容を最終目標に据えることは、望ましくない。なぜならば、サバイバーが求めているものは文字通り、何とか生き残りたい、この苦しみを和らげてほしい、問題を解決してほしいという要求であり、この体験からポジティブに変わりたいと申し出る人はまずいないからである。PTGを取り扱っていくのは、タイミングを慎重に見計らう必要がある。苦しみがいくぶん和らぎ、コーピング行動が機能しはじめたころが適当であろう。ゾエルナーとメルカー（Zoellner & Maercker, 2006）は、臨床の後半3分の1以降を勧めている。

サバイバーの心理的苦悩を和らげることは、臨床家の本来あるべき役割である。しかし、テデスキとカルホーン（Tedeschi & Calhoun, 2006）は、苦悩を「すべて」取り除くことにあまり躍起になる必要はないと述べている。なぜならば、苦悩が認知プロセスの働きを助けるからである。長い目で見た場合に、苦しみが内省を促し、PTGへの変容を含めた意味ある結果につながる可能性があるからだ。また、ある研究では、PTGの変容を遂げた人にも苦悩が残っていることが明らかになっており（Cadell et al., 2003; Salter & Stallard, 2004）、サバイバーの抱える苦しみが完全に癒えることは現実的にあり得ない。そのため、臨床家は、苦悩を完全になくすことを目指すのではなく、プラスとマイナスの双方が同時にサバイバーのなかに共存する、という認識を持っておいたほうがよいと考える。

苦悩とPTGが共存する関係であることが示唆しているように、PTGにはパラドックス的な要素が含まれている（Tedeschi & Calhoun, 2006）。新たな可能性は、一つの扉が閉じたから開くもの。個人の強さは、脆《もろ》く砕け散ったあとに再生した自信から生まれるもの。他者との関係は、人の助けを求めざるを得ない状況に追い込まれて強まるもの。人生への感謝は、自分の身に死の危険が迫って実感するもの。精神性的変容は、人間の力の限界に直面して求めるもの。PTGはこのようなパラドックスから成り立つため、サバイバーの言動が矛盾するとしても、臨床家はその矛盾を受け止められるだけの許容さがほしい。

PTGの言動がまったく見受けられないサバイバーに対して、陳腐なセリフで激励し、無理やりプラスに意識を向けさせることがないよう、臨床家は自らの言動に厳重に注意したい。子どもの喪失体験などの深い悲しみに浸らせる出来事、戦争、テロ、虐殺などの深い憤りを抱かせる出来事を体験したサバイバーは、その体験のおかげでポジティブに変わったと解釈すること自体が、無念の死を遂げた人々に対して無礼であること、あるいは社会的なモラルに反する考え方であると見なすこともありうる。そのため、何が何でもサバイバーをPTGに変えようと気負うべきではない。

すべてのサバイバーがPTGに変容するわけではないことを、心に留めておきたい（Tedeschi & Calhoun, 2006）。気をつけたいことは、PTG概念だけが独り歩きをすると、PTGの言動が見られないサバイバーの受けたトラウマの傷に、塩を塗りかねない危険性があることだ。テデスキとカルホーン（Tedeschi & Calhoun, 2006）は、ことあるたびに注意を喚起している。PTGの変容が見られなかった人を、コーピングに失敗した敗北者として見なさないように。そして、決してトラウマを良かった出来事として肯定視しないようにと。

5●おわりに

「何か良かったことありますか」
「あるわけねぇだろう、このバカ」

筆者がこの愚問から学んだことは、PTGとは、トラウマという暗黒世界にともる灯火のようなものであるということ。大切なのはその光の当て方である。暗闇の中でスポットライトのような強烈な光を照射されると目を開けていられないように、唐突にPTGを突きつけられたサバイバーのなかには、その意味を咀嚼《そしゃく》できないばかりか、不快な気持になり、怒りすらこみ上げてくる人もいるだろう。そのため、ロウソクのようなほのかな火から灯し、少しずつ光を強めていくことが求められる。これは、恐怖を引き起こす状況に、ハードルの低いものから段階的にチャレンジしていく、系統的脱感作法の進め方と類似していないだろうか。

筆者は、この段階的PTG暴露を意識しながら、インタビューの改善に努めてきた。PTGを唐突に尋ねるのではなく、出来事が起こる前、トラウマの出来事、その後の人生を振り返りながら、最後に尋ねるようにした。信頼関係が築けた頃にPTGの質問をすることで、この質問によって受けるショックを和らげるねらいがある（Dunbar et al., 1998）。その尋ね方も、ポジティブな変化を直接的に尋ねるやり方は避け、「出来事から、あなたがどのように変わりましたか」と中立的に尋ねている（Park & Lechner, 2006）。この質問方法には、マイナスか、プラスか、あるいは双方への変化を、相手が選んで回答できるという利点がある。

こうした改善の結果、幸いにも相手の気分を害させることなく調査が進められており、これまで出会ったサバイバーのほぼ全員が、少なくとも一つのポジティブな変容を語っている。筆者は、PTGの語りそのものも重要であるが、それが語られるときの前後の文脈に注意を払うようにしている。PTGがどのような認知プロセスを経て生起されるのか。また、サバイバー自身がPTGをどのようにとらえているのか、それが見え隠れしているからである。そこには、大きな示唆を与えてくれるものがあった。

ある障がいを持つ子どもの母親は、「プラスに思わないとやっていられない」と語った。ポジティブに解釈しようと試みるコーピングのように聞こえるが、その試みのなかに悲痛な現実が含まれていることを教えてくれた。ある頸髄《けいずい》損傷の男性は、「マイナスが99よ」と最後に付け加えた。PTGをもっとも多く回答した一人であったが、それを実感していたとしても苦しい現実には変わりがないこと（Cadell et al., 2003; Salter & Stallard, 2004）、むしろ苦しみのほうが、PTGをはるかに凌駕《りようが》していることを教えてくれた。

筆者が出会ってきたサバイバーの顔が目に浮かぶ。エイズ遺児のために身を捧げつつも、自らの体調に気を使いながら生きるタイのHIV感染者。いのちの大切さを実感しつつも、仲間を助けられなかった罪責感を抱え続けるえひめ丸沈没事故の生還生徒。

彼らの苦悩を見聞きするとき、PTGだけをクリアカットに抜き出すことが容易にはできないと思わされる。彼らの苦しみが、苦悩の現実に寄り添わなければ私たちのPTGに触れる資格がない、と言っているように聞こえるのだ。また、PTGの言動を、ポジティブ変容、プラス成長、何であれ肯定的な言葉で説明することに、抵抗を覚えさせる。そうすることは、彼らの苦しみを軽んじ、ハッピーエンドになるように人生の筋書きを変えてしまう危険性を、はらんでいるように感じるからだ。

そもそも、サバイバーの体験したPTGを、ポジティブ変容という表現の仕方で的確に言い表すことができているのであろうか。宅（二〇一〇）は、成長を、プラスでもないマイナスでもない、別の次元の深まりであると表現している。苦しみを抱えたサバイバーにとっては、ポジティブ変容よりも別次元の深まりのほうが、より受け入れやすいのではないだろうか。サバイバーに受け入れやすいPTGの表現方法は、これからの研究が望まれよう。しかし、それがどのような表現であれ、PTGは伝えづらい概念であることには変わりがない。今、苦しみに喘《あえ》ぐサバイバーにはためらいを、PTGへと超越したサバイバーには無意味さを感じる。世界から核の廃絶を訴える被爆者の姿を見るとき、また、社会に対して声をあげる自死遺族の姿を見るとき、こうした行動をPTG概念の「他者との関係性」、あるいは「新たな可能性」という言葉で説明されることは、いったい何の意味があるのだろうか。サバイバーが望むことは、自らの行為が狭義のPTG概念の枠に当てはめられることではなく、もっと広義の、世界に向けて平和のメッセージを発信し、人類の安寧を望むこと、それに尽きるのではないだろうか。

PTGは伝えないことにしよう。そう心に決めても、筆者は苦悩の最中にある人を前にすると、PTGが口からこぼれそうになるのを、のど元で抑えるのに必死になっている。PTGが、トラウマの暗黒世界にいるサバイバーにとって希望を与える概念である、という期待が拭《ぬぐ》えないからだ。PTGを伝えないにしても、それを何とか実感してほしいと願う。そのためには発想の転換が求められるのではないか。伝えることにより変えるのではなく、伝えずして変わるのを待つという転換である。テデスキとカルホーン（Tedeschi & Calhoun, 2006）が臨床家の謙虚さを強調しているように、ＰＴＧの蘊蓄《うんちく》をたれ専門家ぶる臨床家よりは、それをあえて語らず、サバイバーとともに苦悩の荒野を歩み、いつかＰＴＧにたどり着いたときにともに喜びを分ち合える臨床家でありたい。旅路の末に、もしサバイバーがＰＴＧを言葉や態度で表したならば、臨床家は心の中で小さくガッツポーズをしたい。そして、変革を遂げたサバイバーのために、また、苦悩の旅路によく付き合った自分自身のために、小さな祝杯を挙げるぐらいがちょうどよい。

ある先生がこう助言してくださった。ＰＴＧはサバイバーのためではなく、臨床家のためにあるのではないか。トラウマ臨床に携わる人は、サバイバーの苦しみをもらい受け、自らも疲弊していく。そうしたなかで、サバイバーが語るＰＴＧが、明日も臨床を続けていける力に変わると。

えひめ丸沈没事故の生還生徒の調査に加わったときに、それを強く感じさせられる場面があった。生徒のケアにあたった宇和島保健所や、久留米大学などの関係者の方々は、事故後の戦場のような緊迫した状況にさらされて疲労困憊《こんぱい》することもあったという。事故から5年後、最終調査の日に、元生徒たちが語ったＰＴＧの言葉と感謝の言葉に、関係者の方々の顔に思わず笑みが浮かんだように見えた。緊迫した状況のなかで重ねきてきた苦労が報われたかのような、それは、とても素敵な笑みであった。

サバイバーのトラウマが臨床家にも伝染するように、ＰＴＧも臨床家に伝染する。それをテデスキとカルホーン（Tedeschi et al., 1998）は、代償性ポストトラウマティック・グロース（vicarious PTG）と呼んでいる。臨床家自身の世界観が変わり、日々の生活を大切にしながら、愛する家族のために、尊い世界のために自分を捧げる人もいる。ＰＴＧへと遂げたサバイバーから、トラウマによる苦しみとともにＰＴＧのお裾分けもいただく。これは、トラウマ臨床家にとってのささやかなご褒美であるのかもしれない。

＊＊＊

3月11日、圧倒的な波が人間の営みを容赦なく飲み込んでいった。変り果てた街から聞こえてくる声は、山積した瓦礫《がれき》を前になす術のない無力感、家族を救えなかった罪責感、住まいや仕事など先行きが見えない不安感。このタイミングでPTGを語ることが不謹慎に思えて、私は葛藤している。

しかし、PTGの芽吹きは想像以上に早かったように思える。被災者同士で手を取り合う姿を見て、瓦礫と化した街に残り復興を誓う姿を見て、何気ない日常のありがたさを実感する姿を見て。それは小さいものであるが、被災者のなかにはすでにPTGがあるようにも見受けられる。また、PTGの輪が日本国民の間に急速に広がったのではないか。国民もメディアを通して大きな衝撃と深い無力感を味わった。しかし間もなく、自分にできることを合言葉に、被災者のために行動を起こす人は後を断たない。震災を期に、国民の関心が自分自身のことから被災者のことを思う気持ちに向かったように思える。さらに、PTGの輪は世界へも広まった。今もなお世界からのエールが、反射波のうねりとなって日本に届いてきている。

PTGはそこにあるとしても、まだ、それを語る時期ではないと思った。絶望の淵にいる被災者にとって、それはあまりに現実とかけ離れた虚像として映るではないか。また、先行きの見えない被災者にとって、それは何の解決にもならない無用なものとして映るではないか。PTGはパラドックスからなる。苦悩の深淵のなかで本当に大切なものとの出会いがあるように。しかし今、被災者の抱える苦悩の深さは底が知れず、PTGをPTGとして語れる日はまだまだ先のことであろう。

いつか灯るであろうPTGの灯火。しかし、他者からそれをPTGという言葉で名づけられたとき、その微かな灯火は消え失せてしまうのではないか。その灯火は苦難の体験を通して被災者の心の中に静かに灯るものであり、他者から伝えられるＰＴＧは残酷な言葉の風となって、被災者に灯ったＰＴＧの灯火をかき消すように思える。

今、私にできることは、多くの人と同様に、復興に向けて被災者とともに考え、ともに歩んでいくこと。そして、被災者がＰＴＧを語れる日まで、被災者に思いを馳せてエールを送り続けたい。

（二〇一一年四月十一日）

〈文　献〉

• Cadell, S., Regehr, C., & Hemsworth, D (2003) Factor contributing to posttraumatic growth: A proposed structural equation model. *American Journal of Orthopsychiatry*, **73**, 279-287.
• Calhoun, L. G., Selby, J. W., & Selby, L. E. (1982) The psychological aftermath of suicide: An analysis of current evidence. *Clinical Psychology Review*, **2**, 409-420.
• Calhoun, L. & Tedeschi, R. G. (1999) *Facilitating posttraumatic growth: A clinician's guide*. Mahwah, NJ: Lawrence Erlbaum Associates.
• Davis, C. (2001) The tormented and the transformed: Understanding responses to loss and trauma. In R. A. Neimeyer (Ed.), *Meaning reconstruction and the experience of loss*. Washington DC: American Psychological Association. pp. 137-155.
• Dunbar, H. T., Mueller, C. W., Medina, C., & Wolf, T (1998) Psychological spiritual growth in woman living with HIV. *Social Work*, **43** (2), 144-154.
• Fontana, A. & Rosenheck, R. (1998) Focus on women: Duty-related and sexual stress in the etiology of PTSD among women veterans who seek treatment. *Psychiatric Services*, **49**, 658-662.
• 開　浩一「逆境から得たもの。雲仙普賢岳噴火災害から12年を迎えて――被災地区を事例として」『長崎ウエスレヤン大学　現代社会学部紀要』、一巻一号、二〇〇三年、二一－三〇頁。
• 開　浩一「頸髄損傷者の受傷からの成長の可能性」『長崎ウエスレヤン大学　現代社会学部紀要』三巻一号、二〇〇五年、三五－四五頁。
• 開　浩一「Posttraumatic Growth（外傷後成長）を促すものは何か――変容過程に視点を置いて」『長崎ウエスレヤン大学　現代社会学部紀要』四巻一号、二〇〇六年、七五－八四頁。
• 開　浩一・入江詩子・菅原良子「タイＨＩＶ感染者のPosttraumatic Growth――ＮＧＯ支援がＨＩＶ感染者のPosttraumatic Growthに果たした役割について」『長崎ウエスレヤン大学　地域総合研究所研究紀要』五巻一号、二〇〇七年、七一－七八頁。

- 開　浩一「トラウマからの回復と成長——生徒の言葉から」前田正治・加藤　寛（編著）『生き残るということ——えひめ丸沈没事故とトラウマケア』星和書店、二〇〇八年、二五三 - 二七九頁。
- Janoff-Bulman, R. (1992) *Shattered assumptions: Towards a new psychology of trauma*. New York: Free Press.
- Janoff-Bulman, R (2006) Schema-change perspectives on posttraumatic growth. In L. G. Calhoun & R. G. Tedeschi (Eds.), *Handbook of posttraumatic growth*. Mahwah, NJ: Lawrence Erlbaum Associates. pp. 81-99.
- 窪寺俊之『スピリチュアルケア学序説』三輪書店、二〇〇四年。
- Meichenbaum, D. (2006) Resilience and posttraumatic growth: A constructive narrative perspective. In L. G. Calhoun & Tedeschi R. G. (Eds.), *Handbook of posttraumatic growth*. Mahwah, NJ, Lawrence Erlbaum Associates. pp. 355-367.
- Neimeyer, R. A. (2006) Re-storying loss: Fostering growth in the posttraumatic narrative, In L. G. Calhoun & R. G. Tedeschi (Eds.), *Handbook of posttraumatic growth*. Mahwah, NJ: Lawrence Erlbaum Associates. pp. 68-80.
- Nishi, D., Matsuoka, Y., & Kim, Y. (2010) Posttraumatic growth, posttraumatic stress disorder and resilience of motor vehicle accident survivors. *BioPsychoSocial Medicine*, **4**,7.
- Pargament, K. I., Desai, K. M., & McConnell. K.. M. (2006) Spirituality: A pathway to posttraumatic growth or decline? In L. G. Calhoun & R. G. Tedeschi (Eds.), *Handbook of posttraumatic growth*. Mahwah, NJ: Lawrence Erlbaum Associates. pp. 121-137.
- Park, C. L. & Lechner, S. C. (2006) Measurement issues in assessing growth following stressful life experiences. In L. G. Calhoun & R. G. Tedeschi (Eds.), *Handbook of posttraumatic growth*. Mahwah, NJ: Lawrence Erlbaum Associates. pp. 47-67.
- Salter, E. & Stallard, P. (2004) Posttraumatic growth in child survivors of a road traffic accident. *Journal of Traumatic Stress*, **17**, 335-340.
- Stanton, A. L., Danoff-Burg, S., Sworowski, L. A., Collins, C. A., Branstetter, A., Rodriguez-Hanley, A., Kirk, S. B., & Austenfeld, J. L. (2002) Randomized controlled trial of written emotional expression and benefit finding in breast cancer patients. *Journal of Clinical Oncology*, **20**, 4160-4168.
- 宅　香菜子「がんサバイバーのPosttraumatic Growth」『腫瘍内科——特集／がん患者のサバイバーシップ』科学評論社、五巻二号、二〇一〇年、二一一 - 二一七頁。
- Tedeschi, R. G. & Calhoun, L. G. (1995) *Trauma & transformation: Growing in the aftermath of suffering*. SAGE Publications.
- Tedeschi, R. G. & Calhoun, L. G. (1996) The posttraumatic growth inventory: Measuring the positive legacy of trauma. *Journal of Traumatic Stress*, **9**, 455-471.
- Tedeschi, R. G., Park C. L., & Calhoun, L. G. (1998) *Posttraumatic growth: Positive changes in the aftermath of crisis*. Mahwah, NJ, Lawrence Erlbaum Associates.

- Tedeschi, R. G. & Calhoun, L. G (2004a) Target article: Posttraumatic growth: Conceptual foundations and empirical evidence. *Psychological Inquiry*, **15** (1), 1-18.
- Tedeschi, R. G. & Calhoun, L. G (2004b) *Helping bereaved parents: A clinician's guide*. New York & Hove: Brunner-Routledge.
- Tedeschi, R. G. & Calhoun, L. G (2006) Expert companions: Posttraumatic growth in clinical practice. In L. G. Calhoun & R. G. Tedeschi (Eds.), *Handbook of posttraumatic growth*. Mahwah, NJ: Lawrence Erlbaum Associates. pp. 291-310.
- Zoellner, T. & Maercker, A. (2006) Posttraumatic growth and psychotherapy. In L. G. Calhoun & R. G. Tedeschi (Eds.), *Handbook of posttraumatic growth*. Mahwah, NJ: Lawrence Erlbaum Associates. pp. 334-354.

第5章　衝動性を持つ当事者を対象とした心理教育プログラム

久留米大学医学部精神神経科　大江　美佐里

1●心理教育は疾患によって定義が異なる

精神科の心理社会的治療の領域には、頻繁に使われているのにもかかわらず実際の定義があいまい、もしくは一致しない用語がいくつかある（たとえば、「精神療法」という用語は、医療保険、学派等々によりその姿を変える）。「心理教育」という言葉の定義は、疾患領域ごとに大きな乖離《かいり》が認められる。（もちろん、家族への心理教育と当事者への心理教育では内容が異なることは当然である。本稿は、とくにことわらない限り、当事者への心理教育を対象とする）。

まず、日本の研究者でまとめた統合失調症に関する心理教育のガイドライン（浦田ら、二〇〇四）では、「心理教育は、精神障害やエイズなど受容しにくい問題を持つ人たちに、正しい知識や情報を心理面への十分な配慮をしながら伝え、病気や障害の結果もたらされる諸問題・諸困難に対する対処方法を修得してもらうことによって、主体的な療養生活を営めるよう援助する技法です」とあり、その後の記述では、ＳＳＴのような数カ月単位のプログラムを心理教育に含めている。統合失調症のリハビリテーションを念頭に置いて心理教育を実践している方々には、大変しっくりくる定義であろう。こうした事情は日本だけのものではなく、たとえば、２００８年にドイツのグループが書いた総説（Rummel-Kluge & Kissling, 2008）の冒頭には、「心理教育——非薬物治療手段のひとつ」と、治療手段であることが明記されている。ＳＳＴや自立生活技能モジュールは、認知行動療法の技法を用いていることは周知の事実だが、そうした側面はとくに強調されない。

しかし一方で、「心理教育は疾患情報の提供である」とする考え方も他疾患領域にはある。たとえば、ウェズリーら（Wessely et al., 2008）は、心理教育と心理的治療の区分の難しさに言及しつつも、心理教育は情報提供であるとする立場をとって、心理教育の有効性について論じている。実際的にも、トラウマの認知行動療法プログラムでは、心理教育は第1章のタイトルであるにすぎず、内容は疾患や治療の概略説明のみである（たとえば、Mueser et al., 2008）。アメリカのグループによる境界性パーソナリティ障害に関する心理教育の効果研究（Zanarini & Frankenburg, 2008）では、心理教育セッションの内容として、「病因、現象学、併存疾患、治療の選択肢、長期予後」を挙げている。つまり、対処方法の修得は、心理教育に含まれないという立場をとっている。

本稿は、自殺企図行動・リストカットといった衝動行為を行う当事者を対象とした心理教育テキスト、題して『衝動のしくみ』（巻末資料2に掲載）を紹介する。著者の指す「心理教育」は前者、つまりリハビリテーションの視点を基礎としたもので、とくに、「病気や障害の結果もたらされる諸問題・諸困難に対する対処方法を修得してもらう」ことを目標としている。逆に、後者で想定されている「疾患情報」の記載はほとんどない。特定の疾患を取り扱わず、ある症状や問題行動に焦点を当てたアプローチである。同様の観点で編まれた冊子には、幻声を対象とした『正体不明の声』（原田、二〇〇二）がある。私たちの作成した『衝動のしくみ』は、『正体不明の声』の衝動行為版、といっても過言ではない。

本稿の導入部分に本来必要であるかもしれないトラウマと衝動行為との関連そのものについては、「トラウマ」や「トラウマ関連症状」の定義から論を立てるべきであり、とうてい本稿の任に堪えるものではないので割愛する。

2● 『衝動のしくみ』テキストを作成した経緯

本稿では、テキストの全文が巻末に掲載されることを踏まえ、ここから先は、『衝動のしくみ』テキストをいかに用いて心理教育を行うか、ということを具体的に論じていく。記述にあたっては、テキストを見ながら読んでもらうことを前提とする。また、一部既出論文（原田、一九九九）との内容重複をなるべく避ける意図を持っているので、既出論文も併せて参考にしていただきたい。とくに、本稿では、症例呈示およびアプローチ全体に関する考察を割愛していることをおことわりする。一方、以前個人的に配布したテキスト使用に関するマニュアルを再掲載し、より実用的なものとした。

まず、このテキストがどのような背景で作成されたかを説明する。なぜなら、心理教育のあり方は、治療構造によって大きく変わりうるからである。

久留米大学病院精神科病棟は、急性期治療病棟であることと、1980年代後半から続く当事者心理教育の基盤を持つことの2点に、大きな特徴がある（**表5-1**）。そして、大学病院であるから、当然研修医の教育を行う必要もある。研修医が担当医となって治療する場合、専門的知識を持つ上級医がバックアップすることが保証されているからこそ、当事者、研修医、そしてコメディカルスタッフも、安心して診療に取り組むことができる。

表 5-1　久留米大学における当事者心理教育のあゆみ

歴史・トピック	対象（場所）
創始期 （1989 年頃から）	統合失調症（デイケア、病棟）
急性期治療病棟への対応 （2000 年頃から）	うつ病（病棟） 退院準備・症状自己管理（病棟）
テーマの拡大・応用 （2000 年頃から）	アンチ・スティグマ（デイケア） トラウマ関連疾患（外来、カウンセリングセンター） リカバリー（デイケア） 男女別（性機能・恋愛結婚）（デイケア） ウェルネス・プログラム（デイケア）

これはどの科でも同様である。そして、参照可能な指針があれば、ますます安心である。逆をいえば、何ら参照する指針がなく、上級医に尋ねても当を得ない場合、治療における不安要素はより高まる。天気予報でたとえれば、「晴れ時に曇り、ところによりにわか雨か雷雨。日が照れば暑いが、日がかげれば寒い」という予報であっても、天気予報という情報自体が得られない、という事態とは安心感がまったく異なる。

『衝動のしくみ』テキストは、精神科専門医レベルではなくても、衝動行為を行う当事者と向き合うきっかけをつくることができる、ということを到達目標とした。研修医が途方に暮れバーンアウトするという現実が、その背景には存在した。症状に対して途方に暮れ、何か第一歩を踏み出したいという点では研修医も当事者も同じ立ち位置にいるので、その両者に話しかけることを意識して記載した。作成時の具体的工夫については後述する。

3●『衝動のしくみ』テキストを用いた心理教育の実際と治療者・当事者の評価

A　マニュアル再掲

以前筆者が作成したメモの細部を改変して再掲載する。文末が「です・ます」調になっていること、内容の重複等が認められるが、テキスト解説の重要な要素であると考え、そのままとした。

(1) どんなときに、どんな人に使う？

『衝動のしくみ』は、衝動的に生じる行動の理解と対処を目指しています。以下のような方を主な対象と考えて作成しました。①リストカットや過量服薬を繰り返す、②過食嘔吐をしてしまう、③周囲に暴力的な発言をしてしまう、④解離が生じる。診断される疾患名としては、適応障害、解離性障害、社会不安障害、摂食障害、パーソナリティ障害、アスペルガー障害などです。軽度の知的障害があっても、テキストを読むことができるなら、利用可能です（漢字にはルビがふってあります）。

このテキストは、入院直後などの急性期には使わないでください。入院治療の場合、薬物療法などである程度症状が落ち着き、言葉による話し合いが可能になってから使用してください。

心理教育テキストとして、個人でも集団でも使えるようになっています。ただし、集団療法として使用する場合には、集団療法そのものにある程度慣れた方が最低1名は入るようにしてください。テキストの記載内容を直面化することになりますから、心理的動揺が認められることがあります。初心者だけでは対処が難しいかもしれません。逆に、経験豊富なスタッフが行う場合、適応疾患が統合失調症や強迫性障害など、より重い事例でも、対象者を選べば実行可能です。このテキストを集団心理教育プログラムとして使用する場合、4セッションとするのが基本です。ただし、理解の程度によって変更は自由に行えます。

このテキストは、対象者に「問題行動を起こす人」というレッテルを貼るものではありません。むしろ、衝動にかられて行動を起こす前の感情の動きに共感しようとするものです。「あなたは〇〇をやってしまう人だからこのテキストね」という口調にならないように注意をしてください。「あなたが苦しい思いをしてきたことを理解するのに、このテキストがきっと役立つ」と願いを込めてテキストを勧めてください。

（2）講義のポイント

a　導入部

衝動行為に至るその一歩手前の気持ちを、このテキストでは「いらいら」と名付けました。でもこれは、「落ち込み」など、各個人で表現する言葉が違うはずです。ですから、「あなたなら『いらいら』という言葉は何になりますか」と質問して、はっきりさせておきましょう。

b　どんなとき「いらいら」する？

衝動行為は穏やかな気分のときに突如として生じるものではない、というのがこのテキストでの仮説です。テキストではいらいらする状況について漠然と記載していますが、可能であれば、いらいらする場面を具体的に聞けるとよいでしょう。集団でやっているときにはあまりに具体的な内容は聞きづらいかと思いますので、その際には、講義者が例を出してもよいでしょう（たとえば、お母さんに話を聞いてもらおうとして母の職場に電話をしたら、など）。

c 「いらいら」がこんな行動に……

ここは時間をかけるべき項目です。まず、「きけんな行動」と名付けてはいますが、あくまで、自分の健康が守れない、という意味であることを強調してください。対象者は、「私は社会に受け入れられない、何のために生きているのか」と考えている傾向が強いので、社会や他者に危険と思われることに敏感です。それを刺激しないようにします。「自己破壊行動」と呼ぶ文献もありますが、破壊という文字よりは危険のほうがよいと考え、このテキストでは「きけんな行動」を採択しました。行動の具体的な内容は、集団では隠したい方もいると思いますので、あまり個別に回答させずに進みます。

「悪循環」の図（286頁、図1参照）のスタートは、「落ち込み……」です。そこから右回りに説明します。板書して、丁寧に、丁寧に、丁寧に説明して理解してもらってください。「人との距離をはかるのが苦手」というのが脇に添えてあります。これは、対象者のほとんどが同意するもともとの本人の特徴、という意味で悪循環には入れていません。「悩みごと」が最初に存在する場合もありますが、そもそものスタート地点を明確に覚えていない方が多いので（だから悪循環にはまる）、これは省略しています。原田（一九九九）の原図は、境界性パーソナリティ障害の方向け心理教育のために作られたもので、若干説明の意図が異なりますので、改変をしています。この図は大切ですから、次の回でも復習してもらうようにしてください。

d いらいらのしくみ

脳の構造から解説をしています。衝動性をつかさどるところと、冷静さをつかさどるところがあるだろう、という仮説に基づいていますが、どちらかというと本人の責任ではなくて、「脳の衝動性が『きけんな行動』を起こす」という外在化の目的でこの項目を作っています。ですから、脳構造の詳細などは省略し、テキスト添付の図（284頁、図2参照）で概要がわかればよいでしょう。薬物療法の説明につなげるには役立つ項目です。

e　薬による治療

このテキストでは、メジャートランキライザーを、「強力精神安定薬」と表記しました。「抗精神病薬」という単語に過敏に反応する方がいることに配慮しています。近年発売されているメジャートランキライザーのほとんどは、日本では統合失調症の適応しかありません。しかし、海外ではそれ以外の疾患にも適応が認められています。このテキストは特定の疾患を対象としていませんから、あくまでも、状態像に対して薬が処方されている、と説明するのが無難でしょう。講義では、前述の原田の図をもう一度板書して、ショックから危険な行動に移るところを薬物が止める働きがある、と書き込んで説明してください。選択的セロトニン再取り込み阻害薬は、「落ち込み……」のところを抑える、と書き込みをしてください。気分安定薬・強力精神安定薬は、「ショック」から「危険な行動」にいく過程を抑える、と説明します。処方内容については個人差が大きいと思われますので、集団のときには、「このテキストの記載はあくまで一般論である」と前置きをしてください。抗不安薬については、エチゾラムなど常用量依存・過量服薬が問題となる場合が多いので、参加者のなかに該当者がいれば、話し合うのがよいです。薬の副作用や服用することの不安など、テキストで説明を省略している内容についても、質問を受けつけるかたちでゆっくり時間を取ることをお勧めします。もし、薬物の知識が不十分なスタッフだけでプログラムを行う場合には、後日主治医や薬剤師に回答していただくか、あるいはもう1回別のセッションを持って、医師・薬剤師の方に参加していただくのがよいでしょう。

f　面接による治療

精神療法的なアプローチについて取り扱う項目です。この項目については、講義開始前にスタッフで読み合わせをしてください。講義をする治療者が、この内容を理解していることが大事です。テキストの棒読みにならないように注意してください。参加者によって、この内容のうちどこを強調するかが異なるかもしれません。

g　いらいらとつきあう

そもそも衝動行為に対処行動の要素がある、ということを神田橋（二〇〇九）が述べています。ですから、ここで紹介した対処行動の一部は、「プチ衝動行為」の側面を持っています（たとえば、新聞をびりびりと破るということ）。プチなら許されるのです。ですが、何がプチで何が本物かを識別する能力が問われます。集団で行うときには、一般的なリラクゼーション（呼吸法など）を、実際に皆でやってみるのをお勧めします。10分くらい取ってもいいでしょう。ここに挙げたような対処行動は、意外に皆さん一度はやっているものです。入院するほど具合が悪いときにはどんな対処行動をとってもうまくいかないことがあるので、「何をやってもうまくいかない」と発言される方もいますが、退院に近い時点では、ストレス対処能力は向上していることがありますから、以前やってうまくいっていた対処行動を思い出してもらうことは、有効だと考えます。

h　自分の気持ちを冷静に伝える方法

最後に、今後の病棟生活に役立つであろうと思われる、「自分の思いを言葉で伝える」ことを持ってきました。自分の感情の揺れを言葉で適切に表現することができれば、衝動性は低下すると考えられます。しかしこれは、当事者のほとんどが苦手とする項目です。「言いたいけど言えない」「言うのがこわい」「言わなくてもわかってほしい」などがあります。入院治療の場合、社会生活を送っているときには家族や職場同僚、上司との対人関係で問題になることが、病棟ではスタッフや周囲とのやりとりに集約されます。ですから、この項目を練習することでまず病棟スタッフとのやりとりを改善し、さらに他の対人関係の改善につながる、ということを期待したいところです。この項目では、集団であっても個人であっても、具体的な場面を設定したロールプレイを行うことをお勧めします。

B　マニュアルの補足――担当医からのフィードバックをもとに

このテキストとマニュアルを実際に用いた担当医（精神科研修医）に使用しての感想を尋ねた。そのなかで、マニュアルの補足として役立ちそうな項目を取り上げる。

（1）心の準備

「テキストに書いてあることを読むだけでは実践しにくい部分もあるので、治療者側もストーリーの展開を用意しておく必要がある」「治療者側のモチベーションを保っておく必要がある」という感想を得た。また、それまでとても〝おとなしかった〟当事者が、親に〝自己主張〟するようになり、親も治療者もびっくりして、そのときはどうしていいかわからなかったという例もあった。治療経験がある程度あれば、当事者の自己主張が妥当なものか、もしくは衝動行為の一類型として現れたかの区別はつくし、そのようなストーリー展開になる可能性があることも、心理教育を行っているあいだに察しがつくこともある。研修医は自分の指導医のみならず、コメディカルにもこのテキストを使用していることを知らせておけば、困ったときの相談にのってもらえるのではないかと考える。

「治療者側のモチベーション」というのはどういうことか、と当の研修医に尋ねると、「予習復習をする時間を持ち、どのタイミングで何を言うかなど、考えておかねばならない。この心理教育を大事なものだと思っていないと、雑事に追われてしまい、心理教育自体うまくいかなくなってしまう」と答えた（と記憶している）。この点については、個人心理教育よりも、集団プログラムで行ったほうが、治療が構造化されて個々人の負担も減ることが予想される。

(2) 使用時期

「テキストを眺めることで考え込んでしまう場合もある」「使用するタイミングが重要だと思う」という報告があった。マニュアルにも記載したとおり、症状の激しい時期(入院治療では、入院初期にあたる)は、導入を見送るべきである。「テキストを眺めて考え込んでいる」という表現は、「なるほど、とあいづちを打つ」ことの逆として呈示されているようだ。しかし、あいづちを打っているからといって理解が深いとは限らないのは、日常生活も治療環境も同様であり、考え込んでいるというのは「考えている」ということであるので、プログラムの使用そのものを話題にする時期としては適している、ともいえる。ここで、治療者が独り善がりでプログラムを中止したり、逆に無理に強行するのではなく、タイミングやテンポについて当事者と話し合う機会を持つことが、治療的にはたらく。

(3) 面接の話題提供としての効用

「病歴が緊張感を高めずに聴取できた」「友人と話していないことがテキストを通じて明らかになった」「治療者への怒り・イライラを話題に挙げやすくなる」といった感想が聞かれた。これらは、テキストの副産物といってもよい。どんなことを治療者側が想定しているのか、ということを当事者がイメージしやすくなること、そして治療者側も何を質問したらいいのかをテキストを通じて学ぶことで、面接がより豊かなものになったケースもあった。

C　当事者の感想

系統だった評価調査は行っていないので、参考までに、当事者の感想（「役立った点」と「改善点」の2項目、順不同）を示す。役立った点は、①自分の気持ちを冷静に伝える方法がわかった、②自分自身に当てはまる点が簡単な表現で記載されていた、③悪循環の図がとてもよかった、④イライラしたときの対処法がわかってよかった。

改善点は、①家族用テキストがほしい、②対処行動、自分の気持ちを伝える方法のところで、もっと例を多くしてほしい、③Aさんはこうしてよくなった、といった具体例を出してほしい、④薬のことは具体的に商品名を入れないとわからない、であった。

最後に挙げられている「薬の商品名」については、後発品の問題など医療者側の事情があり、当事者のニーズに直接応えることは難しい。しかし、これは担当医がテキストに商品名を記入するなどすればよいわけであるから、別途「わたしの処方薬はこれ！」という欄を作り、書き込めばよい。

4●心理教育テキスト作成・実践のヒント

最後に、今回紹介したような心理教育テキストの作成および実践にあたってのヒントを簡潔に示したい。なぜなら、当事者・家族のニーズや治療者側の構造に合わせて、読者にはテキストを積極的に改変、あるいは新規作成していただきたいからである。まず、文字は大きくし、字体は親しみが持てる丸ゴシックなどを用い、ルビをふる。そして、文章は翻訳調を避け（この点で著者は、当事者向けの翻訳本をそのまま用いることには反対である）、他文献からの引用も可能な限り行わず、あくまで「自分の言葉」を使って書く。書いていて自信のない内容については、無理に調べて書き加えず、自分の知っている範囲で書く（もちろん、覚え間違いなどを訂正するのはかまわない）。書き言葉なので方言の使用は簡単ではないが、プログラム内では積極的に方言を使って話すのはどうか（筆者の現在所属するドイツ語圏スイスの大学病院では、電話を用いたアンケート調査の際、方言ともいうべきスイスドイツ語を使って語りかけるようにシナリオを作成した。書き言葉のドイツ語のままで台詞を述べることは、スイスでは威圧的に感じられるのだそうだ）。付け焼き刃で方言を学ぶ必要はなく、「自分の言葉」で話せばよいのだが、土地の言葉を使ったキャッチフレーズを考えると受け入れられやすいかもしれない。イラストや写真は、内容が適切であれば豊富に使用する。そして、可能であれば原案は一人で書いて一貫性を確保し、その後複数のスタッフが内容をチェックするとよい。分量はやや少なめが日本の事情に合うのではないかと思っている。

〈文　献〉

・原田誠一「境界性人格障害の治療導入期の1技法――患者・家族の心理教育用の「境界性人格障害の病態モデル図」の紹介」『臨床精神医学』二八巻、一九九九年、一三五一－一三五六頁。

・原田誠一『正体不明の声――対処するための10のエッセンス』アルタ出版、二〇〇二年。

・神田橋條治『精神科養生のコツ（改訂）』岩崎学術出版社、二〇〇九年。

・Mueser, K. T., Rosenberg, S. D., Xie, H., Jankowski, M. K., Bolton, E. E., Lu, W., Hamblen, J. L., Rosenbergm, H. J., McHugo, G. J., & Wolfe, R. (2008) A randomized controlled trial of cognitive behavioral treatment for posttraumatic stress disorder in severe mental illness. *Journal of Consulting and Clinical Pszchology*, **76**, 259-271.

・大江美佐里・森田武宏・向野美智子・佐藤　守・松岡稔昌・小路純央「非精神病性の衝動行為に対する心理教育的アプローチ」『臨床

精神医学』三八巻、二〇〇九年、一三一五－一三二一頁。
・Rummel-Kluge, C. & Kissling, W. (2008) Psychoeducation in schizophrenia: New developments and approaches in the field. *Current Opinion in Psychiatry*, **21**, 168-172.
・浦田重治郎ほか「心理教育を中心とした心理社会的援助プログラムガイドライン（暫定版）」厚生労働省精神・神経疾患研究委託費13指2　統合失調症の治療およびリハビリテーションのガイドライン作成とその実証的研究成果報告書（主任研究者：浦田重治郎）、心理社会的介入共同研究班、二〇〇四年。
・Wessely, S., Bryant, R. A., Greenberg, N., Earnshaw, M., Sharpley, J., & Hughes, J. H. (2008) Does psychoeducation help prevent post traumatic psychological distress? *Psychiatry*, **71**, 287-302.
・Zanarini, M. C. & Frankenburg, F. R. (2008) A preliminary, randomized trial of psychoeducation for women with borderline personality disorder. *Journal of Personal Disorders*, **22**, 284-290.

第II部

各　論

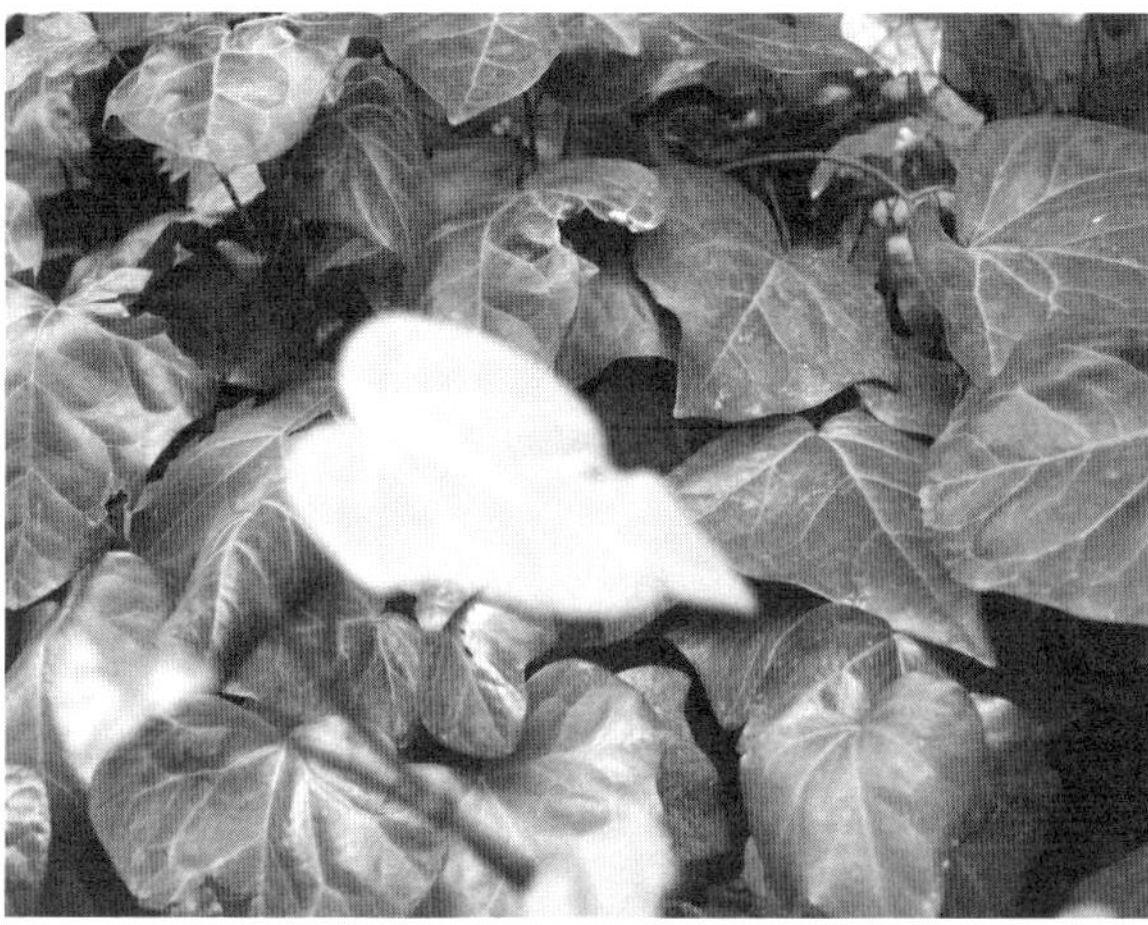

第6章　トラウマ例に対するサイコセラピーと心理教育

久留米大学医学部神経精神医学講座　前田正治

1●はじめに——トラウマ・ストーリーと治療者の構え

病院やクリニックなどの医療機関では、様々なトラウマ[*1]を抱えた患者と出会う。最初からトラウマを抱えていることが明らかな場合もあれば、治療開始後、相当の時間が経過してはじめて、深刻なトラウマがあることが判明することもあるだろう。また、そのトラウマ体験をどのように患者やクライエントが語るのか、その語り方も様々であれば、治療者側の受け取り方もまた様々である。

＊1　しばしば言われることではあるが、トラウマという言葉は、多義的であいまいである。トラウマ体験内容を指すこともあれば、トラウマとして体験したことを一体として指すこともある。いわば、動詞的名詞のような使い方である。また、トラウマ内容の定義も様々であるが、心理教育などでは、医学的診断基準としてのトラウマ体験内容（たとえば、DSM定義によるA基準）と、治療の文脈で用いるトラウマ性ストレスの定義は区別して用いたほうがよいだろう。

多くの場合、患者によるトラウマ体験の表出の仕方、その患者から表出されたトラウマ体験への治療者側の構えによって、治療の行方は大きく変わることだろう。たとえば、患者が大いなる苦悩感を持って語る場合と、まるで人ごとのように語る場合、さらにはことさら仰々しく語っているように見える場合とでは、治療者側の受け止め、あるいは構えは大きく異なる。

そもそも治療者の側には、患者の語るトラウマ内容を吟味することの前に、患者やクライエントがトラウマ体験を語ること、それ自体に対する構えがある。すなわち、どのようなトラウマを受けたかということの同定や査定の前に、「なぜ（患者は）トラウマを語ったか」に対する構えがあるのである。多くの治療者は、患者から語られたトラウマが治療の文脈を大きく変化させ、治療関係自体をも揺るがせてしまうことに気づいているし、用心深くもなっている。（患者が語ったトラウマ内容は）治療で取り扱うことができるだろうか、患者は何を要求しているのだろうか、やっかいなことになりはしないだろうか、等々。

たとえば、次のような入院事例を考えてみよう。青年期の女性で重度の抑うつと強迫症状で悩み、両親とともに来院した。彼女は「血」が身体に付着することを極端に嫌がり、拒食的となり、やがて体重減少のために無月経となってしまう。抗うつ薬治療とともにサイコセラピーを行っていた最中、患者は実兄からの長期間にわたる性虐待を告白した。

このような事例は、精神科臨床ではそれほど珍しいことではない。もし、この患者がトラウマ歴をずっと語らなければ、精神病性の不安を持つ重度強迫性障害の患者として、いわばある種の自己完結的問題を有する患者として取り扱われたかもしれない。しかし、このトラウマ歴が語られたことで、別の文脈での治療の展開が考えられる。治療という川の流れに、大きな石が投じられたようなものである。この患者のトラウマをどのようにとらえるか、治療者の構えによって治療の行方も大きく変わるし、当然心理教育のあり方も変わってくる。性虐待歴に焦点を当て、それが患者の現在にどのような影響を与えたかを仔細に吟味するべきか、患者の語る虐待歴はパンドラの箱のようなもので開けるべきでないのか、あるいは患者の語る記憶そのものが偽りかもしれないと疑ってかかるべきか。

本章では、このように深刻なトラウマ歴を語る患者に相対した場合、サイコセラピーのなかでそれをどう取り扱っていくべきか、とくに心理教育はどのように行われるのか、あるいはどのように行われるべきか、臨床上の類型化とともに事例を交えて考えてみたい。

少し話をわかりやすくするために、トラウマ歴を語る患者に対する治療的構えを、大きく四つに分類する。まずは、トラウマを重視するか、あるいは重視しないかという構えに分けることができる。トラウマ重視の構えの極端な一端は、すべてそのトラウマに患者やクライエントの有する病理的問題の根本因があるとする考えであるけれども、多くの臨床家はそのような極端な構えをとらないかもしれない。しかし、程度の差こそあれ、患者の述べるトラウマ体験を重視して心理教育を行う場合を考えてみる。このトラウマ重視の構えも、さらに二つに分けることができるだろう。一つは、患者やクライエントの問題にトラウマ体験が主要な役割を果たしているとして、その問題を治療の俎上《そじょう》で正面から解決しようとする立場、根治的とでもいいうる立場である。この立場で行う心理教育を、ここでは「トラウマ重視・根治型（対決型）心理教育」と名づけておく。一方、同じトラウマ重視といえども、問題の根治的解決を目指さず、それをある種の障害、慢性的問題として受容していこうとする立場である。ここでは、そのような立場に立って行う心理教育を、「トラウマ重視・障害受容型（折り合い型）心理教育」と名づける。そして、トラウマ重視の立場に立ったとしても、根治的立場と障害受容的立場ではずいぶんと対応が変わってくることだろう。前者に立てば、トラウマに焦点化された治療を目指すこととなるし、それはトラウマ症状と闘うという姿勢を強化することになる。一方、後者に立てば、統合失調症や慢性の気分障害なども同様、リハビリテーション的アプローチを重視することになるだろう。

一方で、トラウマ歴を重視しない治療者の構え、あるいは立場もある。これもまた二つに分けることができる。一つは積極的にトラウマ外の問題を重視するという立場で、性格やパーソナリティ、あるいは内因的問題に焦点を当てることが多いだろう。*2 もちろん、この立場にたつということは、畢竟《ひっきょう》PTSD診断は採用しない、否定するということになる。ここでは、この立場に立って行う心理教育を、「トラウマ非重視型心理教育」と名づける。トラウマ歴を重視しない立場のもう一つは、このトラウマ歴に関する評価はせず、いわばこの問題を先送りにして治療を進める立場であり、ここでは「トラウマ不問型心理教育」と名づけることにする。

以下に、この四つのタイプの治療者の構え、立場に立った心理教育について、それぞれ詳しく述べてみたい。

---

*2　PTSDのモデルとしてしばしば用いられるのが、ストレス脆弱性モデルである。トラウマ体験の内容にもよるが、同じトラウマ性ストレスに遭遇しても皆がPTSDを発症するわけではない。レジリエンス（回復力）といってもいいし、ストレス耐性といってもいいだろうが、個人に備わった脆弱性は考えなければならない。ただ、治療者も患者もしばしば「自分が悪いのか、あの事件（事故）が悪いのか」といった性格の問題vsトラウマという単純な2項対立に陥りやすいことが問題である。実際には、第1章で述べたように、PTSD発症を規定するのは、トラウマ受傷時の状況やその後のサポートシステムの有無、経済的問題など数多くの因子があり、多元的である。

2●四つのタイプの心理教育

A　トラウマ重視・根治型（対決型）心理教育

このタイプの心理教育は、トラウマ内容を重視し、かつそのトラウマ症状の源となっている外傷記憶の影響を、極力除去することを目的とした治療の際に行う。直接、記憶内容を取り扱うことが多い。たとえば、長期間曝露法（Prolonged exposure: PE）や、眼球運動脱感作療法（Eye Movement Desensitization and Reprocessing: EMDR）、覆いを取ること（uncovering）を目指したある種の力動的精神療法などを念頭に置いて行う心理教育である。トラウマに焦点化された治療（trauma-focused therapy）の際の心理教育、と考えてもよい。ここでは対決型と名づけたが、実際にはかなりサポーティブに行われることを旨としている。心理教育のあり方は、次の二つのコンポーネント（aおよびb）から成り立つだろう。

（a）「①あなたの精神的な状態に大きな影響を与え、かつ症状を生み出している主な原因は、貴方を襲ったトラウマです。②このトラウマはあなたに記憶にまつわる種々の苦しみを与え、そしてあなたの生活の送り方やあなたの考え方にも大きな影響を与えます。③これは異常な事態に遭遇した際の、正常な人間の反応といえます」

（b）「そして、このトラウマの影響を少しでも和らげるためには、あなたの心に深く根を生やしている外傷記憶と対峙《たいじ》しなければなりません。すなわち、あなたを苦しめる記憶に立ち向かう必要があります。

そして、あなたにはその力があります。私（私たち）は、治療というかたちでそれを支援します」

この（a）（b）、二つのコンポーネントは、ここではともに大きく簡略化して表現している。実際にはずっと時間をかけて教示され、患者の理解を促すことになる。[*3]仔細に見ると、コンポーネント（a）は、さらに三つの部分からなっている。まず、①患者が苦しんでいる症状の主因をトラウマであると同定し、それを伝えること。これは、コンポーネント（a）のもっとも重要な柱である。

続いて、②外傷性の記憶は様々な症状や苦悩を患者にもたらしているといった、PTSD症状の構造をわかりやすく提示する。心理教育を行うとすぐに気づくことだが、PTSD概念は、統合失調症やうつ病、あるいは強迫障害などに比べると、疾病モデルとしてはわかりやすい。外力によって生体に引き起こされる、まさに骨折のような直線的因果律で説明できるモデルである。また、生物学的因子について強調して説明し、PTSDモデルの外在化を図ることも有用である（たとえば、第2章で述べたように、海馬系、扁桃体系記憶システムや内分泌系システムの失調について、わかりやすく説明することなど）。

最後は、③異常な事態に遭遇した場合、誰でもこのような反応が引き起こされる、すなわち、その人が格別にトラウマに脆弱《ぜいじゃく》であるとか、心や精神力が弱いとかいうわけではないという説示である。ノーマライゼーション[*4]ともいわれる、PTSDの心理教育の際に伝えるべき重要かつ不可欠なテーマである。患者の多くは自分が弱

＊3　われわれの施設（久留米大学病院）では、PTSDに関連した心理教育を行う際には、リーフレットを手渡すようにしている。患者はしばしば解離症状を有していて、口頭で伝えても記憶として残らないことも多いからである（われわれが用いているリーフレットは、巻末資料1として掲載している）。また、心理教育の時間も、数時間をかけることも少なくない。過去の事件や事故時のデータを示すなど、可能な限り具体的なエビデンスを示して教示するし、パワーポイントなどの視覚的媒介を積極的に用いている。

いからこれほど苦しんでいると思っているので、このようなノーマライゼーションに基づいた心理教育は有用である。ただし、臨床において金科玉条のように使われるべき教示ではない。臨床経験からも、あるいは様々な研究結果からも、トラウマ歴等も含めて何らかの脆弱性《ぜいじゃくせい》が個人に存在することは少なくない（第1章を参照されたい）。治療の進展によっては、この脆弱性についても取り扱われることがあるかもしれない。この点については、後に詳しく考えてみる。

さて、コンポーネント（b）であるが、これは技法によって様々な伝え方がある。ただ、多かれ少なかれ、トラウマ記憶に立ち向かうという姿勢は重視される。たとえば、「外傷性記憶がいくら生々しくても、それは幻のようなものである。ある種の錯覚であって現実のトラウマではないのだから、勇気を持って向かい合おう。記憶そのものはあなたを決して傷つけません」。このような内容の教示が行われる。このような教示は、実はトラウマを重視して治療を進めていく場合には、避けては通れないものである。たしかに、後述の「折り合い型」のように直接外傷記憶を取り扱わない治療における心理教育では、対決するという姿勢は重視されない。しかし、それでも患者やクライエントは、外傷記憶から日々挑まれ脅かされている。外傷記憶と対峙《たいじ》していく限り、ニュアンスの差こそあれこのような対決型の心理教育は必要となることが多い。

最後に、このコンポーネント（b）で大切なことは、「あなたにその力が備わっている」ことを強調することである。そのような回復力があるからこそ、治療が進展するのである。換言すればレジリエンス（病への反発力、

＊4　ここでいうノーマライゼーションとは、社会福祉論でいうところのそれとは違う。ＰＴＳＤ概念の根幹をなす理念は、トラウマ体験の強度が強ければ強いほどＰＴＳＤは発症しやすくなる、という量依存的な関係である。換言すれば、トラウマ体験内容によっては、誰もがＰＴＳＤに罹患しうるということである。このことを被災者や被害者に伝えることが、トラウマ支援や治療の場でいう「ノーマライゼーション」の考えである。

ばね）の強調である。外傷記憶に打ちのめされ、無力感に陥っている患者は少なくない。したがって、まずは自信の回復が必要であるし、このようなエンパワーメントを目指した心理教育は何よりも大切である。

B　トラウマ重視・障害受容型（折り合い型）心理教育

トラウマ内容を重視するが、外傷記憶を直接扱うことは避け、生活の質の向上を目指そうというような治療の際に行う心理教育である。精神科リハビリテーション的発想が重要となるので[*5]、障害受容型、あるいは折り合い型と名づけたが、このタイプの心理教育もまたしばしばトラウマ臨床では行われる。とくに、トラウマ体験が深刻でPTSD等の精神症状が強く遷延化している患者や、監禁や虐待など反復するトラウマを受けた、いわゆる複雑性PTSD[*6]患者には有用である。これも対決型と同じく、二つのコンポーネントからなる。

＊5　PTSD臨床において、このリハビリテーション的発想の重要性は、ベトナム戦争帰還兵の治療において強く認識された。後述するように、PTSDはうつ病や薬物依存など、併存疾患や二次障害が多いことが大きな特徴である。多くの帰還兵は慢性的な精神症状に苦しみ、職を失い、家庭を失い、住居や経済的基盤も失ってしまった。医療だけでは到底対応できず、むしろソーシャルワーク的支援が非常に重要となった。災害や犯罪の被害者・被災者のケアもそうであるが、PTSD臨床においてリハビリテーション的発想は非常に重要で、心理教育でも当然重視される。

＊6　複雑性PTSDは、ハーマン（Herman, 1997）が提言した概念である。DVや虐待、監禁などの慢性的反復性のトラウマ体験を受け続けた結果出現する症状は、災害などの単回性PTSDに認められるような典型的PTSDとは随分と異なる。外傷記憶の発露の仕方も違うのであるが、過度の自責感、慢性の抑うつ、復讐への没頭といった、非現実的かつ非適応的な認知傾向が見られるようになる。症状として外在化することが難しく、それが人格の問題なのかどうかといった議論が臨床現場ではしばしば見られる。たとえば、境界例との異同は問題となることが多い。PTSD症状は一般に自我違和的（ego-alien）であり、それがために症状として標的化しやすいのであるが、複雑性PTSDは、むしろ自我親和的（ego-syntonic）ですらあるため、治療の土俵に乗せるのが難しい。したがって、実際には心理教育的アプローチが非常に難しい場合がままある。また、現在DSM-Ⅳの診断基準には認められていない概念でもある。

（a）「①あなたの精神的な状態に大きな影響を与え，かつ症状を生み出している主な原因は，貴方を襲ったトラウマです。②このトラウマはあなたに記憶にまつわる種々の苦しみを与え，そしてあなたの生活の送り方やあなたの考え方にも大きな影響を与えます。③これは異常な事態に遭遇した際の，正常な人間の反応といえます」

（c）「一方で，あなたを苦しめているトラウマ症状はなかなか消えていくものではありません。どうやってこの症状とうまく付き合っていくべきか，一緒に考えていきましょう。焦りは禁物です。あなたにトラウマ症状があってもなお，あなたには多くの力や健康さが備わっていますし，あなたには回復する力もまたあります。私（私たち）はそれを支援します」

一読してわかるように，コンポーネント（a）は対決型とまったく同じである。いずれもトラウマ症状を重視する立場であるので，これは当然ではある。しかし，相違するのはその後のコンポーネント（c）である。この部分も，やはり大きく三つの内容に分けられる。第一は，トラウマ症状がすぐに消えてしまうことがないという見通しを，率直に伝えることである。患者は失望するかもしれないが，過大な期待を持たせ，後に大きな幻滅を抱かせるよりもはるかによいだろう。

第二に，辛抱強く症状等に対処する能力（coping skill）を磨く工夫を促すことである。治療というよりも，ケア的考えを重視することといってもよい。周囲との人間関係をどのように構築するか，経済的問題をどうするか，社会資源をいかに活用するか，自殺や薬物乱用などの危機的事態にどのように対処するか，こうしたソーシャルワーク的ケアの理解に重きを置いた心理教育となる。

最後に，これはこのモデルではもっとも肝要なことであるが，患者を苦しめるトラウマ症状があってもなお，患者には多くの力や健康性があり、症状や病理は患者の現在する主体の一部でしかないことを強調する。ここには、障害福祉論でいうところのストレングス・モデルと類似する哲学が内在している。この「折り合い型」心理教育は、リハビリテーション概念に即しているし、そのエッセンスは、統合失調症の心理教育モデルとほぼ同様である。統合失調症のような慢性精神疾患のリハビリテーションに関わった治療者であれば、比較的なじみやすいモデルといえよう。

さて、「対決型」「折り合い型」、二つのタイプのトラウマ重視心理教育を述べたが、この二つはまったくの別物というわけでは決してない。対決型から折り合い型へ、あるいはその逆というふうに移行し合うことも多いだろう。すなわち、コンポーネント（a）は両タイプとも同じなので、（a）→（b）→（c）となることも、（a）→（c）→（b）となることもある。治療の状況、患者やクライエントの状況に応じて心理教育のパターンは変化していくし、そのような柔軟さが必要となる。

C　トラウマ非重視型心理教育

さて、続いてトラウマ非重視型心理教育について考えてみるが、このようにトラウマを重視しない立場での心理教育について論じることは、本書の趣旨には馴染まないかもしれない。また、そもそもこのような立場での教示は、狭義にはトラウマ例に対する心理教育と呼べないものかもしれない。しかし、現実にはやはり、トラウマ非重視の立場で患者に丁寧に説明を行い、理解を求めなければならないこともある。ある意味ではトラウマ重視型の心理教育よりも患者やクライエントの理解を促すことが難しく、慎重な配慮が必要となるだろう。また、このタイプの心理教育を考えることによって、トラウマを重視する心理教育のあり方を再考することもできる。このトラウマ非重視型心理教育もまた、二つのコンポーネント（dとe）が考えられる。

（d）「あなたが語るように、たしかにあなたは深刻なトラウマを受けたかもしれないし、そのことでおおいに苦しまれていることは事実と思います。それは疑いもない事実でありますが、私はあなたの病状（問題行動）を考えた場合、このトラウマの問題が、あなたの抱えている問題（病気）の大きな原因であるとは思えません」

（e）「そのかわり、私は次のような考えのほうが、あなたを苦しめていている問題の解決には役立つのではないかと考えています。それは◯◯ということです。……今の私の考えについて、あなたの考えを聞かせてください」

このような心理教育はもちろん、患者がトラウマを語る場合にしか行う必要がない。そして、トラウマ非重視の立場でも、コンポーネント（d）の前段のように、「あなたは深刻なトラウマを受けたかもしれないし、それでおおいに悩んでいる」と、患者やクライエントが語るトラウマ内容を、まずは肯定することは非常に大切であろう。たとえば、トラウマ内容が（被害）妄想的色彩を強く帯びているときでさえ、患者の内的苦悩感への共感は大切である。

しかし、重要なことは、続いてトラウマの問題が大きな原因であったとは考えられないことを、何らかのかたちで伝えることである。もちろん、このことを伝えると、患者やクライエントは「自分のトラウマを認めてくれているにもかかわらず、それが病気の原因でないというのはどういうことか」と、おおいに失望したり、困惑したりするかもしれない。この立場に立った心理教育を行うということは、このような患者の失望や困惑といった反応を予想しなければならない。そして、このような患者の混乱や困惑から、治療の新たな出発点を見出そうとするのである。

コンポーネント（e）において、はじめて治療者の考えや見立てが提示される。しかしそれは、患者が思ってもみなかった内容かもしれないし、到底受け入れがたい考えかもしれない。患者がトラウマに焦点化されたような治療を強く求めていた場合、治療契約を結ぶことは困難となるだろうし、治療関係もまた途切れてしまうかもしれない。患者の失望の大きさを考えるとすれば、やはり大切なことは、コンポーネント（d）で示される共感的態度である。場合によっては、トラウマ重視型の心理教育よりも、時間をかけて患者との対話を行う必要が生じるだろう。

D　トラウマ不問型心理教育

本来的には、ここでいう「トラウマ不問型」心理教育とは、トラウマがあろうが無かろうがそれはどうでもよい、というような立場で行う心理教育ではあってはならないだろう。患者の語るトラウマ内容を頭から無視するような面接は、およそ治療とは呼べないものである。たしかに、患者の語るトラウマに関する内容が事実かどうかは結局わからないのだから、重視する必要がないと述べる治療者もいる。[*7] これは、ある種の懐疑論、不可知論である。しかし、いうまでもなく、われわれは神学者でも検察官でもない。一貫して患者の語るトラウマ内容を不問に付すことはきわめて反治療的であり、患者の利益にそぐわないばかりか、非倫理的ですらある。

それでもなお、患者の語るトラウマ内容を「一時的に」問わない、すなわち棚上げするという心理教育はありうる。たとえば、自殺の危険が切迫している、薬物乱用といった自己破壊的行為が続いているなど、トラウマ内容も含めた生活史の吟味の前に、より重大な事態が発生している場合である。

（f）「あなたはトラウマについて語っているし、それは本当にあなたにとって重要なことだと思います。しかし、今はそのことは治療のなかではあまり考えないようにしましょう。私は、まずあなたの自殺（薬物乱用など）を止めることのほうがより大切だと思うので、それについてまず考えるべきだと思います。そして然るべきときに、もう一度あなたが語ったトラウマについて考えてみましょう」

このコンポーネント（f）も、大きく二つに分けられる。トラウマの内容について今は問わないことを伝え、そしてその理由についても明確に述べることである。ただし、この不問型心理教育は一時的にしか行えないものであるし、狭義には心理教育とは呼べないものである。それでもなお、ここであえて取り上げたのは、しばしばこのような不問型の面接が長く続けられてしまうことが、稀ならずあると思うからである。そして、多くの場合、上記のような言語的説明よりもむしろ非言語的なメッセージで、トラウマ内容を不問に

＊7　最近でも、とくに裁判などにおいては、「患者が述べた体験内容を、実際に起こった出来事かどうか客観的に吟味せずに、PTSD診断を下すことはおかしい」などの意見を述べる専門家がいる。たしかに、幼少時の虐待体験の想起などは、フロイト（Freud, S.）が頭を悩ませたように、あるいは偽記憶かどうか米国で物議をかもしたように、実際にあったことなのかどうかが判然としないこともある。また、患者が語る内容があまりにも被害的なもので、いわば「了解しがたい内容」という場合もある。しかし、多くの場合は、患者の語る言葉をまずは外的にも事実であると想定して治療を始めるのが、医学の常道である。「階段から転んで足を痛めました」という患者の言葉が正確かどうか、実際に家まで行って確かめようとする外科医がいるだろうか。

付したいという治療者の姿勢が伝えられる。「やっかいな患者」として、面接を早く終わらせる、あるいは露骨に不関心を装うなど、ネガティブな形で行われることが多いだろう。*8 そのような非言語的メッセージよりは、きちんと「棚上げ」を言葉で伝えたほうが、はるかに患者やクライエントにとってダメージが少ない。そして、このトラウマの問題は、後に必ず治療のなかで検討されるべきであるし、当然そのことを患者やクライエントに伝えるべきだろう。

3 ● 心理教育に対する患者の反応

以上のような四つのタイプの心理教育を行うと、それぞれに関して様々な反応が患者やクライエントに起こる。第1章で述べたごとく、そもそも心理教育とは患者側の反応や行動変化を期待して行うものであるから、これは当然のことである。しかし、心理教育に対する反応は、患者の状態や認知傾向はもとより、教示の仕方、心理教育に流れる治療者側の哲学、治療構造などによって、随分と異なるだろう。たとえば、上述のトラウマ重視型と非重視型の二つで患者側の反応が異なるのは当然としても、心理教育を行う時期や構造によっても、反応はずいぶんと異なってくるだろう。ここでは、トラウマ重視型心理教育を中心に、患者側に起こってくる心理的反

＊8 トラウマ例に向かい合った治療者の心理的反応について研究したウィルソンら（Wilson et al., 1994）によると、治療者には大きく二つの逆転移現象が見られるという。この二つは両極端の反応で、1型と名づけた逆転移反応では、患者に敵意や嫌悪感を抱いたり、患者の治療や面接を回避したり、あるいは治療を放棄してしまったりする。これに対して2型は、むしろ過剰に患者治療に巻き込まれ、病的な結びつきを深めたりする。このような極端な二分化された反応が、トラウマ例に相対する治療者に現れやすいとウィルソンは論じた。

応とその変化について、事例を交えながら述べてみる。

A　心理教育に対する初期の反応――罪責感情とその緩和

PTSDをはじめとする、トラウマ反応を有する多くの患者やクライエントは、様々な罪責感を抱き苦しんでいる。この罪責感情は様々な形をとる。「自分が別の行動を取っていたら、あのような事件に巻き込まれなくて済んだのではないか」「自分のせいで皆に迷惑をかけたのではないか」。このような自らの行動を振り返り、後悔の念に苛《さいな》まされる。また、別の患者は「自分が弱いからこのような症状が出現したのではないか」と、自らの性格や精神力の弱さを嘆く。死亡事故災害のような場合は、「なぜ自分だけが生き残ってしまったのか」というような、生存罪責感情と呼ばれる特有の罪責感に苦しむ。*9 PTSDではうつ病の併存の多さや自殺率の高さがしばしば報告されるが、*10 その大きな理由は、このような強い罪責感情が存在していることである。

そして、PTSDに対する心理教育において、なぜノーマライゼーションの考えが重視されるかというと、ま

＊9　PTSDのようなトラウマ反応の大きな特徴は、このような罪責感情の出現である。怒りなどの感情が前景にある患者でも、非常に強い自責感情を根底に有している場合も少なくない。PTSDの代表的な構造化診断法であるCAPS（Clinician-Administered PTSD Scale）においても、重要な付加的質問として生存罪責感情などの自責感を詳しく尋ねるようになっている。また、最近DSM-Ⅴの草稿が発表されたが、そのなかでは、他責感情と同時に持続する自責感情が、PTSDクライテリアのひとつとして重視されている（「認知、気分面に置ける陰性の変容」項目下）。

＊10　たしかにPTSDは、うつ病に限らずパニック障害、全般性不安障害、薬物依存、解離性障害など、併存症が非常に多い疾患であることは疑いない。たとえばケスラー（Kessler et al., 1995）は、PTSD例では男女とも約8割が他の精神障害を併存ないし既往があるとしたし、PTSDでは併存症があることは例外的というよりはむしろ、原則的とさえいえるかもしれない（Brady et al., 2000）。

さにこのような不適切な罪責感情からの解放を目指しているからである。「あなたにこのような反応が起こっているのは、あなたの行動が間違っていたからでも、あなたが弱かったからでもありません。誰しもが起こりうる反応です」。トラウマ重視型心理教育のコンポーネント（a）を強調することによって、患者が有する過度の自責観念を和らげる方向、すなわちノーマライゼーションの方向へと促す。もちろん、これには知的教示のみで達成されるわけではなく、支持的な、あるいは認知療法的な介入を繰り返す必要がある。

さて、患者を苦しめるのはこのような罪責感情ばかりでない。罪責感情と表裏をなして患者を襲う感情は「怒り」である。加害者に対する、あるいは自分にこのような苦しみを与えた運命や境遇に対する、怒りである。それは、しばしば強烈な憤怒となって表出され、周囲の人や治療者を戸惑わせる。この点についてはまた後に詳述する。

さらにまたトラウマ反応を持つ患者やクライエントに相対する治療者は、患者から敵か味方かといった踏み絵を踏まされているような心境に陥ることがある。[*11] もとより患者は疑い深くなっており、被害的ですらある。治療者はこのような患者に対して、どうにか信頼を得て、治療関係を作っていかなければならない。もちろん、患者を苦しみから救いたいという治療者側の陽性感情もあるだろう。治療導入期に患者との治療契約を結ぶ際には、このトラウマ重視型心理教育は非常に有用である。そしてまた、スティグマに満ちた統合失調症に関する心理教育とは違い、ＰＴＳＤの心理教育は患者にとっては受け入れやすいことだろう。なぜならば、上述したよう

＊11　このような敵か味方かという二分化された患者の認知様式は、まるで境界例のそれのように感じることがある。境界例治療においてしばしば認める分裂機制、すべて良い（all good）かすべて悪い（all bad）かという二分化された対象関係のなかに、治療者も投げ込まれてしまう。まるで、あたかも治療者自身が全能者のように、あるいは逆に迫害者のように感じてしまうのである。「あたかも」体験（"as if" experience）として有名なこのような逆転移反応は、境界例治療に特徴的であるとされるが、ＰＴＳＤの臨床においても決して稀なことではない。

に、ＰＴＳＤ症状が通常患者にとって違和的で外在化しやすく、トラウマ重視型心理教育を行うことによって問題の所在を明確化できるからである。

患者は、ＰＴＳＤの心理教育モデルを提示されることによって、はじめて自分の良き理解者が現れたと感じるかもしれない。また、孤立し苦しんでいた患者にとって、治療者が「白馬の騎士」のように感じられるかもしれない。患者はようやく少しずつ自らの罪責感情から解放されていくだろうし、治療関係はますます深まっていくだろう。トラウマ重視型心理教育は、容易に人を信じられなくなった、あるいは自責の念に苦しむ患者との関係性を築くためには、基本的に求められる技法といえる。

そして、このトラウマ重視型心理教育で語られた見立てや解釈にしたがって、患者やクライエントの症状や問題行動、主訴との関連について治療のなかで検討されるだろう。もし、患者に認められる症状について、心理教育のなかでより生物学的なモデルが説明されたならば、より患者の理解は得やすいだろうし、抗うつ薬などの薬物療法に対する受け入れも良くなるだろう。[*12]

このように、治療関係の初期においては、トラウマ重視型心理教育の果たす役割は非常に大きく、「対決型」「折り合い型」いずれの場合でも、まずはコンポーネント（ａ）に時間を割き、ＰＴＳＤをはじめとしたトラウマ概念を丁寧に伝える必要がある。

その一方で、治療の進展につれ、次のような危機が治療関係に訪れるかもしれないことに、治療者は十分に留

＊12 生物学・医学モデルを多用する統合失調症の心理教育のアナロジーであるが、ＰＴＳＤの心理教育においても、第２章で述べたごとく医学モデル、生物学的モデルを積極的に用いることが非常に重要である（前田、二〇〇七）。これは、パニック障害などの他の不安障害と同様である（前田・大江、二〇一〇）。海馬‐扁頭体をめぐる記憶システム、青斑核ノルアドレナリン系システム、あるいは視床下部‐下垂体‐副腎髄質システムなど、ＰＴＳＤに想定されている生物学的機能障害のエビデンスも多い。

意する必要がある。それは、直線的因果律[*13]への（患者治療者双方の）埋没と、怒り感情の噴出である。とりわけ、治療の初期において結ばれた治療関係がインテンシブであればあるほど、この二つの大きな課題に治療関係が晒《さら》されてしまう。これらは、しばしば治療関係を壊しかねないほどの危機を招く。

B　直線的因果律への埋没

まず、「直線的因果律への埋没」と名づけた現象について考えてみたい。そもそも、トラウマ重視型心理教育は、問題の所在を外在化させ、自らが背負っている十字架の重みを少しでも和らげる試みである。言葉を換えれば、「戦うべき敵」を可視化し、同定する試みであり、怒りを自らではない方向に向かわせる試みだともいえる。一方で、犯罪被害者のように加害者が実在する場合には、「敵」の存在は明らかである。患者やクライエントは、「あの人間（加害者）さえいなければ」という強烈な思いにとらわれるし、すべての問題は「あの人間」のせいと考えがちである。極端な還元主義、あるいは外的原因帰属への埋没ともいえるだろう。

患者、被害者が味わった塗炭の苦しみを考えれば、このような直線的因果律、原因帰属にとらわれることは、無理からぬことである（そもそも被害者という言葉自体に、加害－被害という堅牢な帰属関係が内包されているのである）。

＊13　医学領域では、疾患の因果関係をめぐっては、Aという原因にしたがってBという結果が生じるという直線的因果律（linear causality）が非常に重視される。ほとんどの感染症、骨折などの外傷性疾患などは、非常に単純な直線的因果律で説明される。PTSD概念もまた、心的外傷後（posttraumatic）という疾患名から明らかなように、時系列的関連が明白で、ちょうど骨折と同じ単純な直線的因果律に基づいて理解されることが多いだろう。一方、このような直線的因果律よりもむしろ円環的な因果律（circular causality）を重視したのがシステム論であって、たとえば家族療法においては、円環的因果律は非常に有用な鍵概念である。トラウマ例の治療においても、治療の深化に伴い、このような円環的因果律を重視する姿勢は大切になることがある。

事件の前の自分に帰りたいという患者の思いは痛切なもので、事件を忘れることはもちろん、事件を自分史のなかに統合し融和していく作業は、気が遠くなるほど困難に思えるものである。そのような文脈のなかで、極端な還元主義、すべての問題の根底にはトラウマがあるという思いが、固着していく。

しかし、現実は一層複雑である。[*14] たしかに、PTSD概念自体は直線的因果律に基づいているし、上述したようにその疾患モデルは、統合失調症や強迫性障害などに比べるとはるかにわかりやすい。治療初期においては、からまった患者の認知的世界をいったんある明白な基軸に収め、理解を促すことは基本的に重要である。しかし、現在する様々な事象を、ひたすらトラウマ因果律に閉じ込めて解釈し、一つの文脈にのみしたがって治療を続けていくと、大きな誤謬《ごびゅう》に直面するだろう。まるでメビウスの輪のように、現実とトラウマとの世界を行き来するような出口のないプロセスに治療関係が陥り、ひいては患者の症状固着を招く恐れもある。

もとより、どのような疾患でも、伝えるべきモデルはわかりやすいほうがいい。これは当然であるし、単純な疾患モデルを提示したから治療関係の混乱が引き起こされるものではない。ただし、とくに被害者のPTSDに関しては、上述のように加害‐被害という帰属関係、あるいは「怨念」や「復讐」といった文脈に患者が置かれていることから、怒りなどの激しい感情を引き出しやすく、それだけに難しさがある。このような隘路《あいろ》に陥ることを防ぐには、トラウマ概念モデルと同時に、常に多元的な見方を提示するしかない。それはゆっくりと、段階的であってもいい。この点については、後に事例を提示して検討する。

＊14　先に複雑性PTSDについて述べたが、一方で「単純型」PTSDというものはない。PTSDを構成する複雑な症状群を見れば明らかなように、一般に思われているほどPTSDはわかりやすい疾患ではない。そして、同じトラウマを受けていても、その人が置かれている立場や事前事後の様々な要因によって、様々な転帰をたどる。あまり単純化したモデルでPTSDを治療しようとすると、思わぬ陥穽《かんせい》にはまるかもしれない。

C　怒り感情の発露

さらにまた、トラウマを有する患者を苦しめるのは、罪責感情と表裏をなして出現する激しい怒りの感情である。上述の極端な還元主義的傾向は、一層この怒り感情を強めるだろう。この怒り感情は、その激しさゆえ、周囲の人になかなか理解してもらえない。その結果、ますます「すべては周囲のせいだ。どうせ皆わかってくれない」という外的な原因帰属意識が強まっていき、さらに怒り感情が引き出されるという悪循環が起こる。

このような怒り感情は長くその噴出が続くと、次の三つの問題を引き起こす。第一に、自己破壊的行動の出現である。怒り感情の結果、それを抑えるために過度の飲酒に走ったり、モラルマゾヒズム的行動を繰り返したり、自暴自棄となって、あるいは復讐的行動として自傷行為に走ったりという問題行動が引き起こされる。第二に、症状の固着化が引き起こされるかもしれない。なぜかといえば、そもそも回復や治癒といった目標は、加害者への攻撃、すなわち復讐の終焉を意味する。それゆえ、患者が（意図的ではないにせよ）怒りに身を任せている時期には、とりわけ訴訟を含め何らかの補償追及がある際には、ますます患者の症状や問題行動は固着し慢性化しやすい。第三に、怒り感情の持続は、ほぼ確実に社会的孤立化を助長する。一部の人々は自助グループなどで支えられることもあるし、この怒り感情が大きなエネルギーとなって重要な社会的役割を担う場合すらある。しかし多くの場合、治療者も含めて被害者に接する周囲の人たちも、あたかも自らが「敵」と見なされているように感じ、まるで腫れ物に触るように被害者に接するようになる。[*15] PTSD症状として社会的疎隔化感情があるが、怒り感情もまた直接患者の孤立化を招いてしまうだろう。

したがって、治療の早い時期から、心理教育を行うと同時に、このような激しい怒り感情が持続するリスクについても、患者やクライエントの注意を喚起する必要があるだろう。ただし、怒り自体が悪いわけではない。ただ、怒りの噴出が、まるでブーメランのように戻ってきてわが身再び切り刻む、そのような連鎖が持続することが問題なのである。それゆえ怒り感情のコントロールは、治療中期以降の大きなテーマとなるし、認知療法をはじめ、リラクゼーション・トレーニングなども重要となる。*16 また、とくに抗うつ薬は、この怒り感情を悪化させてしまう恐れもあることから、この時期は慎重に投与するべきである。*17

D 事例提示

ここで事例を提示し、上述のようなトラウマ重視型心理教育と、その後の患者の心理的反応、およびその対処について述べてみる。ここで重視されるのは、多元的トラウマモデルの段階的な提示である（事例はプライバシー

＊15 患者やクライエントの怒りをめぐっては、すでに述べたような治療関係の境界例化が、とくに現れやすい。しばしば患者は、対応困難な「やっかいな患者」と治療者から見なされるだろう。そのような患者の怒りに触れた治療者は、＊8で述べたような1型の回避的反応が生まれ、そのことによってさらに患者やクライエントの怒りを招く、といった悪循環が治療関係のなかに生じてしまいやすい。

＊16 怒りや衝動性に対する認知行動療法的アプローチについては、別章参照。

＊17 多くの治療ガイドラインにあるごとく、PTSD治療における薬物療法の第一選択薬は、選択的セロトニン再吸収阻害剤（SSRI）をはじめとした抗うつ薬である。しかしながら、怒りが強く衝動性が高まっている時期での抗うつ薬投与は、慎重にしなければならない。Bipolarityがある患者ならもちろん、そうでない場合でも、抗うつ薬投与によってかえって怒り感情や衝動性が増すといった、賦活症候群（activation syndrome）が発現するかもしれない。われわれの調査では、強姦をはじめとした性暴力被害者のような重度のトラウマ例では、予想されたよりも抗精神病薬の使用が多かった（大江ら、二〇〇七）。その他、過量服薬の恐れさえなければ、気分調整剤なども有効であろう。

保護の観点から、一部事実を改変している）。

■事例　交通事故被害者（初診時46歳　男性）

患者は精密機械製造会社に勤務する管理職の技術者。上司いわく責任感が強い一方、部下の面倒見がよく、社内でも信用が厚かったとの評である。高齢の実父、専業主婦の妻と2人の子の5人暮らしであった。

ある大きなプロジェクトを任されて、連日残業をしている最中の43歳時に、激しい自動車事故（正面衝突）に遭遇した。患者自身が運転していた車は大破し、患者は救急搬送され、左肺挫傷、左前腕および左手指複雑骨折という重傷を負った。生命や中枢神経系には別条がなかったが、結果として左手第4指、第5指の切断、左上腕から手にかけての不全麻痺という、深刻な後遺症が残った。しかし、持ち前の責任感の強さと前向きな性格から、約2カ月間のリハビリテーション休職の後に出社し、再び激務へ戻る。事故に関しては、ほぼ患者側の非はなかったが、不思議なほどスムーズに補償交渉は終結していたし、当時は特段の精神医学的問題はなかったという。仕事は相変わらず非常に多忙で、土日も出勤して激務をこなしていた。ところが、事故後1年が経過して、タクシー乗車中に追突事故に巻き込まれてしまう。事故自体は軽微で、患者はほとんど身体外傷もなかったが、直後から激しい自動車に対する恐怖感情や覚醒亢進症状などが出現し、まったく外出ができないような状況が長く続いた。外科医から紹介されて精神科を受診した。

初診時、PTSD症状が著しかったが、それは二度目の事故に対するものではなく、むしろ一度目の事故の記憶想起による再体験症状が著しかった。同時に抑うつ感情も強く、「これしきの事故で仕事すらできないというのは情けない」「自分は弱い人間だ」「周囲の人に迷惑ばかりかけている」と、仕事に出社できない自分をひどく責める日々が続いていた。希死念慮もまた強くなり、数回の外来治療の後、入院加療となった。入院後、テキストを用いてＰＴＳＤおよびうつ病に対する心理教育が行われ、ＰＴＳＤという病気の説明、治療法の教示が行われた。もちろん、このときにはトラウマ重視型の心理教育が行われている。抗うつ薬や支持的治療の効果があって症状は比較的速やかに改善し、自責感情も影を潜め、「自分が弱いとばかり思っていた。あんなひどい事故に遭えば誰でもＰＴＳＤになるんですね。よくわかりました」と表情もよく語っていた。

結局、入院後２カ月足らずで退院した。ところが、短期間の自宅療養の後、もっと休んではどうかと心配する主治医や家族をよそに、すぐに復職してしまう。しかし、復職して間もなく、患者は思うほど仕事がはかどらないことに苛立ちを深め、同時に乗り物恐怖もまた悪化してきた。抑うつとともに仕事復帰がままならないことに対して焦燥感が強まり、今度は二回の交通事故の加害者に対する憤怒の思いが強く噴出してきた。「こんなに自分が長く苦しむのは連中のせいだ」と怒りをあらわにした。すでに補償交渉が済んでいるにもかかわらず、加害者宅へ自分の心情を吐露した手紙を書くといった行動が収まらなくなった。ついには民事訴訟を起こすと言って弁護士に相談に行き、主治医に診断書の記載を求めてきた。

主治医は求めに応じて診断書記載は協力したが、同時に再度の休職を強く促した。患者は、ここで仕事を休めばもう自分はだめになると、背水の陣を引くかのような決意で休職に抵抗した。しかし、実際には仕事に集中できず、睡眠すら十分に取れない日が続いていた。そこで主治医として、次のようなことを伝えた。「たしかに交通事故の影響は非常に大きい。それは間違いないが、同時に今までの生活のあり方も考え直す必要もあるのではないか。その良い機会ではないか」「トラウマ症状は過去の問題だけではなく、現在のストレスの強さも反映する」。トラウマに対する多元的モデルの提示である。

しかし患者の怒りは収まるどころではなく、時として泣きながら「自分の苦しみの根本はあの事故にある」と訴えた。しばしば患者は、「誰もわかってくれない」と、家族や会社の部下に当たるようになった。疲弊した妻も実家に帰ることが多くなり、患者の怒りは家族関係の破綻の危機さえ招いていた。

治療者は、トラウマ体験の影響だけではなく、現実の生活の改善や養生的態度の重要性を説明し、どうにか患者の理解を促そうとした。とくに二度の交通事故は、いずれも患者にとって就労上のストレスが無視できないほど大きなときに起こっていた。すなわち、日常生活においてまったく余裕がないときに、事故に遭遇していた。しかも患者は、事故後もあえてそのような生活のパターンを変えようとはしなかった。そのような余裕のなさもまた症状の増悪を招いているのではないか、という考えを繰り返し患者に伝えた。やがて、患者はしぶしぶといったふうで、自宅での療養に合意した。同時に、それまでは回復の目標をひたすら職場復帰に置いていたのであるが、それを日々の生活で少しでも楽しむことができるようにと、遊びの回復に目標を置き換えた。

患者はこの二回目の休職からは、少しずつではあったが、子どもと遊びに行くなど、この数年なかったような余暇活動が見られるようになった。ずっと以前には好きだった釣りにも足を向けるようになり、真っ黒に日焼けした患者を外来で見るようになった。二回目の休職後6カ月ほど経つと、以前激しかった怒りの感情は次第に影をひそめ、「事故のことに関わってしまうと自分がダメになる。今は自分の健康を第一に考えたい」と述べるようになった。その後復職し、3年後に治療終結した。治療が終結する間際、患者は次のように述べた。「事故はつらかったが、自分の人生や生活のあり方を考えさせてくれた。そういう意味では、事故は悪いことばかりではなかったかもしれない」。

本例は、激しい交通外傷の後に1年間の潜伏的な時期を経て、再度の交通事故に遭遇、深刻な精神症状を発症したケースである。治療当初は、患者はPTSDとともに強い抑うつ症状を呈していたが、当時施行したトラウマ重視の心理教育は、治療関係の形成や患者の過度の自責といった認知の改善に大きな役割を果たした。これは疑いようもないことである。しかしながら、退院後の職場復帰に失敗した時期から、外的原因帰属の傾向が著しく強くなり、それとともに怒りの噴出が起こる。一回目の事故の重大さを考えれば、このプロセスは患者にとって止むを得ないことだろう。しかしこの噴出する怒りは、奔流のように患者の被害弁償の思い、復讐の念をかきたて、それはまた対人不信や症状固着となって患者の懊悩《おうのう》を深めたのである。

本例に見られたようなPTSD症状を軸として、抑うつ罪責感情から、直接的因果律への没頭・怒り感情の噴出という経過は、深刻なトラウマ体験を被った被害者・被災者にはしばしば見られる。提示した例では、その二相が時系列的に分かれて出現したが、むしろそれら二つの感情が、同時に表出されることのほうが多いだろう。まるで、怒りと罪責が一つのループをなしているかのように、交互に出現してくる。

すでに述べたようにこのような怒り感情の噴出は、対人関係を困難ならしめるだけではなく、治療関係にも危機をもたらす。治療者は患者の表す怒りなどの激しい陰性感情にたじろぎ、敵か味方かといった極端に分裂(split)した患者の世界に投げ込まれることに、恐れを感じるだろう。その「及び腰」は、患者の側にも治療者に対する幻滅感を植え付けるかもしれない。「結局は自分のことなどわかってはもらえない」、そのような幻滅感が患者にも生じてしまうかもしれない。

さて、本例においては、治療が進むにつれ、トラウマ周辺にまつわることだけではなく、それ以前の生活史、あるいは事故以後の患者のあり方にも焦点が当てられた。なぜ、事故から1年以上も経過してもなお、患者の怒りは収まるどころか、より激しい形で噴出したのか。面接が進むにつれ、以下のことが次第に明らかとなった。最初の事故後、患者は一見何事もなかったかのように見えたが、本当は、また事故に遭うのではないかと外出するのも恐ろしく、毎晩のように悪夢をみては怯《おび》えていた。しかし、そのようなトラウマ性の不安以上にもっと患者が案じていたのは、そのように自分が怯えている姿を誰かに見咎められるのではという恐怖である。

当初患者は、周囲の人々から事故がひどかったぶんだけ、「とにかく生きていてよかった」「生きているだけ幸せ」というような、励ましとも慰めともつかない言葉をよくかけられていた。そして患者自身もまた、「生きているだけでもよかった。この程度の麻痺なら少なくとも職場では何の問題もないだろう」と考えていた。もちろんPTSDなど知る由もなく、今まで幾多の困難を乗り越えてきた自分の過去の歴史から考えて、この事故のことなどたいしたことはないと思い定めていたようである。

患者は内心の不安や恐怖を打ち消すように、ますます仕事に没頭した。今までがそうだったように、仕事に没頭することで困難を乗り越えようとしたのである。その最中に、二度目の事故に遭遇、患者の乗り越えの姿勢は破断点に達し、深刻な抑うつ罪責反応となって治療の開始に至ったのである。

患者との間で回顧的面接を続けるなかで、もし一度目の事故のとき、この事故などたいしたことはないと否認しなければ、あるいは仕事のペースを事故前と変わらず維持することによって、トラウマ性不安を和らげようという無理な乗り越えをやめていれば、もっと患者の苦痛は少なかったかもしれない。患者にとって重要だったのは、職務を邁進して当時の事態を乗り越えるのではなく、休息することによって乗り越えることではなかったか。やがて患者は次のように語った。「自分は未曽有の事故に遭遇した。にもかかわらず自分はそれを過小評価しようとした。事故のことを忘れようと必死に仕事をした。自分は白旗を上げることができなかった」。つまり、患者にとって必要だったのは、自らが置かれている状況が危機的であるという正当な認識、危機意識だった。

ゆっくりとではあったが、そのような理解を患者と治療者の間で共有できるようになった。患者は、自分ではどうにも対処できない事態に遭遇したことを、ようやく認めることができるようになったのである。患者の怒りが消え去ることはなかったが、もっと自分の生活を大切にしようとする心構えははっきりと見られるようになった。「加害者への怒りのあまり、自暴自棄になっていた。どうせ自分の苦しみは誰もわかってくれないと、あわや家族の絆まで失いかかっていた。何が大切かわかっていなかったのは自分自身だった」。

このような治療の過程は、対象喪失にまつわる「喪の作業」といってもよい。この患者にとって失ったものは左手の機能だけではない。患者が事故前に持っていた、外界に対する安全感、そしてどのような困難をも自らの努力で乗り越えてやっていけるという信念や自信を失ったのである。このような喪失は患者におおいなる苦痛を与え、一時は患者を絶望の縁まで追いやった。しかし一方で、この事故および事故後の治療において、患者は立ち止まること、諦念《ていねん》する勇気を持つことの重要性もまた、感得したのである。そういう意味では、治療終結間際に語った患者の言葉である「事故はつらかったが、自分の人生や生活のあり方を考えさせてくれた。事故は悪いことばかりではなかったかもしれない」は、トラウマ後の成長（ポストトラウマティック・グロース：posttraumatic growth）にもつながるようにも思う。[*18]

4●おわりに

どのような疾患の治療においても、治療者の見立てを患者やクライエントに伝えることは重要である。古典的な精神分析に見られるように、「治療者の手の内を明かさず」患者の治療的退行を促すといった手法は、とくにトラウマ例の治療の際には取るべきではない。なぜならば、上述したように多くのトラウマ例は、「敵か味方か」という二者択一的世界に、そして不確実性が支配する「危険に満ちた世界」に留まっているからである。治療者

＊18　「トラウマ後の成長（ポストトラウマティック・グロース：posttraumatic growth）」概念の詳細については、第4章を参照されたい。

が自らの考えや見立てをしっかりと伝えなければ、患者の不安や混乱をおおいに招くことだろう。心理教育のもっとも肝要なところは、このような治療者が有している情報や考えを患者やクライエントと共有することによって、彼（彼女）らに有力化（empowerment）をもたらすことである。

たしかに、トラウマを受けた患者が、心理教育の後、怒りや過度の還元主義に陥ることはある。しかし、だからといって心理教育を行ったこと自体が問題と決めつけるべきではない。この怒りの噴出という事態から、二つのことを考えなければならない。一つは、心理教育のあり方をめぐる問題である。たとえば、心理教育を行った時期や心理教育のモデル、伝え方や構造といったことである。あと一つは、やや時間が経った後に出現する、怒りと罪責の交互的出現に対する認識である。これは、本質的には回復に至る不可避的なプロセスと考えなければならない。深刻なトラウマを受けた患者の場合、心理教育の手法はどうあれ、あるいは心理教育を行おうが行うまいが、怒りの噴出という事態は免れないことが多い。上述したように、対象喪失あるいは「服喪の過程」と類似するプロセスであり、基本的には治療の反応というよりも、トラウマ反応の一つと考えるべきである。

そして、トラウマ例のサイコセラピーにおいては、心理教育のモデルを硬直的、静的に行うのではなく、柔軟に、動的に行う。すなわち、心理教育を一つの触媒・契機として、トラウマがもたらした影響について、患者とともに多元的に考えていくことが必要と考える。

〈文　献〉

- Brady, K. T., Killeen, T. K., Brewerton, T., & Lucerini, S. (2000) Comorbidity of psychiatric disorders and posttraumatic stress disorder. *Journal of Clinical Psychiatry*, **61**, 22-32.
- Herman, J. (1997) *Trauma and Recovery*. Basic Books.（中井久夫訳『心的外傷と回復（増補版）』みすず書房、一九九六年）
- Kessler, R. C., Sonnega, A., Bromet, E., Hughes, M., & Nelson, C. B. (1995) Posttraumatic stress disorder in the National Comorbidity Survey.

Archives of General Psychiatry, **52**, 1048-1060.

・前田正治「PTSD治療と心理教育」上原　徹編『スキルアップ心理教育』星和書店、二〇〇七年、八一－一一二頁。

・前田正治・大江美佐里「パニック発作と衝動行為に対する心理教育」『臨床精神医学』三九巻、二〇一〇年、七八一－七八六頁。

・大江美佐里・前田正治・金　吉晴「PTSD患者に対するparoxetine使用の現状——多施設間後方視調査」『トラウマティック・ストレス』五巻、二〇〇七年、七一－七八頁。

・Wilson, J. P., Lindy, J. D., & Raphael, B. (1994) Empathic strain and therapist defense: Type1 and Type2 CTRs. In J. P. Wilson & J. D. Lindy (Eds.), *Countertransference of the treatment of PTSD*. New York: The Guilford Press. pp. 31-61.

第7章　災害現場における心理教育

兵庫県こころのケアセンター　大澤智子

1●はじめに

この章を開いた方のなかには、3月11日に東北地方と太平洋沖を襲った地震と津波、そして、その二次災害として起こった東京電力福島原発事故に想いを馳せておられることだろう。1995年の阪神淡路大震災以降、こころのケアの重要性は社会に認知されるようになった。しかし、それから16年の歳月が流れたが、今も災害後のこころのケアには数多くの課題がある。今回の東日本大震災が、これらの教訓や課題を乗り越える機会となることを切に願う。

この章を読むにあたり多くの読者の期待は、「被災地に行くにあたり、どんな準備をしたらいいのか」「被災者を目の前にし、何を言えばいいのか」「このような大規模な災害後に、私たちに何ができるのか」という問いへの答えあるいはヒントだと思う。直後からメディアを通して映し出される映像は、過去の被災体験の有無にかかわらず、大きな無力感を抱かせる。その反動として、わが国および世界中の多くの人が、「被災地の人のために何かをしたい」という気持ちを抱いていることだろう。

そのようななか、誤解を承知のうえで声を大にして言いたいのは、このような災害後、私たちにできることは非常に限られている、ということだ。そして、私たちができる最良のことは、被災者や被災しながら支援活動をしている人々に「害を与えない」ということである。

残念ながら、「こころのケア」という言葉は市民権を得たものの、実態は伴わず独り歩きしている感が否めない。その理由としては、第一に、こころのケアに関するシステムが未熟であることがまず挙げられる。ガイドラインの作成は行われていても、混沌とした現場で効果的に運用できるシステムや人材が、十分には育っているとはいえない。第二に、こころのケアは長期的な支援に結びつきにくい。直後はメディアの関心が集中的に集まるため、多種多様な支援も被災地になだれ込むが、時間の経過とともに外部からの支援は急激に減り、被災地の人材や有志のみにてサービスの提供が強いられる。しかし、こころのケアに投入する予算は限られ、手弁当で活動する専門家にも限界があり、結果、自然消滅することがままある。第三に、被災者が自ら助けを求めることは稀有である。多くの被災者は影響を受けていても、「自分には関係のないこと」ととらえ、こころのケアのサービスにつながらないことが多い。そして、最後に、サービスを提供する人が受ける影響がある。コミュニティ全体が被災した場合、支援者も被災しながら専門家としての仕事を行う。しかし、混乱を極める現場での長時間の活動は、被災していない人にとっても大変な仕事である。外部からの支援が引き、被災地内の支援者によって質の高いサービスを長期間提供するためには、彼らの疲弊を防ぐ対策が必須となる。

ここまで読み進むと、自然災害後のこころのケアに望みはないとの印象を与えてしまうかもしれない。しかし、トラウマ的な出来事を経験した人全員が支援者からの助けを必要とするわけではないのだ。ある調査によると、トラウマを体験した人の9割は専門家の支援がなくとも回復する（Rothbaum et al., 1992）。とはいえ、被災直後、程度の差こそあれ、被災者は何らかの心身における影響を受ける。そのような場合、これまでの標準的な対応は、「それらの影響は異常な状況における正常な反応」であることを伝えることであった。しかし、この言葉を鵜呑みにしたために、本来は早期に専門家へつながるべき人が専門家を受診せず、影響が複雑化したり長期化したりすることもある。また、被災者が時間を味方に回復するには、彼らが安全だと感じられる環境と、必要な情報が提供されるという条件があるべきなのだ。

このように、専門家にとっては当然の事柄も、それらの情報がいったん彼らの手を離れて独り歩きを始めると、本来のメッセージが伝わらないことがある。そこで、本章では、混沌とした自然災害後の被災地において、何を目的に、誰を対象に、どのような状況で、誰が、何を、どう伝えるのかについて考えてみたい。また、PTSDに特化するのではなく、被災体験によって引き起こされる可能性があるトラウマ反応の影響を最小限にするために、私たち支援者が心理教育を通してできることは何なのかについて論じる。

本章の目的は、被災者の安心感を高め、既存の回復力を促し、自らの足で回復のプロセスを歩めるようになるために、不健全なものを減らし、肯定的な対処能力を増やし、被災によって生じた苦痛を軽減するための方策と、専門家への紹介が必要な人の見極めと関わり方を紹介することである。

2●支援者の心構え

次に、自然災害後に心理教育を提供する際の基本原則について考えたい。数多くあるガイドラインのなかで筆者の考えに最も近いものである、「サイコロジカル・ファーストエイド」（Psychological First Aid: PFA）を紹介する。

ＰＦＡは、過去の災害後に使用され、かつ、ある程度の効果が研究結果から示された技法や要素によって構成されているアプローチで、アメリカの国立子どもトラウマティックストレス・ネットワーク（The National Child Traumatic Stress Network）が開発した。これは、多職種が災害直後から利用できるようにすることを念頭に作られており、具体的な介入案も盛り込まれている。しかし、「災害後に特化した具体的なやり方」を学ぶための資料というよりは、被災地にて、これまで培ってきた支援者としての技量や経験を「害を与えず」活用する際に、どのような態度や考え方の枠組みを持てばいいのか、を示している指針だと思ってほしい。

災害後の介入を行う際の原理原則、サービス提供者に望まれる態度、逆に、避けるべき態度、そして、被災者と接する際の具体的な八つの要素などが、平易な言葉で記されている。本章ではＰＦＡを詳細に見ることはしないが、兵庫県こころのケアセンターのホームページのバナー「サイコロジカル・ファーストエイド実施の手引き」（http://www.j-hits.org/psychological/index.html）よりＰＤＦでダウンロードできるので、是非、参考にしていただきたい。

以下に、被災者と関わる際に、是非とも念頭に置いてもらいたいものだけを抜粋する。

A　基本原則

（1）公認された災害救援システムの枠内で活動してください。

（2）自分の専門領域、および専門家として指定された役割の範囲を踏み越えないようにしてください。

（3）他の専門的な対応が必要な場合、あるいはそのような要望があった場合には、適切な紹介を行ってください。

（ＰＦＡ「専門家としての態度」から引用）

B　提供者に求められる態度

（1）いきなり介入するのではなく、様子を見守ってください。次に、どのような手助けができるかを見極めるために、簡潔で、思いやりのある質問をします。

（2）関係づくりに最も有効な方法は、多くの場合、現実的な支援（食料、水、毛布）です。

（3）被災者が話し始めたら、聴いてください。話を聴くときには、彼らが何を伝えたいのか、あなたがどう役に立てるのかに焦点を当ててください。

（4）ＰＦＡの目的は、苦痛を減らし、現在のニーズに対する援助をし、適応的な機能を促進することです。トラウマ体験や失ったものの詳細を聞き出すことが目的ではないことを、常に念頭に置いて活動してください。

（ＰＦＡ「サイコロジカル・ファーストエイド提供の方針」から引用）

C　避けるべき態度

（1）被災者が体験したことや、いま体験していることを、思いこみで決めつけないでください。

（2）災害にあった人すべてがトラウマを受けるとは考えないでください。

（3）病理化しないでください。災害に遭った人々が経験したことを考慮すれば、ほとんどの急性反応は了解可能で、予想範囲内のものです。反応を「症状」と呼ばないでください。また、「診断」「病気」「病理」「障害」などの観点から話をしないでください。

（4）被災者を弱者とみなし、恩着せがましい態度をとらないでください。あるいは彼らの孤立無援や弱さ、失敗、障害に焦点を当てないでください。それよりも、災害の最中に困っている人を助けるのに役立った行動や、現在他の人に貢献している行動に焦点を当ててください。

（5）すべての被災者が話をしたがっている、あるいは話をする必要があると考えないでください。しばしば、サポーティブで穏やかな態度でただそばにいることが、人々に安心感を与え、自分で対処できるという感覚を高めます。

（PFA「避けるべき態度」から引用）

PFAは専門的な訓練を受けていない人も利用できる。筆者が所属するセンターは、スマトラ島沖地震後の5年間、被災地域の専門家を対象にしたトレーナーを育成するためのプログラムを実施し、PFAのトレーニングも含まれていた。プログラム後の聞き取りでも、現地で伝達研修をする際に最も役に立ったプログラムの一つに、このPFAが挙がっている。ただし、被災者との関わりを通して支援者側にも影響は生じる。そして、残念ながら、その影響は必ずしも肯定的なものばかりではない。とくに、訓練を受けていない人がPFAを読み、被災地で活動したり被災者と関わったりする際には、専門家のバックアップを受けられる環境で行うことを推奨したい。そうすることで、自分を守り、それこそが被災者を守ることにつながるのだ。

3●介入の一例

前項の「原理原則」や「避けるべき態度」を読み、頭では理解できてもそれらを実際の介入に反映させるのは、簡単なことではない。また、昨今の「こころのケア」のなかには、被災者のニーズを無視した、援助者側の「こころのケアの押し売り」が少なくないことに危機感を抱いている。今後、東日本大震災で被災した人の多くがそのような「被害」に遭わないためにも、具体的にどんなことをするのかを、最近の例を通して提示する。ただ、これが正解だと言いたいのではなく、一例でしかないことをご了承いただきたい。

ここでご紹介するのは、ニュージーランドのクライストチャーチで起こった地震で、外務省が立てた現地対策本部にて、こころのケア班として活動した際のことである。直後から複数の「こころのケア」チームが、行方不明者のご家族に対するケアをするために現地に入っていた。富山県は、県と市レベルから看護師を派遣しご家族の身体ケアを、日本赤十字社は、対策本部があるホテル敷地内に「日赤カフェ」を設け、毎日開かれていた家族説明会の待ち時間に、マスコミに曝《さら》されることなくお茶を飲めるスペースを開放していた。どちらもご家族にとってはありがたいサービスだったと思う。

筆者は第二次派遣で現地に到着した。発災直後から現地入りしていたご家族のなかにはいったん帰国することを決めた人たちもいて、滞在していたご家族の数は減る方向にあった。当時の行方不明者家族の多くは、自分たちの家族が亡くなっているであろうという現実を少しずつ受け入れ始めているようで、彼らが求めていたのは、身元確認がなされた後に必要となる手続き上の情報であった。とはいえ、毎日開催されていた家族説明会では、なかなか安否確認がなされないことに対する苛立ちが見られたが、それは当然のことである。しかし、そんな怒れるご家族を目の当たりにし、支援に入っていた組織のなかには、ご家族との同一視が強くなり、傍目《はため》にはご家族なのか支援者なのかがわからないような言動をする人や、文字通り、ご家族に張り付くような介入こそが「こころのケア」だと錯覚している人たちがいたのも事実で、違和感を抱いた。

では、そのようななか、筆者は何をしたのか。まずは、前任者からの引き継ぎを受けた後、対策本部が行っていることやご家族の状態を、一日かけてじっくりと観察した。同時に、対策本部で働く人々と雑談をしながら、情報収集——すなわち、職員の人となり、対策本部内での人間関係、彼らの経験、招集された経緯など——をした。それをしながら、ご家族が今必要としていることは何なのか、対策本部はそれにどこまで応えているのかを考えた。

そこで、読者の皆さんにも少し想像してもらいたい。自分の家族が突然、外国で災害に巻き込まれたとき、どんなことを考え、何を必要とするのか、を。その国の言葉は話せないし、外国に行くのも初めてかもしれない。日本を出発した際は生存者の救出もあったので、自分の家族も助かるかもしれない、と思っていた。ところが、現地に到着した後は遺体が見つかるだけで、生存者は出てこない。仕事を休んで来た手前、ずっと滞在するわけにもいかない。最悪なシナリオではあるけれど、亡くなってしまっているならば、せめて早く遺体を引き取り、一緒に連れて帰りたい。なのに、どうして自分たちに遺体の確認をさせてくれないのだ。見せてくれさえすれば、自分の家族がどうかわかるのに。遺体確認の方法は国によってやり方が違うなんて知らなかった。ただ、待つしかないなんて……。

このような状況が何日も続いたならば、どのようなストレス反応が生じるだろうか。不眠、食欲不振、イライラ、怒りの爆発、引きこもりなど、これらのどれが起きていても不思議はない。この状況下では当然の反応ばかりであった。医療的な介入が必要な人にはサービスが提供されていたにもかかわらず、「ご家族は大変なストレスに曝《さら》されており、こころのケアが必要だ」と叫んでいた支援者らもいた。しかし、彼らがいう「こころのケア」とは、具体的に何を指して言っているのかよくわからなかった。

では、対策本部は何をしていたのか。「ご家族担当（リエゾン）」という外務省職員を一人、各ご家族に配置し、きめ細かい対応をしていた。この職員たちは、在外大使館・領事館等で、邦人が亡くなった際のお世話をこれまでにもしたことがある人々だった。彼らの仕事のほとんどは、ご家族の状態を把握し、対策本部がニュージーランド政府や警察当局から収集した情報を提供する際の、橋渡しであった。また、ご家族のなかには、現地のレストランに入ったもののウエイトレスとのやり取りができずに困りリエゾンに電話をしてくる、というようなケースもあった。そこまでする必要があるのか否かは議論が分かれるところだろうが、ご家族との関係は非常に良好で、ご家族が必要とする情報を提供しており、信頼を得ていたように見えた。もちろん、対策本部が立ち上がって間もない頃からそのような関係にあったわけではなかろう。紆余曲折があるなか、ご家族と各リエゾンが努力をした成果だったと思う。そのような状況下で、後からやって来た専門家が、「こころのケア班の大澤です。（私は専門家なので）今のお気持ちをお聞かせください」と割り込むのが、はたしてご家族のためのこころのケアだろうか。その必要はない、と判断した。

そこで、筆者は本部で日に2回行われる全体会において、ご家族担当の労をこれでもかと言わんばかりにねぎらった。そして、被災から2週間と経っていないこの時期では、リエゾンが行っている仕事こそがご家族にとってのこころのケアであり、その意味ではこころのケア班の仕事はないと言ってもいいくらいであること、また、私たちは黒子であり、滞在中の私たちの仕事はリエゾンの後方支援に徹することだ、と宣言した。当然といえば当然だが、その後、明らかに職員の態度は軟化したように思う。翌日、担当者らとの協議を経て、身元確認後、地元警察からご家族へ身元確認ができたと告知をするときと、ご遺体の引き渡しのときに、万が一、ご家族が取り乱した際に対応するとの役割分担をし、活動を終えた。

この事例を通してお伝えしたいのは、以下のことである。①「こころのケア」と言われても、何をしてくれるのかよくわからないと思っている人が大半であること、②こころのケアをするという人は、胡散臭いと見られることがよくあるということ、③ご家族が何を必要としており、そのニーズは満たされているのかを把握すること、④被災から1カ月未満に生じるストレス反応は当然の反応であり、病的なものではないこと、⑤ご家族のニーズが満たされているのならば、専門家は邪魔をせずその成り行きを見守ること。こういった「距離感」が重要なのだと思う。

4●対象者と提供者

この章で想定している心理教育を必要とするかもしれない対象者と提供者は、以下の人たちである。

「対象者」――個人、家族、コミュニティ、社会（被災地外を含む）の一般市民。

「提供者」――医師、臨床心理士、PSW、保健師、看護師など。ただし、災害の規模によっては、教師、災害救援者（消防、警察、自衛隊ら）に加え、ボランティアなども含まれ、これらの人は被災地の内外にいる。

対象者は、被災者をはじめ、被災地の内外にいる被災者の家族、被災地域と被災地を取り巻く地域や社会も含まれる。被災地から遠く離れた場所で暮らしていても、東日本大震災直後の様子や、津波が家や車を飲み込む映像を見て、影響を受けなかった人はいない。また、福島原発事故によって生じた放射線に対する不安や恐怖は、避難地域のみならず、被災者を受け入れる他府県においても見られ、「福島から人が避難することで（インフルエンザのように）放射線が自分の地域に来るのではないか」などの風評被害を生む。これらの例からも、被災地外の人も影響を受けることは一目瞭然だ。インターネット媒体の発達に伴い被災地の情報が瞬時に伝播する現代では、なおさらだ。

反面、メディアは、広範囲に散らばる被災者および被災予備軍を対象にすることも可能にしてくれる。今回の大震災では、携帯電話やパソコンの普及により、心理教育を目的とした情報がやりとりされている。阪神淡路のときには考えられなかったことだ。電話の基地局や電気が通っている地域で被災した人や支援者にとっては、心強い存在だろう。ただ、ネットで得られる情報はすべてが正確である保証はなく、情報を選別し、評価する能力が試される。筆者が所属する日本トラウマティックストレス学会も、直後から厳選した震災関連の情報やリンク先をブログ（http://jstss.blogspot.com/）に掲載しており、このような学術団体や公的な機関が提供する情報と比較しながら、フェイスブックやツイッターから得た情報を利用すると安心だろう。

提供者となるのが誰なのかは、災害の規模や対象者の状態によって変わる。たとえば、地域全体を巻き込むような大災害であったならば、災害救援者が業務のなかで、教師が学校現場で、親が家庭で、提供者となる場合もある。反面、被災者が非常に不安定である場合、彼らの状態を査定し適切な対応をするためにも、専門家が関わるのが望ましい。この点については、後述の「ハイリスク者への対応」をご参照いただきたい。

ただ、ひとつ確実にいえるのは、被災地（あるいはそれ以外の地域）において専門家は歓迎されない、ということだ。阪神淡路大震災時も、精神科医や臨床心理士は敬遠された。それよりは、内科医や保健師、看護師のほうが親近感を持って接してもらえる。被災者の警戒心を解き、ハードルを下げるためにも、前面に出るのは保健師や看護師でその後ろに精神科医や臨床心理士が備えている、というのが理想であり、現実的な対応だと思われる。保健師や看護師の強みは、身体の調子やその話を媒体に被災者と話を進めることができる点だ。「夜、眠れていますか」「食欲はありますか」「血圧はどうですか」と尋ねられるほうが、「どんな気分ですか」「何を考えているのですか」と質問されるよりも、よっぽど答えやすいのは誰の目にも明らかだ。

5●場所とタイミング

次に、心理教育を行う際の場所とタイミングについて考える。その際に大事なのは、相手が心理教育的情報を積極的に求めている（自分が何かに困っているとの意識があり、それに対する解決を積極的に求めている）のか、あるいは、本人は求めているふうには見えない（あるいは必要だと気づいていない）けれども、観察する限りそのような情報が役に立ちそうだと思われた場合では、アプローチの方法が異なる、ということだ。

前者のタイプは、求められたとき、その場で手持ちの情報を提供することで解決する。話の内容がある程度のプライバシーへの配慮を要するならば、可能な範囲でそのような場所を探せばよい。あるいは、「このお話は周囲に人がいない場所のほうがいいように思います。ただ、残念ながらこの避難所でそんな場所は見当たりません。今、ここでお話を続けますか。それとも、少し暑いかもしれないけれど運動場を歩きながら話しますか」と相手に選択肢を委ねることで、こちらが配慮しているということを伝えることが可能となる。このようなやりとりは、信頼関係を築くのに役立つかもしれない。

難しいのは後者のケースだ。見るからに疲弊しており、顔色も悪く、足取りもおぼつかない。声は掛けたいけれど……と思った場合。「専門家の支援を必要だと思っていない」被災者に対して、「害を与えない」で関わるとするならば、世間話から始め、相手の出方を見てもいいだろう。「今日も嫌な雨が続きますね」「この避難所にどれくらいいるのですか」。相手が乗ってきたら、専門家であることは伏せ、自己紹介をしたうえで、「今、困っていることは何なのかを尋ねているのですが、どんなことに困っていますか。あり過ぎて一言では無理でしょうけれど」と。無視されることもあるだろうし、「次から次へとやって来て同じようなことを言うけれど、困っていることの解決に役に立ってくれた人はいなかったから何も言いたくない」と、キツイ言葉が返ってくる可能性も否めない。逆に、そのやりとりを契機に具体的な話が始まるかもしれない。

A　ハイリスク者への対応

明らかに様子がおかしく、ハイリスクだと思われるケースに対しては、積極的な介入が必要になる。動揺が激しい、不安が強い、じっとしていられない、孤立している、怒りのコントロールが難しい、目がうつろで焦点が定まらない、声かけに反応しない、自傷の疑いがある、などはハイリスクと見なしてよいだろう。家族や知り合いが周囲にいるならばその人に声をかけ、何が起こっているのか、どのくらいこのような状態なのかを尋ね、情報収集をしてほしい。逆に、相手が一人であったならば、誰かと一緒に声をかけるところから始めるといいだろう。ペアで関わるのは、不測の事態（相手が暴力を振るうなど）に備えるためである。ただし、相手の状態によっては二人で近づくことが脅威になる場合もあるため、一人が近づき、もう一人が遠巻きに見ているほうがよいこともあるだろう。実際の声かけは、穏やかな、ゆっくりとした声で、「こんにちは。○○のようですが、どうしたのですか」と観察した内容を伝え、自己紹介ができる雰囲気であれば名前を伝えるとよい。自分の手に余るようであれば、あるいはまったく反応がない場合は、同行している医師や看護師らに連絡をし、医療的な処置の必要性を評価してもらうほうがいいだろう。先述のPFAにもハイリスク者への関わりについての記述があるので、参考にしてほしい。

6●何を尋ねるのか

すでに述べたとおり、多くの被災者は回復のプロセスを歩む力を持っている。そこで、支援者の関わり方は、「不憫《ふびん》な被災者」ではなく、「回復の主たる担い手はあなたである」という態度を持って接することだ。もちろん、必要とする情報やスキルを被災者が獲得できるのを助けることも重要ではあるが、「あなたにはこの災害さえも乗り越える力がある」とのメッセージが伝わるようなやり方で行うことが大事なのだ。そこで、著者は以下の三つの、「安全」「現在の問題とその解決方法」「対処方法」にまつわる被災者自身の考えを尋ねている。

(1) 安全だと感じているか。そうでないならば、何がどうなれば「今よりも安全だ」と感じられるようになるのか

被災直後であれ、PTSDの診断がついた後であれ、回復の第一歩は安全だと「感じられる・思える」ことである。それにはまず、物理的な**ほどほど**の安全感が確保されなければならない。それができてはじめて、心理的な安心感が満たされるのである。残念ながら100%の安全を保障することは不可能であるため、「ほどほど」

という部分を強調したい。

余震が続く被災地でも、「自分がいる建物は余震に耐えられる」と思えたら、余震のたびに感じていた身体の反応も和らいでいくだろう。あるいは、建物が頑丈であったとしても、独りでいると安全だと感じられない人もいるかもしれない。余震が起こるたびに、一緒に怖さを共有することができることでしか、「今よりも安全だ」と感じられない場合もある。逆に、水害被害後、住宅は再建されてもいまだに裏山の整備が十分にされず、大雨が降れば土砂崩れが起こる危険性が高いならば、安全感は回復されず、雨の予報を見るために不安が高まるのは当然で、物理的な安全対策が取られなければならない。

同様のことは支援者にもいえる。その被災地に入っても自分はほどほどの安全感を持ちながら支援を提供できるのか、と自問し、その対策を講じたうえで、現地に行くかどうかの判断をすることをお勧めする。地震ならば余震、火山噴火では有毒ガス、水害被害の場合は土砂崩れや伝染病などの恐れがある。

筆者は、２００４年12月26日にスマトラ島沖で発生した地震と津波被害の１カ月後に、現地へ入った経験がある。ＪＩＣＡの緊急援助隊で「こころのケアチーム」が初めて派遣されたミッションで、現地でのこころのケアに関するニーズを拾い上げてくるのが目的だった。被災地で聞き取りを行い、報告書をまとめた夜、これまで体験したことがない下痢に襲われた。後で知るところの渡航者下痢症だった。胃も腸も空っぽな状態だったが、水を飲み込んだ途端、トイレに走らずにはいられない。悲惨だった。飲食には細心の注意を払っていただけにショックも大きかったが、他の隊員にも同様の症状が見られた。幸い感染対策チームの専門家も同宿舎だったため、すぐに必要な処置をしてもらえたが、帰国後１カ月、身体の調子は万全ではなかった。予防薬を服薬することで回避できた症状だったようだが、残念ながらそのような知識は持ち合わせていなかった。心身の安全を守ると同時に、周囲に迷惑をかけないという意味でも、教訓となる体験だった。

（2）今、一番困っていることは何か。その問題を解決するために試してみたことは。困っていることを解決するために自分ができることは、ほかに何があると思うのか。自分ができることをするために必要なことは何だと思うか。

災害後、「今、困っていること」は刻々と変化し、その内容は多種多様である。被災後のストレスで大きな要因となるのは、生活の変化だ。避難所では安全に遊ぶ場所がなく、子どもが（そして保護者も）イライラしている。子どもの夜泣きで周囲の人に迷惑をかけているのではないかと心配だ、隣の人がせき込むので寝られない、老眼鏡が壊れてしまったので紙ベースの情報が配布されても読めない、などである。

また、排泄にまつわる問題も生じる。阪神淡路大震災でのことだが、「自分は専門家なので、こころのケアができます。ですので子どもたちを集めてください」と避難所にやって来た人に対して、「今困っているのはトイレが汚れ、利用を渋る人がいることです。子どもたちのこころのケアよりも、トイレ掃除をしてもらえるほうが助かります」と避難所のリーダーが答えたところ、「それは自分の仕事ではない」と断った人と、「そちらのほうが重要な問題ですね」と引き受けた人がいたと聞く。２００４年10月に兵庫県を襲った台風23号では、床下・床上浸水を経験したお年寄りの多くが、避難所ではなく自宅家屋に残ることを選んだ。後にわかったことだが、お年寄りの多くは自宅1階にあるトイレを頻繁に利用するには足腰に自信がなかったので、トイレに行く回数を減らすために水分の摂取を極端に控えていたそうだ。せっかく助かった命も脱水症状を起こして入院しては意味がないのだが、お年寄りにとっては避難所よりは自宅での生活を望むという、切実で、現実的な問題である。

「その問題を解決するために試してみたことは何か」と問う理由は、被災者の力を知ることと、すでに試したことが何であるかわかっていたほうが、対応策を一緒に考える際に無駄を省けるからである。支援者は、相手に対して何でも回答を提示しなければならない、と気負いがちだ。とくに、相手がお年寄りや「被災者」であったならば、より一層の注意が必要であろう。どれほど弱々しく見えたとしても、彼らにもこれまでの人生経験や知恵が備わっており、自分で解決する力があるのだ。

被災直後の動揺は、その後の回復予後を予測する要因として知られており、被災渦中からその後、動揺が激しければ激しいほど、反応も強く、複雑化し、長期化すると指摘されている。今困っていることは、被災後の二次的なストレスかもしれないし、被災体験から生じるストレス反応かもしれないが、どちらにしても、彼らが体験する困ったことを自らが解決できるように支援し、心的な動揺へも対応できるようにすることが、私たち援助者の役目なのだ。

(3) この状況にどのように対処しているのか。どんなことが役に立っているのか。また、自分が役に立つと思えることをするために必要なことは何なのか。

【何もやっていない、と答えた場合】

過去、大変な状況に見舞われた際、どうやって乗り越えましたか。また、何が役に立ちましたか。あなたの周りの人はどうやって乗り越えていましたか。

これらの質問は、「あなたには困難に対処する力がある」という前提に則って発せられる。人には何らかの資源があり、過去の経験がある。自分自身のものでなくても、その人の周りに大変な状況を乗り越えた人がいたことがあるはずだ。被災者にそれらの記憶を思い出してもらいたい。しかし、被災者が利用している対処方法のなかには、決して健全とは言い難いものもあるかもしれない。たとえば、飲酒。阪神淡路大震災後、仮設住宅敷地内にお酒の自動販売機が設置され、仕事も家族も失った人がお酒で体を壊し、亡くなったケースは少なくない。回避や諦めなどが被災者の内なる力を阻んでいることもある。そのような場合は、そういった気持ちに共感をしながら寄り添うことで関係性を築くことのほうが、健康的な対処方法を押し付けるよりもよいだろう。

同時に、今の対処方法が、長期的には決して良いものではないことも伝える必要がある。「○○（例、お酒）を長い間使い続けると、あまり良い影響がないように思います。あなた自身もそんなことは十分おわかりのように思います。しかし、それでも使わざるを得ないのはどんな理由からですか」という言い方であったならば、相手に罪の意識を抱かせずに、不健全な対処方法がその人にとってどんな利益をもたらしているのかがわかる。そして、同じ目的を達成できる他の方法を一緒に考えてみることで、代替案が見つかるかもしれない。

7●何を伝えるのか

何を伝えるのかは時期によって異なる。たとえば、災害直後は、生活に関連した実際的な情報が重要視される。阪神淡路大震災でも、筆者が暮らしていた地区は半壊程度の被害ですんだ。しかし、ライフラインの水とガスの供給がストップしていたため、最初の数週間、水汲みの回数によってその他の日課が決まった。次の食事がいつになるかわからないなか、ストレス反応について教えてもらうよりは、「今、困っていることをどう解決するのか」に関する情報提供が、被災者の生活安定、ひいてはこころの安定につながるのだ。水を効率よく運ぶにはどのような方法があるのか、次の配給がいつどこであるのか、自衛隊が開放するお風呂はいつなのか、医師に診察してもらいたいときはどこに行けばいいのか、住宅ローンの支払いを延ばしてもらうにはどうしたらいいのか、身分証明書を発行してもらうにはどこに行けばいいのかなど、生活に密着した情報の収集方法や具体的な情報提供そのものが、この時期での心理教育といえるだろう。

被災者が安心だと感じられない限り、心理教育の王道だと思われている「ストレス反応」について伝えたところで、その情報は彼らに浸透しない。ただ、余震のたびに、「びくびくする自分はおかしいのだろうか」と恥ずかしく、あるいはとても不安に思っている人には、ストレス反応の知識が、自分の状態を理解し自責や不安を緩和するのに役立つ場合もある。大切なのは、今目の前にいる人が、被災したために抱えているストレスの源が何であり、それを解決するために必要な情報は何であるのかを見極めて、提供することなのだ。

では、先述の態度を持って具体的に何を伝える必要があるのだろうか。当然、それは相手が何を求めているのかによって決まる。しかし、その情報やスキルが何であれ、目標としているのは安全や安心感や有能感の回復であり、苦痛の軽減である。そこで、ここでは、ストレス反応に関する基本的な情報と、それへの対処方法を記す。

A　ストレス反応に関する基礎的な情報

（1）回復までの流れ

被災者にストレス反応について伝える際、回復までの経過、ストレス反応、そして対処法の三つをセットにしている。**図7－1**に回復までの経過を示す。筆者は、実際にこの図を描きながら説明している。

回復には三つの段階があり、被災直後の「衝撃・ハネムーン」、次いで「幻滅」、最後に「復興・回復」となる。衝撃・ハネムーン期には、自分の身に起こったことが何なのかを理解することが難しい、あるいは「こんなことが起こるわけがない」「うそだ」などの否認が強く働く。これは、自分の身に起こったことをそのまま体験してしまうと、あまりのショックで心が潰れてしまうことを予防する、防衛機能が働くからである。よって、ただ生きていられることだけで十分だと思い、躁的な気分を体験する。この時期、大切な人を亡くしても悲しみ

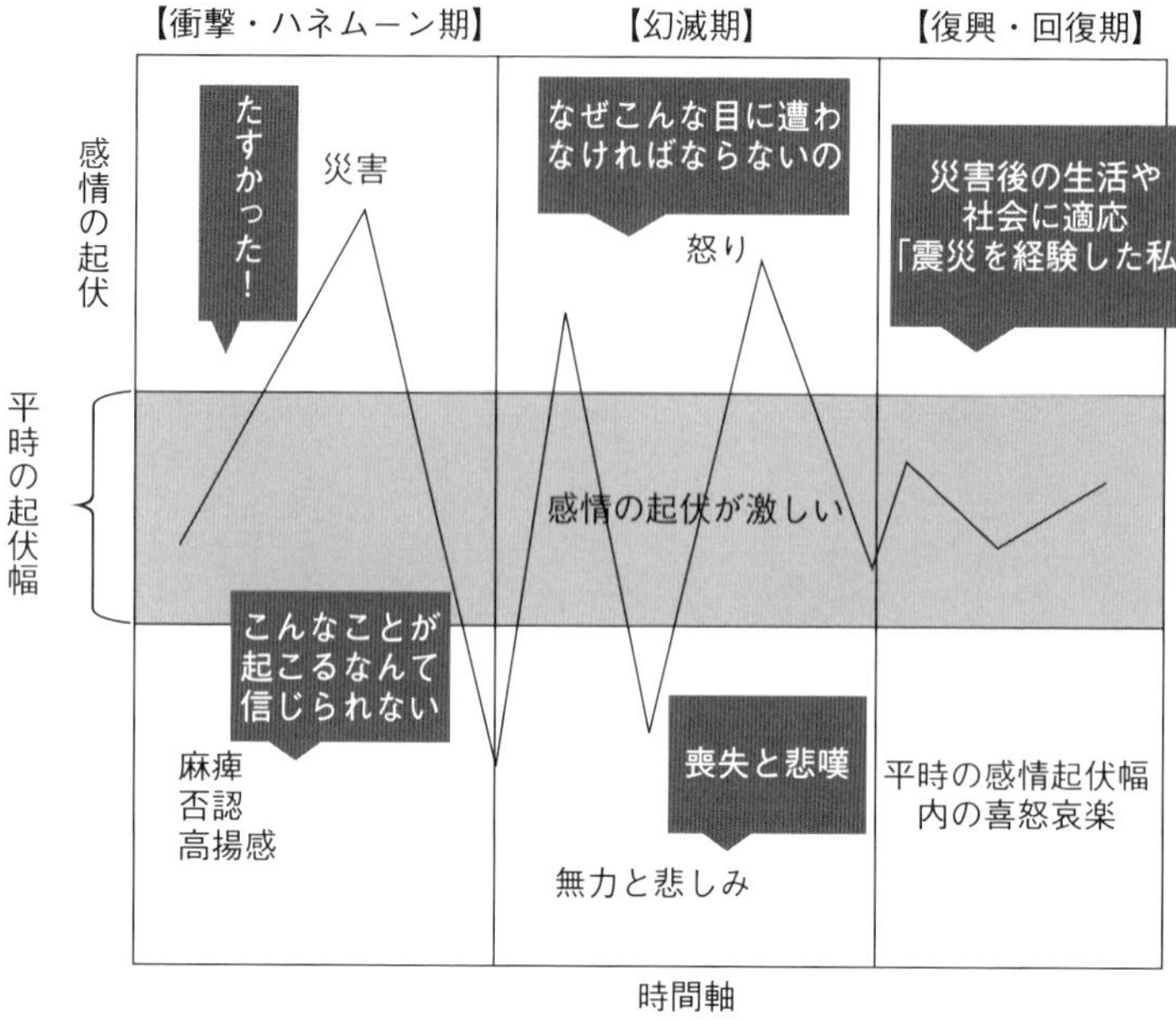

図 7-1　回復までの経過（ラファエル『災害の襲うとき』石丸正訳、1995 年、p.21 改変）

を感じないこともある。感情が麻痺しているわけだから当然である。しかし、後にこの時期のことを思い出して、「自分は冷たい人間だ」と自責の念に駆られる人がいるので、十分な説明が必要だ。

その次の「幻滅期」は、現実を認識する段階で、心を守るために発動されていた防衛が取り除かれ、自分の身に何が起こったのかが理解できるようになる。喪失の実感、現実感の回復が起こり、被災者は様々な感情を体験する。怒りと無力感はその典型で、この二つの感情はコインの裏表である。この時期、被災者の気分は浮き沈みが激しく、自分でも感情のコントロールが効かず、困惑することが多い。

そして、最後が「復興・回復期」で、災害後の自分、生活、環境への適応が始まる。被災前と後の自分は別人であり、その経験によってプラスとマイナスの影響を受けているとの理解に達する。言い換えると、訳もわからず怖かったことが、「洪水被害の体験があるので雨の音が怖い」など、自分の経験を被災者としての体験を通して理解できるようになり、恐怖に対して健康的な対処策が取れ、情緒的な喜怒哀楽も平常時の範囲内に収まるようになる。

この三つの段階を通過するのに必要な時間は千差万別であり、家族のなかでも個人差がある。衝撃期にいる時間が数分の人もいれば、数日から数ヵ月の人もいる。このような個人差が家族内での衝突を生む。たとえば、被災の過程で家族を失った場合、短期間で復興期まで到達した（ように見える）人にしてみれば、他の人が衝撃、あるいは幻滅期にいることに耐えられなくなるかもしれない。「いつまでそんな状態でいるつもりなんだ」「前に進むしかないだろう」「泣いても○○は戻って来ないんだ」などのセリフは、修復が不可能なくらいの傷つきをもたらす。災害後、離婚する夫婦が増える理由のひとつかもしれない。

次の段階に進むには前の段階を通らなければならないが、一度通過すれば後戻りがないわけではない。記念日反応はその好例で、被災体験と似たような災害を伝えるニュースやドラマが引き金となることもある。つまり、復興期まで到達していた人でも、幻滅期に体験していたのと同じような感情が戻ってきたり、当時の記憶が鮮明に蘇《よみがえ》ってきたりすることがある。しかし、いったん復興期まで到達したことがあれば、後戻りしたように感じても次の段階に進むのは、最初と比べると速い。

(2) ストレス反応

ストレス反応については、すでに多くの情報があるため割愛する。巻末資料4の「ストレス反応とその対策」は、阪神淡路大震災時に既存の資料をもとに作成し、その後も自然災害以外のトラウマ出来事後にも使用している配布物である。身体、思考、感情、行動面に見られる影響のいくつかを列挙し、対処策、家族ができることを簡単にまとめ、専門機関の連絡先をA４判の大きさの紙の表裏に印刷してある。

B　対処方法

次に、誰でも習得、実践できる対処策を六つ示す。強い恐怖、激しい怒り、大きな不安や悩みを抱えたとき、交感神経（別名「昼の神経」）が過度に緊張し、副交感神経（別名「夜の神経」）の働きが低下する。結果、身体は緊張し、血流や内臓の動きも悪くなり、リラックスするのが難しくなる。常に緊張状態にいると疲れはたまり、頭の回転も悪くなる。さらに、不安や緊張はストレス反応を長引かせる。そのためにも、リラックス状態を促す技術を伝えることが望ましい。

(1) 丹田呼吸法

副交感神経を優位にし、内臓を活発にさせ、セロトニンの分泌の活性化、お腹の血液が脳に送り込まれるため脳の働きも良くなる。この二つの神経のバランスを回復させるために、腹式呼吸が有効であることもある。

ここでご紹介するのは丹田呼吸法という腹式呼吸で、へその下（丹田）に意識を向け、鼻から吸い込み、口から吐き出す。息を吸うと交感神経、吐くと副交感神経が優位になるように人間の体は作られているため、吐き出す時間を吸い込む時間より長くすることがポイントとなる。通常、１から10を１サイクルと考え、１から３にかけ鼻から吸い込み、お腹をいっぱいにする。そして、４で一時停止し、５から10にかけ、口から細く長くゆっくり吐き出す。大切なのはできるだけゆっくり呼吸をすること。こうすることで、リラックスしている状態を人工的に作り出すことが可能になる。身体は疲れているのに眠れない場合などに役立つ。また、トラウマ体験の引き金により気持ちが動揺したとき、この呼吸法を使い、リラックスを促し、不安から抜け出しやすくなる。

（2）安全な場所のイメージ

呼吸法にイメージを追加し、一層の安定化を促すこともある。ここでは「安全な場所」というイメージを使う。安全な場所のイメージとは、その場所にいることを想像するだけで身体の緊張が解け、心が軽くなる場所のことだ。実際に行ったことがある場所が望ましいが、それが思いつかない場合は、映画や想像上の場所でもかまわない。

まず、その場所を描写してもらう。「目を閉じて、その場所を思い出してください。そのイメージが鮮明に思い浮かんだら、その場所を知らない私にも情景が見えるくらいに、詳しく説明してください。何が見え、どんな音がして、何か匂いがありますか。肌に何かが当たる感覚はあるのでしょうか。その場所にいるとどんな気持ちがしますか。そして、それを一番強く感じるのは身体のどの部分ですか」。ペットや子どもと一緒にいる場面、趣味のガーデニングや畑仕事、好きな車やバイクに乗っているところ、温泉でくつろいでいるところ、自然と触れ合っている体験、自室の布団の中と答える人もいる。大切なのは、その場所を想起するとリラックスした身体感覚が蘇るということだ。このイメージに名前を付け、それを手がかり語に、眠れないとき、不安が出てきたときに、想起できるように練習してもらう。子どもを対象にする場合は、「楽しい（嬉しい・幸せな）場所」「大好きな場所・物」などが該当する。

当然のことだが、イメージだけでリラックスできることは到底あり得ない。しかし、自分の状態をほんの少しでも変えることができるという実体験は、コントロール感の再取得という意味において重要だ。

(3) 睡眠の重要性

質の高い睡眠は、人間の健康にとって不可欠である。個人が必要とする睡眠時間が30分削られると、翌日注意は散漫になり、1時間削られることが3日続くと、その人の情緒的な安定は崩れる。結果、イライラしやすく攻撃的になり、曖昧な状況下での不安が必要以上に高まり、思考力や判断力が低下する。ただ、睡眠は時間ではなくその質が重要だ。睡眠には二つのタイプ、ノンレム睡眠（深い眠り）とレム睡眠（浅い眠り）がある。通常、眠りに落ちて最初の3時間は深い睡眠で、残りの睡眠は、90分サイクルで浅い睡眠と深い睡眠が繰り返される。浅い睡眠とは身体は寝ているが脳は起きている状態、深い睡眠は脳のスイッチも切れている状態で、このときに、脳にたまった疲労物質が分解され、エネルギーの補充が行われる。つまり、どれだけ睡眠時間が長くても、深い眠りが確保されなければ脳は休めず、疲れが取れない。長時間寝ても起きたときのほうが寝る前より疲れたと感じることがあるのは、深い眠りが十分でないためだと思われる。

また、夢、それも悪夢ばかりを見る睡眠も、浅い睡眠が増え、睡眠の質が悪くなっているからだと考えられている。悪夢が続くと、十分な休息にならないことに加え、眠ること自体が怖く（嫌に）なり、悪循環に陥る。質の高い睡眠が取れないことが1週間から10日続く場合は、眠りのサイクルを正し、困難な状況下で情緒的な安定を得るためにも、医師に睡眠薬等を処方してもらうことを積極的に考えるべきだ。

加えて、不眠の種類によって、不安症状とうつ症状のどちらが強いかがわかる。入眠困難が見られる場合は不安の要素が、早期覚醒が強い場合はうつの要素が強いことが研究で示唆されている。また、うつからの回復時、睡眠の問題がない場合、回復予後は良いが、一見回復しているように見えても睡眠に問題がある場合は、必ず再発があることも知られている。

（4）運動の効果

軽い不安やうつ状態は、運動によって緩和されることが報告されている。ここでいう運動は長時間行う必要はなく、激しい運動である必要もない。先行研究によると、歌を歌うにはしんどいが話すには問題ない程度の負荷を、1回につき20分から30分、週に3回行うことで状態が改善されるそうだ。早歩きから軽いジョギングなど選択肢の幅は広く、被災後の生活でも取り入れることができるだろう。ただし、個人が楽しいと感じるタイプの運動であることが望ましい。また、運動の効果について行われた大半の研究は、個人で行う運動よりも集団で行うほうが効果が高いことを示唆している。グループで行うことで支えや励ましなどの交流が生まれることが、理由なのかもしれない。

（5）反芻《はんすう》よりは行動

物事を長い間繰り返し考えることを「反芻」というが、否定的な内容を反芻することで、うつ状態の持続と重篤化がもたらされる。PTSDとうつが併存するケースは多く、うつによって自殺企図の可能性も増える。それゆえ、反芻する代わりにできることを考えてもらう。たとえば、気晴らし。行動療法の分野には否定的な自動思考を止めるための様々な方策があるので、それらを参考にするのもよいであろう。加えて、被災者本人に、「嫌なことを思い出したときに、ちょっとでもそこから気持ちを逸らせることができる方法は何だろう」と尋ねることもいい。歌を歌う、深呼吸をする、身体を動かす、好きな匂いを嗅ぐ、音楽を聴く。嫌な考えに圧倒されたり、支配されたりするのではなく、短時間の効果しかないかもしれないが自分にはできることがある、という体験を積み重ねることが大切だ。

ただ、気逸らししかできなくなっても困るので、以下のような質問をすることもある。「その嫌な記憶や考えが頭から出ていったならば、その代わりに何をしているでしょう」。この質問に対する回答を、すぐさま100%実行することはできないかもしれない。しかし、どうせ何かをするのならば、自分が望む状態に近づける行動であったほうが、実行のための努力もなされると思われる。

(6) 防災知識

防災の知識が被災者の安心感や有能感を高めるのに役立つこともある。2008年の四川大地震後、親を亡くした震災孤児のなかには、地域の復興が整うまで姉妹都市で生活をしているケースがある。あれから数年が経過し、この子どもたちが被災地に戻る時期に来ているようで、「彼らのこころの準備をするために何をすればいいのか」という質問が、現地の専門家や教育関係者からあがることが増えた。そのようなときに提案をしていることのひとつが、地震(あるいは地震以外の災害)の仕組みとその予防についての基礎的な知識を教える、いわゆる、防災教育である。

日本では、地震の揺れを表示する「震度階級」は気象庁によって定められており、震度0から7までの10段階で、震度5と6にはそれぞれ弱と強がある。震度5強までは行動が可能であるが、6弱からは動くことがほぼ不可能になる(気象庁　震度の階級「震度の揺れ等の階級」http://www.jma.go.jp/jma/kishou/know/shindo/shindokai.html)。マグニチュード7・3を記録した阪神淡路大地震によって死亡した人の91%は、発災後の15分以内だったといわれている。また、『警察白書』によると、地震の死因の88%は倒壊によるもので、火災で亡くなるのは死亡者の10%だったとの報告がある。つまり、直下型の場合、死亡者の多くは、地震によって倒壊したビルや倒れた家具などの下敷きになって亡くなることが、圧倒的に多いことがわかる。よって、大地震から身を守るためにまずしなければならないのは、物の下敷きにならないことだ。家具や家電を固定することで身を守るのである。ただし、自分がいる建物が倒壊しない、というのが前提だが。

まとめると、地震に対する防災対策は大きく二つに分けることができる。まず、震度5強までの行動可能な揺れに対しては、避難訓練が重要になる。しかし、6弱以上の揺れに対しては、建物が耐震や免震構造になっているかが生死を分けることになるため、社会構造への働きかけが必須であるのも事実だ。どこまで説明をするかについては議論があるところだが、基本は、被災者に自分の身を守るためにできることが何であるのかを伝えることだろう。

心理教育の一環として提供できる情報のいくつかを羅列した。しかし、このような情報を、どの時点で、どこまで被災者に伝えるべきであるかは、臨床的な判断が必要とされる。判断に迷ったときには、「害を与えない」「苦痛が軽減される」「安定が促される」のどれかに当てはまるかどうかを自問するとよいかもしれない。また、チームで活動する際の利点は、困ったときに相談できる相手がいる、ということだ。わからないときには是非、チームのメンバーと話し合い、現時点でできる最良のことをしてほしい。

8●どう伝えるのか

では、これらの情報をどう伝えればよいのだろうか。対象人数、年齢、被災者の動機によっても変わる。診療所などの医療機関であれば、主たる対象者は個人であることが多く、専門家のホームグラウンドで介入が行われる。反対に、地域を巻き込んだ自然災害の場合、アウトリーチは必須で、避難所や仮設住宅に出向いて行き、その場で情報提供が行われることが多いだろう。その際には、年齢に合わせた言葉遣いも考慮しなければならない。たとえば、高齢者に接するときは、低く、ゆっくりとした口調で、カタカナ言葉を極力避け、短い文章で話すと伝わりやすい。

また、対象者に合わせて情報の「包装」も変える必要がある。先述のとおり、多くの被災者は自分にはこころのケアは必要ないと考え、たとえ予防目的であったとしても、精神科医や臨床心理士などの「こころの専門家」が提供する情報を必要だとは思わない傾向にある。そのような状況下で、本当は当事者として参加してほしいが「自分には必要ない」と考える人にどう情報を提供するのかは、専門家の腕の見せどころだ。過去の災害では、避難所や仮設住宅の集会所を使い、茶話会や健康相談という名目で住民の心理的な状態を観察し、適宜、必要だと思われる「心理的」な情報も提供するという方法を取っていた。そして、研修会などのタイトルにも工夫を凝らした。親が自分のしんどさや被災影響について理解を深めるための場を設けたいと思っても、自分のことは後回しにしがちな親を集めるためには、「子どもためのこころのケア」というタイトルで保護者を募ったこともあった。

動機が高い人を対象にした研修や情報提供であっても、雰囲気作りは大切である。筆者は阪神・淡路大震災当時、出前方式のワークショップを数多く行った。その際、なるべく笑いが起こるように心を砕いた。ワークショップでは、自己紹介と会の目的を伝えた後、先述の回復までのプロセスを板書しながら説明し、実話を交えながらストレス反応を紹介した。たとえば、ストレス反応の「物忘れ」では、「このような災害を体験した後は、しばらくのあいだ、自宅の電話番号、知り合いの顔や名前をド忘れする、ということがあります。最近、こんな話を聞きました。道で自分の名前を呼ぶ声がするのでそちらを振り向いたけれど、そこには見覚えのない女性がいるだけ。『誰だろう』と考えていると、『私よ、田中よ』と言われた。知り合いの田中さんの声と似ているが、そこにいる人と田中さんとは似ても似つかない。『どういうこと？ この人は一体だれ？』と困惑していると、『わからへんよね、化粧していないから』と言われ、眉毛がないだけで人の印象はこんなにも変わるのか、と二人して大笑いをした」。

このように本当にあった笑える話を随所に挿入し、笑いの機会を積極的に取り入れた。そして、ストレス反応のいくつかを紹介した後は、話したい人は隣に座っている人と、自分の震災体験とストレス反応、そしてストレス反応への対応策を話してもらう時間を設けた。すると、参加者は機関銃のように話し、会場は涙と笑い声で溢《あふ》れた。最後にはグループ全体でいくつかの対処方法を分かち合い、約1時間半から2時間のワークショップとしていた。終了後に寄せられた感想の多くには、「久しぶりにお腹の底から笑った」「こんな時だからこそ笑いが必要だ」などが含まれていた。ストレスからの影響を緩和するには、笑いが重要な役目を担っていることが知られている。時と場合を見極める必要はあるが、是非とも笑いが起きるような工夫をしていただきたい。

9 ● 支援者のケア

最後に、支援する側のケアについて簡単に述べる。自分が生活する地域が災害に巻き込まれた場合は、自分ができることをできる範囲で淡々と行うしかない。災害の規模が大きければ大きいほど、外部から入ってくる支援も多くなる。すると、彼らのペースに巻き込まれ、何が現実的で地域のニーズに即したことなのかが、わからなくなる。しかし、そのような外部からの支援はあっと言う間に去っていき、その後のことは地域の専門家に任される。地域を巻き込んだ災害は息の長い支援が必要とされる。そのためには、最初から飛ばしすぎないことであるる。自分にできることを細々ではあっても続けて行くことのほうが、ずっと難しいのだから。

次に、外部から被災地に入る際、とくに行くかどうかの選択肢がある場合は、以下のことを自問したうえで、現地入りするか否かを決めてほしい。同時に、組織として職員を送り出す側にいる場合、是非、（2）から（4）について検討したうえで、選別してもらいたい。

（1）なぜ、この支援活動に加わりたいと思っているのか。
（2）今、家族や職場に問題はないか（たとえば、小さな子どもがいる、妊娠中の妻がいるなど）。
（3）自分は肉体的、精神的に耐えられる状態にあるのか。
（4）この被災現場で活動するにあたり、物理的・精神的に安全だと感じられるのか。

また、被災地においては以下に注意してほしい。

（1）定期的な休憩を取る（「周りが働いているのだから休むなんてできない」と思うこと自体、すでに冷静な判断ができなくなっている証拠）。
（2）チームで行動し、一日の終わりにはその日に湧き出てきた感情を吐き出す場を設ける（たとえば、一日の活動報告をする場、信頼できるチームの仲間に活動を通じて感じたこと、考えたことを安心して語れる場）。
（3）少量の食事を定期的に取り、甘いものやカフェインの取り過ぎには注意をする。
（4）被災地外にいる家族や友人と連絡を取る。

そして、被災地から戻った後は、緊張が解けるまで数日かかることを肝に銘じ、以下を心がける。

（1）快眠、快食、快便を目指す。
（2）快く送り出してくれた家族をねぎらう。
（3）不在時に仕事をカバーしてくれた同僚に感謝する。
（4）自分の体験を分かち合える場所を見つける。

どの項目も詳細な説明は必要ないと思われるので省略するが、被災地での活動は短期間でもプラスとマイナスの両方の影響を及ぼす、ということを理解しておくことが重要だ。

10●おわりに

トラウマ臨床を行う際に常に気をつけていることは、「害を与えないこと」である。私たち専門家が介入することで、被災者の傷に塩を擦り込むようなことは避けなければならない。また、元々備わっている健康へ向かう力をどうやって引き出し、被災者が自らの足で回復の道を歩めるようにするには、私たちがどう関わればいいのか。これらの概念を自然災害時の被災者との関わりに持ち込むと、本章ができあがった。

また、ここに書かれていることは、多くの体験や同僚らとの関わりから生まれたものでもある。この章は一昨年の11月に脱稿したものだったが、東日本大震災が起こり、急遽《きゅうきょ》、加筆することとなった。それをするにあたり、被災地での経験がそれほどない若手の臨床心理士や精神保健福祉士の同僚に原稿を読んでもらい、多くの示唆を受けた。彼らに感謝の意を捧げたい。

〈文　献〉

• 兵庫県こころのケアセンター「サイコロジカル・ファーストエイド実施の手引き（ＰＤＦファイル「ＰＦA完全版付録含む」）」〈http://www.j-hits.org/psychological/index.html〉

• Raphael, B. (1986) *When disaster strike: How individuals and communities cope with catastrophe*. Basic Books.（石丸　正訳『災害の襲うとき――カタストロフィの精神医学』みすず書房、一九九五年）

• Rothbaum, B. O., Foa, E. B., Riggs, D. S., Murdock, T., & Walsh, W. (1992) A prospective examination of post-traumatic stress disorder in rape victims. *Journal of Traumatic Stress*, **5**, 455-475.

• Yapko, M. D. (2009) *Depression is contagious-how the most common mood disorder is spreading around the world and how to stop it*. New York: Free Press.

第8章　救援者のトラウマと心理教育

防衛医科大学校精神科学講座　重村　淳

1●はじめに――救援者の業務とは

救援業務は、重大な責務とともに過酷な労働環境に曝《さら》され、被災者・遺族・遺体などと関わる、精神的にも身体的にも負担が大変強い職務である。救援においては、情報が錯綜《さくそう》したり指揮系統が混乱したりするなか、迅速な判断・対応を求められる。救援者が身を粉にして任務に没頭する場合も珍しくないが、その結果、業務は量・質ともに膨大となり、容易に過重労働となりうる。救援者に対する社会的期待は多大で、メディアの注目も浴び、強い使命感や責任感が求められる。救援者の居住地域で発生する災害の場合は、救援者自身が被災者でありながらも、自分の家族を省みる時間も惜しんで救援活動に勤《いそ》しむ場合もありうる。

また、救援者は第一対応者（first responder）として惨状の最前線に立ち、救援者の身にも強い危険が生じうる。これは、核・生物・化学（Nuclear-Bio-Chemical: NBC）兵器を用いたテロリズムや感染性疾患において、とりわけ大

表8-1　救援者における業務上の特徴

- 著しいストレス（惨事ストレス）を感じうる業務性質
- 最前線・第一対応者としての対応
- 二次災害・殉職の危険性
- 惨状の体験・目撃
- 遺体との関わり
- 遺族との関わり、死の告知の実施、立会い
- 自分自身が被災者である場合がある
- 混乱した状況のなか、迅速な対応を求められる
- 過重労働に陥りやすい
- 社会的な責任が大きい
- 「弱音」を語りづらい職場風土

きな問題となる。たとえば、地下鉄サリン事件の際には、第一対応者となった地下鉄職員が殉職したほか、医療関係者への二次曝露も報告された（Nozaki et al., 1995）。２００３年に世界各地での感染拡大が起こったＳＡＲＳ（重症急性呼吸器症候群）では、医療従事者への感染が深刻な問題となり、カナダ・トロントの救急病院でＳＡＲＳ患者に関わった看護師32人のうち、８人がＳＡＲＳに感染した（Loeb et al., 2004）。

このように救援作業では、最悪の場合は殉職にまで至る一方で、弱音を吐きづらい職業気質、心のケアへの抵抗や偏見、キャリアへの不都合を恐れて不調を語りづらい傾向がある。（表８－１）

救援者たちは職業的訓練を積み重ねていて、ストレス体験を受けることが職業人としての成長・成熟につながることも事実である。その結果、一般市民と比べると、様々な状況における対応能力が高くなっている。しかし、対処可能なレベルを超えた状況になると、救援者にかかるストレスは強まり、ときにはトラウマを引き起こすほどに甚大となりうる。このような救援者特有のストレスは、惨事ストレス（critical incident stress）と呼ばれている。惨事ストレスは、災害救援などの非日常的な活動によって生じる場

表8-2　惨事ストレスを受けうる業種

消防士
警察官
海上保安官
自衛隊員・軍隊員
医療・福祉関係者
行政職員
遺体関連業務従事者
救援ボランティア

合もあるし、消防士・警察官など、日常業務を通じて経験する場合もある。惨事ストレスを経験しうる代表的な職種を**表8－2**にまとめた。

2●救援者のメンタルヘルス

人は、強いストレスを経験しても、そこから自然に回復したり（復元力、レジリエンス）、成長したりする力（posttraumatic growth）を有している（Newby et al., 2005）。すなわち、惨事ストレスを経験した救援者がすべて精神障害へと至るわけではなく、ごく一部にとどまる（Norris, 2002b）。過去の研究では、救援者におけるPTSD発症の割合は10～40％台とまちまちだが、これは活動の詳細、対象者、調査時期、調査方法などの違いによる調査間でのばらつきが大きいゆえである。2001年9月11日のニューヨーク市世界貿易センター・テロの救援者を対象とした大規模調査によると、テロの2～3年後の時点において、救援者2万8962人のPTSD有病率は12・4％だった。有病率は、警察官6・2％、消防士12・2％、医療者11・6％、建築関係者17・8％、団体に所属していないボランティア21・2％、など職種によって差が見られ、救援活動が日常業務と関連性が薄い職種において高率になる傾向が見られた。すなわち、救援活動の経験や訓

表 8-3　救援者のトラウマ反応出現の危険因子

若年齢

女性

精神障害の既往

経験・訓練の少なさ

低い職位

幹部職

過重労働

危険への遭遇

殉職の遭遇

遺体関連業務への従事

乏しい社会サポート

（Fullerton et al., 1992; 2004; 2006; McCarroll et al., 1993; 1996; McFarlane & Papay, 1992; Norris, 2002a, b; North et al., 1999; Perrin et al., 2007; Ursano et al., 1999）

練が少ない群がＰＴＳＤになりやすかった（Perrin, 2007）。

救援者の心理社会的影響は、ＡＳＤ・ＰＴＳＤなどのストレス関連障害に限らず、うつ病などの気分障害、恐怖症などの不安障害、物質依存などを含む（McFarlane & Papay, 1992; North et al., 2002）。米国スーシティでの飛行機墜落事故に携わった救援者２０７人の追跡調査では、全体の41％の者が精神障害（ＡＳＤ、ＰＴＳＤ、うつ病のいずれか）を経験していた。また、救援直後のＡＳＤが後のＰＴＳＤ・うつ病の出現と関連していた（Fullerton et al., 2004）。救援者への影響は長期にわたって続く場合がある。オーストラリアの森山火事で消火活動に携わった消防士を7年後追跡した調査では、一部の消防士でＰＴＳＤ症状が慢性的に続き、うつ病や恐怖症など、他の精神障害の合併が多く見られた（McFarlane & Papay, 1992）。

救援者のストレス反応が高まる要因は、これまでの幾多の研究によって判明されている。１９８８年８月、ドイツ・ラムシュタイン米空軍基地で起きた航空ショー中の飛行機事故は、パイロット・観客合わせて70人が死亡、300人以上が重傷を負う大惨事となった。この事故の救援活動に携わった米国軍の医療関係者355人を長期的に調べたところ、PTSDになりやすい群は、学歴が低い者、熱傷患者と関わった者、事故直後に情動麻痺を自覚した者、事故後6カ月以内にストレスフルなライフ・イベントを経験した者だった（Epstein et al., 1998）。そのほか、過去の研究で報告された因子を**表8-3**にまとめた（Fullerton et al., 1992; 2004; 2006; McCarroll et al., 1993; 1996; McFarlane & Papay, 1992; Norris et al., 2002b; North et al., 1999; Perrin et al., 2007; Ursano et al., 1999）。

3●日本における惨事ストレス研究

日本においてトラウマ関連障害の研究が進んだのは、1995年の阪神・淡路大震災と地下鉄サリン事件以降で、救援者の研究が並行して進んだ。わが国における救援者の惨事ストレスの代表的研究を、以下に紹介する。

A 消防隊員

阪神・淡路大震災で活動した消防隊員4223人を対象とした調査において、震災当時の勤務地が被災地内だった者では、個人的な被災の状況、惨事への曝露の度合いに加えて、住民からの苦情・非難による個人的苦悩が高いトラウマ症状に関連していた（加藤・飛鳥井、二〇〇四）。

全国の消防隊員1914人を対象とした調査では、全体の15・6％がトラウマ症状の高リスク群（改定出来事インパクト尺度［IES‐R］が25点以上）だった（畑中ら、二〇〇四）。福岡市消防隊員880人において衝撃的な災害体験の2、3カ月後の状態を調べた調査では、25・8％が「日中、何かのきっかけで災害現場の光景が目に浮かぶことがあった」と回答、睡眠障害を12・3％、「憂鬱になった、気が滅入るようになった」を10・1％の者が訴えた（古賀ら、二〇〇三）。消防隊員705人を対象とした調査（進藤、二〇〇五）では、99人（14・0％）がトラウマ症状へのリスクが高い群（IES‐Rが21点以上）だった。このうち、面接調査への同意が得られた435人にCAPS（PTSD臨床診断面接尺度）を実施したところ、3人がPTSD、3人が部分的PTSDと診断された。

殉職事故を体験した消防職員339人の研究調査では、10・6％がPTSD、20・9％がうつ病のハイリスク者であった。事故現場に出動した隊員の悲嘆反応は、待機していた職員より有意に強かった（大澤ら、二〇〇六）。

B　海上保安官

全国の海上保安官842人に実施された調査では、384人（45・6％）が、過去10年間に強いストレスを感じた事件事故に遭遇していた。また、トラウマ症状の高リスク群（IES‐Rが25点以上）は全体の13・0％で、上記の事件事故に遭遇した者のうち9・1％だった（廣川ら、二〇〇五）。

C　警察官

被害者支援活動を経験した警察官733人のうち、トラウマ症状の高リスク群は、男性で8・7％、女性は9・3％で、有意な男女差は見られなかった。その一方、とりわけ女性においては、活動回数が増えることがトラウマ症状に影響を及ぼしていた（上田、二〇〇六）。警察官623人のうち、トラウマ症状の高リスク群は、男性8・3％、女性9・0％で男女差は見られなかった。リスクが高くなる要因として、周トラウマ期の恐怖・無力感、抑うつ性、外傷的な出来事への曝露などが見られた（上田、二〇一〇）。

D　自衛隊員

スマトラ沖大地震、およびインド洋津波の被災地に派遣された自衛隊員580例を対象とした調査では、IES－Rの平均値が、自殺事例に対するアフターケア活動における隊員の平均値より有意に高かったものの、2カ月後には、ストレス症状は概ね軽減もしくは消失した。また、遺体を目撃した隊員のほうが、目撃しなかった隊員よりもトラウマ症状が高率だった（澤村ら、二〇〇六）。

シリア・イスラエル国境のゴラン高原での国連平和維持活動に携わる自衛隊員の調査では、派遣群（80人）は対照群と比べて不安がむしろ少なかったが、身体症状を強く訴える傾向があった（Kodama et al., 2000）。イラク戦争勃発後のゴラン高原部隊を比較した研究では、不安や健康度は2群間で差が見られなかったものの、勃発後は、仕事への満足度や他国軍隊との共同作業がストレス因となっていた（Sawamura et al., 2008）。

なお、国連平和維持活動に携わった世界各国の軍隊におけるPTSDの割合は、8〜15％と報告されている（Shigemura & Nomura, 2002）。

E　医療従事者

2005年4月、兵庫県で起きたJR福知山線脱線事故の救援作業にあたった医療者に対する調査では、医師22人、看護師34人において、現場での悲惨さ、トリアージにおける黒タッグ装着への思い、不全感・無力感などが主なストレス因となっていた（村上ら、二〇〇八）。

三次救急医療に従事する看護師195例を対象に実施した調査では、96・1％が職務上で衝撃的な出来事に遭遇し、なかでも小児の死がもっとも衝撃的な出来事として認識されていた。16・9％がIES－Rによるトラウマ症状のハイリスク群に該当していた（真木、二〇〇七）。

関連領域として、精神科看護師に対する調査も多数報告されている。精神科看護師124人に対する質問紙調査では、身体的暴力、言語的暴力、自殺の目撃など外傷的出来事に曝《さら》された経験のある者は全体の9割で、IES－Rによるトラウマ症状の高リスク群は14・5％だった（大岡ら、二〇〇七）。精神科病院内の自殺事例において、職員のための院内危機介入チーム（Crisis Response Team）を試行している施設もある（今村ら、二〇〇九）。

4●遺体関連業務

救援業務のなかでも、遺体関連業務はもっとも過酷な職務の一つで、救援者が受ける心的負担が著しいことが指摘されてきた（重村ら、二〇〇八）。救援活動において心的影響を受けやすい群が、遺体関連業務でもリスク

表8-4　遺体関連業務：救援者の反応に影響を与える要因

・救援者の属性
　若年齢、未経験、低職位、女性
・救援者の労働環境
・過重労働
・遺体への過剰な曝露
・遺体の性質
　慣れていない、予測していない状況での遺体の遭遇、グロテスクな遺体、損傷の激しい遺体、損傷の少ない遺体
・救援者が受ける感覚刺激（嗅覚・視覚・触覚・聴覚）
・刺激に伴う消化器症状
　嘔気、嘔吐、遺体を連想する食べ物が摂れない
・遺体・遺留品への感情移入（同一化）
　特に子どもの遺体・遺留品、殉職者

が高いことは知られているが、それに加えて、遺体関連業務特有の過酷さが新たな要因として加わってくる（表8-4）。以下にその特徴をまとめた。

A　遺体に関わる度合い

惨事ストレス体験を受けた者の反応は、ストレスに曝《さら》された者ほど大きく出る傾向がある。遺体関連業務でも同様の傾向が見られ、遺体との関わりが多いほど救援者の心理的反応が強くなる。とりわけ、大規模災害で多数の遺体を一度に目撃する状態や、長期間の作業、過重労働、二次被害の危険性は、その影響を大きくすると報告されている（Jones, 1985; McCarroll et al., 1993; 1995）。

B　遺体の性質

遺体に遭遇するとき、衝撃的な状況・予測しない状況などで心の準備ができていない場合は、視覚的刺激が与える影響がより大きい。視覚的要素として、損傷が激しくグロテスク

な遺体は強い反応を起こしうるが、損傷が少なくてまるで生きているような遺体も、その衝撃性ゆえに大きな影響を与える。嗅覚的要素として、腐敗臭・焼死体は大きな問題となるほか、嘔気・嘔吐などの消化器症状、遺体を連想させる食べ物への回避が生じうる（McCarroll et al., 1993; 1995; Ursano & McCarroll, 1994）。

C　感情移入（同一化）

救援者が遺体・遺留品に感情移入（同一化）する場合には、注意が必要である。とりわけ、子どもの遺体や遺留品、救援者の近しい人を連想する遺体や殉職者には、この問題が生じやすい。遺体の発見が遅れて犠牲者を助けられなかったことへの無力感や罪悪感も生じうる（Fullerton et al., 1992）。

5●惨事ストレス対策の実際（巻末資料3）

救援者は人々を助ける立場の集団であり、個人・組織の安全・健康が保たれることで、はじめて救援活動が可能となる。よって、惨事ストレス対策は、個人だけでなく組織として考えることが必要である。そして、個人・組織の両方のレベルにおいて、惨事ストレスが与える影響を理解したうえでの対応が求められる（Benedek et al., 2005；加藤、二〇〇九；Shigemura & Nomura, 2002；重村ら、二〇〇八；Ursano et al., 2004）（表8－5）。

表 8-5　惨事ストレス対策の原則

1. 惨事ストレスの原則を理解すること
2. 組織として惨事ストレス対策に取り組むこと
3. 惨事ストレスに対するセルフケアを行うこと

（Benedek et al., 2005；加藤, 2009；Shigemura & Nomura, 2002；重村ら, 2008；Ursano et al., 2004）

A　惨事ストレスの原則を理解すること

救援者は誰でもストレスを受け、その影響が心身に出うる職種である。すなわち、ストレス反応が「異常な事態に対する正常な反応」であることを理解することが求められる。また、多くの者はその反応から自然に回復していくこと、しかしその回復の仕方は人それぞれなのを理解することが、併せて求められる。この理解によって、ストレス反応が出ていることに対して、「自分が弱いのでは」「自分がおかしくなったのでは」という誤った引け目を持たないようにすることも肝心である。

B　組織として惨事ストレス対策に取り組むこと

救援者が惨事ストレスの影響を受けて精神障害で苦しむことは、休職・離職につながりうる。その結果、組織が弱体化したり新人の訓練に費用がかさんだりすると、その人的・経済的損失は計り知れない。「弱音を吐く人はいないはずだ」などと惨事ストレスの存在を否定するのではなく、惨事ストレスを受けうる職員がいるということを前提のうえで、「組織が職員を守る」という根本的な姿勢が重要となってくる。

ストレスの影響を受けている職員が発生した場合には、その職員を職員同士で支え合い、専門家が必要な場合に連携できる組織体制を作ることが求められる。また、それを体制として作るまでには、事前の教育・啓発が重要である。それにあたり、救援者組織内における「心のケア」への抵抗を考慮することが求められる。近年は、一般社会における精神障害への認知度が上がってはいるものの、メンタルヘルスに対する抵抗・偏見はゼロにはなり得ない。この点は、弱者・病者として扱われることを忌避する救援者にとっては、より大きな問題となりうる。

救援者組織において、職員同士が結びついて一体化しているか、意義のある重大な任務を行っているか、的確なリーダーシップのもと指揮統制が取れているかどうかは、救援者のメンタルヘルスに大きな影響を与える。これは一方で、団結力が低下したり職員のモーチベーションが下がったりすると、救援者の心に悪影響を与えうるということをも表している（加藤、二〇〇九；Norris 2002b）。

救援業務、とりわけ災害救援において、業務量は無限となりうる。曖昧《あいまい》な業務内容は過重労働につながりうること、任務への意義を見失いやすいという双方の観点から、救援者の大きな負担となりうるだろう。そのため、管理職が業務の目的・意義を明確にすることが求められる。目前の惨状が膨大な場合、救援者のできることが現場の限界を超えることは往々にしてある。このような場合には部下が無力感、不全感を感じうるが、それが救援者のせいではないこと、その際に組織としてできる範囲のことが意義深いことを、はっきりさせることは大切であろう。

管理職は、十分な事前教育・訓練を部下に提供することが望ましい。心構えや想定される事態を事前に教えることは、本番での救援者のストレスを減らすのに有用である。実際の業務にあたっては、このような訓練が少ない者、若年者、精神障害の既往のある者など、受傷の高リスク群に注意を払う業務配置が望ましいだろう。また、業務量が一部の職員に対して過剰にならないよう、配置転換を適宜行うことも求められる。不眠不休とならないように、ある一定時間で業務交替させるシフトを組むべきであろう。もし、ストレス反応が出てしまった職員が

表 8-6　管理職としての惨事ストレス対策

・組織として職員を守る姿勢を打ち出す。
・業務の目的を事前に具体的に説明する。
・事前訓練の場を設ける、チーム編成とする。
・業務のローテーションを工夫して、業務負担を調整する。
・影響を受けやすい群（若年者、未経験者、女性）を同定し留意する。
・部下に積極的に関わる。
・部下の負担が大きいときには配置転換を行う。
・部下のセルフケアが不十分な場合、管理職が心して、強制的にでも休みをとらせることが大切。
・幹部（自分自身を含む）のストレス管理が必要であること。

発生した場合には、業務命令として休息を取らせることが大切である。

最後に、このような組織的配慮ゆえに管理職のストレスは膨大となり、その度合いは部下以上となりうる。すなわち、管理職自身のストレスには、部下同様またはそれ以上にセルフケアが必要となってくる。（表8－6）

C　惨事ストレスに対するセルフケアを行うこと（表8－7）

前述したとおり、正常な反応として自分のストレス反応に気づくことが前提となるが、ストレスを察知した場合には、それを軽減するために自らストレス解消対策を講じることが求められる。誰でも、意識的にせよ無意識的にせよ、趣味やスポーツなどを通じた自分なりのストレス解消法を持っているが、惨事ストレスにおいては、それらを率先して行うことが必要となる。一方、過剰な飲酒や喫煙、ギャンブルには注意すべきである。これら行為は一時的の気分改善にはつながるものの、その行為に依存することで健康上・経済上の問題をさらに抱えうるために推奨されていない。

救援活動では不眠不休になりうることも珍しくないが、そういう

表8-7　救援者におけるセルフケア

・自分のストレス反応に気づく。

・日常のペースを取り戻す。

・気分転換の工夫。

・遺体関連業務では感情移入しない。

・一人でためこまない。

・家族・友人などに積極的に連絡する。

・職員同士でお互いのことを気遣う。

ときゆえに，日常生活上のリズムを保つことは大切である。それは，本来の健康機能を保ち，ストレス解消の時間を意識して作ることにもつながる。もっとも，実際の現場では，一人だけ休むことに気が引ける場合がありうる。そのような場合は，同僚とともに休憩を取るのもひとつの方法かもしれない。

遺体関連業務においては，遺体や遺留品に感情移入しないことが求められる。あくまでも仕事であるという立場からそれらに接することで，心理的な距離が取れてストレスから自身を守ることが可能となる。

誰でも「話すことで気が楽になる」「周りの人に支えられた」という体験は持っているであろうが，惨事ストレス対策でも同様のことがいえる。すなわち，一人でため込まず信頼できる人に積極的に話すこと，周囲からのサポートを大切にするという点である。よって，家族，友人，同僚，上司などの日常からのつながりが重要となってくる。

救援者組織においては，同僚や上司の存在がこの点で重要となってくる。仲間同士やその場にいた者同士でないと共有し得ない経験があるからである。また，遺体関連業務などのグロテスクな体験は，仲間内にとどめておきたいという気持ちも生じうる。実際，このような話し合いは，多くの組織で業務が終わった後に自然発生的に行われていて，後述するデブリーフィングに対して「自然なデブリーフィング（natural debriefing）」と呼ばれている。これはお互いを支え合うという意味でも有用であろうし，組織としての団結力を維持するうえでも意義があろう。

もっとも、壮絶なストレス体験を口にするというのは、いかに相手が日ごろ信頼している者であっても、ためらいが生じて自然であろう。同じ惨事現場にいたとしても、個人的な体験内容はまちまちである。ましてや、日ごろからの信頼感がない者に対して話すことに意義が乏しいことは自明である。よって、どのタイミングで誰に話したいかは人それぞれであることを、考慮する必要がある。この点を考えずに「話す」ことを周りが勧めても、それはかえって逆効果であろう。一方で、救援者がその気持ちになった際、それを受け入れられる土壌を作ることが大切である。

6●デブリーフィングをめぐる議論

惨事発生の直後、救援者団体内の単発グループ・ミーティングを義務的に行う試みがあり、デブリーフィングと呼ばれている。これは、もともと消防士であったミッチェル（Mitchell, J. T.）により1970年代に発案されたもので、惨事ストレスを経験した直後に救援者組織のなかで体験を話し合い、それがストレスの軽減につながると考えたことが発端となっている。これは1980年代以降、国内外に幅広く広がりを見せ、ミッチェルらは非営利組織ICISF（International Critical Incident Stress Foundation）を立ち上げた。現在、デブリーフィングは、包括的なプログラムCISM（Critical Incident Stress Management）の一つのプログラム（Critical Incident Stress Debriefing: CISD）と位置づけている。

しかし、デブリーフィングの効果については議論が分かれている。デブリーフィングが救援者のPTSDの予防に効果があると報告された時期もあったが、これは最近の多くの研究によって疑問視されている（Adler et al., 2008; van Emmerik et al., 2002）。また、救援者のみならず一般人口に対象を拡大された事例もあったが、これの結果にも同様の批判が見られた。たとえば、オランダで236人のトラウマ被害者を対象にした研究では、感情緩和目的のデブリーフィングを施された群、教育目的のデブリーフィングを受けた群、対照群の3群において、2週間後、6週間後、6カ月後で比べたところ、3群の間に有意な差は見られなかった（Sijbrandij et al., 2006）。惨事ストレスを経験しても皆が精神障害には至らないこと、受傷してから遅延発症する事例があることを考えても、単発の介入には意義が乏しいことは明白であろう。

デブリーフィングが組織の団結力を高める、組織がメンタルヘルス対策を講じられていることを示すために意義があるとの報告もあるが、これに対する十分な立証はなされていない。もっとも、いわゆる「自然なデブリーフィング」が有用であることはすでに述べたとおりである。デブリーフィングに意義があるのだとしたら、組織的な心理教育・情報共有がその中核なのであろう。

7●儀式の意義

災害の被災者には、犠牲者が出るなど結果が思わしくなかった場合、「自分があのときに違う行動をしていれば助かったのに」などと、罪責的な感情・思考が生じうる。実際には結果論で不可抗力であったとしても、このような自責感や後悔にとらわれることは珍しくない。このような考えは救援者にも生じうることが知られていて、殉職が発生した事例の場合には、生き残った人がとりわけ自責的になりうる。このような罪悪感はサバイバーズ・ギルト（survivor's guilt）と呼ばれる。組織としてのまとまりがメンタルヘルスに有用であることはすでに述べたが、このような罪悪感と組織内の結束力との関係については十分に知られていない。

加藤（二〇〇九）は、兵庫県下の殉職事例に関わった経験をもとに、このような事例における「弔い」と「ねぎらい」の意義を述べている。儀式を通じて犠牲者を忘れずに偲《しの》び、その感情を共有できることは、感情を必要以上に抑圧せずに自然な回復を行うための有効な手段である点や、組織が個人を守るというメッセージが重要であることを指摘している。また、再発予防のための訓練や対策の検討など、業務と直結した対処法は感情の緩和に役立ったと報告している。

〈文　献〉

- Adler, A. B., Litz, B. T., Castro, C. A., Suvak, M., Thomas, J. L., Burrell, L., McGurk, D., Wright, K. M., & Bliese, P. D. (2008) A group randomized trial of critical incident stress debriefing provided to U.S. peacekeepers. *Journal of Traumatic Stress*, **21**, 253-263.
- Benedek, D. M., Ursano, R. J., & Holloway, H. C. (2005) Military and disaster psychiatry. In B. J. Sadock, V. A. Sadock, & I. Kaplan (Eds.), *Kaplan & Sadock's comprehensive textbook of psychiatry* (8th ed.). Philadelphia: Lippincott Williams & Wilkins. pp. 2426-2435.
- Epstein, R. S., Fullerton, C. S., & Ursano, R. J. (1998) Posttraumatic stress disorder following an air disaster: A prospective study. *American Journal of Psychiatry*, **155**, 934-938.
- Fullerton, C. S., McCarroll, J. E., Ursano, R. J., & Wright, K. M. (1992) Psychological responses of rescue workers: Fire fighters and trauma. *American Journal of Orthopsychiatry*, **62**, 371-378.
- Fullerton, C. S., Ursano, R. J., & Wang, L. (2004) Acute stress disorder, posttraumatic stress disorder, and depression in disaster or rescue workers. *American Journal of Psychiatry*, **161**, 1370-1376.
- Fullerton, C. S., Ursano, R. J., Reeves, J., Shigemura, J., & Grieger, T. (2006) Perceived safety in disaster workers following 9/11. *Journal of Nervous and Mental Diseases*, **194**, 61-63.
- 畑中美穂・松井　豊・丸山　晋・小西聖子・高塚雄介「日本の消防職員における外傷性ストレス」『トラウマティック・ストレス』二巻一号、二〇〇四年、六七－七五頁。

・廣川 進・飛鳥井 望・岸本淳司「海上保安官における惨事ストレスならびに惨事ストレスチェックリストの開発」『トラウマティック・ストレス』三巻一号、二〇〇五年、五七－六五頁。

・今村芳博・小野寺美紀・山辺麻紀・本田純久・宮田雄吾「精神科病院スタッフの緊急時心理的変化と介入」『日本社会精神医学会雑誌』一七巻三号、二〇〇九年、二九七－三〇五頁。

・Jones, D. R. (1985) Secondary disaster victims: The emotional effects of recovering and identifying human remains. *American Journal of Psychiatry*, **142**, 303-307.

・加藤 寛・飛鳥井 望「災害救援者の心理的影響――阪神・淡路大震災で活動した消防隊員の大規模調査から」『トラウマティック・ストレス』二巻一号、二〇〇四年、五一－五九頁。

・加藤 寛『消防士を救え！――災害救援者のための惨事ストレス対策講座』東京法令出版、二〇〇九年。

・Kodama, Y., Nomura, S., & Ogasawara, T. (2000) Psychological changes of Japan Self-Defense Forces personnel during selection and training for the peacekeeping mission in the Golan Heights. *Military Medicine*, **165**, 653-655.

・古賀章子・前田正治・進藤啓子・丸岡隆之・川村則行「消防業務とトラウマティック・ストレス――福岡市消防隊員に対する疫学調査の結果から」『九州神経精神医学』四九巻、二〇〇三年、四四－五〇頁。

・Loeb, M., McGeer, A., Henry, B., Ofner, M., Rose, D., Hlywka, T., Levie, J., McQueen, J., Smith, S., Moss, L., Smith, A., Green, K., & Walter, S. D. (2004) SARS among critical care nurses, Toronto. *Emerging Infectious Diseases*, **10**, 251-255.

・真木佐知子・笹川真紀子・廣常秀人・寺師 榮・小西聖子「三次救急医療に従事する看護師の外傷性ストレス及び精神健康の実態と関連要因」『日本救急看護学会雑誌』八巻、二〇〇七年、四三－五一頁。

・McCarroll, J. E., Fullerton, C. S., Ursano, R. J., & Hermsen, J. M. (1996) Posttraumatic stress symptoms following forensic dental identification: Mt. Carmel, Waco, Texas. *American Journal of Psychiatry*, **153**, 778-782.

・McCarroll, J. E., Ursano, R. J., Fullerton, C. S., & Lundy, A. (1993) Traumatic stress of a wartime mortuary: Anticipation of exposure to mass death. *Journal of Nervous and Mental Diseases*, **181**, 545-551.

・McCarroll, J. E., Ursano, R. J., Fullerton, C. S., Oates, G. L., Ventis, W. L., Friedman, H., Shean, G. L., & Wright, K. M. (1995) Gruesomeness, emotional attachment, and personal threat: Dimensions of the anticipated stress of body recovery. *Journal of Traumatic Stress*, **8**, 343-349.

・McCarroll, J. E., Ursano, R. J., Wright, K. M., & Fullerton, C. S. (1993) Handling bodies after violent death: Strategies for coping. *American Journal of Orthopsychiatry*, **63**, 209-214.

・McFarlane, A. C. & Papay, P. (1992) Multiple diagnoses in posttraumatic stress disorder in the victims of a natural disaster. *Journal of Nervous and*

Mental Diseases, **180**, 498-504.

・村上典子・許　智栄・中山伸一・吉永和正・千島佳也子・大澤智子・重村　淳「多数死傷者発生事象における医療救援者のストレス――JR脱線事故アンケート調査から」『日本集団災害医学会誌』一三巻、二〇〇八年、四〇一頁。

・Newby, J. H., McCarroll, J. E., Ursano, R. J., Fan, Z., Shigemura, J., & Tucker-Harris, Y. (2005) Positive and negative consequences of a military deployment. *Military Medicine*, **170**, 815-819.

・Norris, F. H., Friedman, M. J., & Watson, P. J. (2002a) 60,000 disaster victims speak: Part II. Summary and implications of the disaster mental health research. *Psychiatry*, **65**, 240-260.

・Norris, F. H., Friedman, M. J., Watson, P. J., Byrne, C. M., Diaz, E., & Kaniasty, K. (2002b) 60,000 disaster victims speak: Part I. An empirical review of the empirical literature, 1981-2001. *Psychiatry*, **65**, 207-239.

・North, C. S., Nixon, S. J., Shariat, S., Mallonee, S., McMillen, J. C., Spitznagel, E. L., & Smith, E. M. (1999) Psychiatric disorders among survivors of the Oklahoma City bombing. *Journal of the American Medical Associatoion*, **282**, 755-762.

・North, C. S., Tivis, L., McMillen, J. C., Pfefferbaum, B., Spitznagel, E. L., Cox, J., Nixon, S., Bunch, K. P., & Smith, E. M. (2002) Psychiatric disorders in rescue workers after the Oklahoma City bombing. *American Journal of Psychiatry*, **159**, 857-859.

・Nozaki, H., Aikawa, N., Shinozawa, Y., Hori, S., Fujishima, S., Takuma, K., & Sagoh, M. (1995) Sarin poisoning in Tokyo subway. *Lancet*, **345**, 980-981.

・大岡由佳・前田正治・田中みとみ・高松真理・矢島潤平・大江美佐里・金原伸一・辻丸秀策「精神科看護師が職場で被るトラウマ反応」『精神医学』四九巻、二〇〇七年、一四三－一五三頁。

・大澤智子・廣常秀人・加藤　寛「職業における業務内容に関連するストレスとその予防に関する研究」『心的トラウマ研究』二巻、二〇〇六年、七三－八四頁。

・Perrin, M. A., DiGrande, L., Wheeler, K., Thorpe, L., Farfel, M., & Brackbill, R. (2007) Differences in PTSD prevalence and associated risk factors among World Trade Center disaster rescue and recovery workers. *American Journal of Psychiatry*, **164**, 1385-1394.

・澤村岳人・竹岡俊一・角田智哉・菊池章人・岡林俊貴・淺川英輝・平田文彦・永吉広和・瓜生田曜造・野村総一郎・高橋祥友「海上自衛隊におけるスマトラ沖大地震及びインド洋津波への国際緊急援助隊のメンタルヘルスとアフターケア活動」『防衛衛生』五三巻、二〇〇六年、七九－八八頁。

・Sawamura, T., Oryu, T., Shimizu, K., Masaki, Y., Kobayashi, N., Tsunoda, T., Kikuchi, A., Yamamoto, T., Toda, H., Nomura, S., Takahashi, Y., Ogasawara, T., Ogata, K., & Sugawara, M. (2008) Mental health in Japanese members of the United Nations peacekeeping contingent in the Golan

Heights: Effects of deployment and the Middle East situation. *American Journal of Orthopsychiatry*, **78**, 85-92.

• Shigemura, J. & Nomura, S. (2002) Mental health issues of peacekeeping workers. *Psychiatry and Clinical Neurosciences*, **56**, 483-491.

• 重村　淳・武井英理子・徳野慎一・庄野　聡・山田憲彦・野村総一郎「遺体関連業務における災害救援者の心理的反応と対処方法の原則」『防衛衛生』五五巻、二〇〇八年、一六三－一六八頁。

• 進藤啓子「消防隊員にみとめられる外傷後ストレス障害」『日本社会精神医学会雑誌』一四巻、二〇〇五年、七八－八六頁。

• Sijbrandij, M., Olff, M., Reitsma, J. B., Carlier, I. V., & Gersons, B. P. (2006) Emotional or educational debriefing after psychological trauma: Randomised controlled trial. *British Journal of Psychiatry*, **189**, 150-155.

• 上田　鼓「警察官における二次受傷の男女別規定要因についての研究」『トラウマティック・ストレス』四巻、二〇〇六年、一六七－一七五頁。

• 上田　鼓「警察官の外傷性ストレスの実態に対する研究――ＰＴＳＤ症状と気分・不安障害との関連について」『トラウマティック・ストレス』八巻、二〇一〇年、三五－四四頁。

• Ursano, R. J., Bell, C., Eth, S., Friedman, M., Norwood, A., Pfefferbaum, B., Pynoos, J. D., Zatzick, D. F., Benedek, D. M., McIntyre, J. S., Charles, S. C., Altshuler, K., Cook, I., Cross, C. D., Mellman, L., Moench, L. A., Norquist, G., Twemlow, S. W., Woods, S., & Yager, J. (2004) Practice guideline for the treatment of patients with acute stress disorder and posttraumatic stress disorder. *American Journal of Psychiatry*, **161**, 3-31.

• Ursano, R. J., Fullerton, C. S., Vance, K., & Kao, T-C. (1999) Posttraumatic stress disorder and identification in disaster workers. *American Journal of Psychiatry*, **156**, 353-359.

• Ursano, R. J. & McCarroll, J. E. (1994) Exposure to traumatic death: The nature of the stressor. In R. J. Ursano, B. G. Caughey, & C. S. Fullerton (Eds.), *Individual and community responses to trauma and disaster: The structure of human chaos*. Cambridge: Cambridge University Press. pp. 46-71.

• van Emmerik, A. A., Kamphuis, J. H., Hulsbosch, A. M., & Emmelkamp, P. M. (2002) Single session debriefing after psychological trauma: A meta-analysis. *Lancet*, **360**, 766-771.

第9章　交通外傷患者に伝えること

国立病院機構災害医療センター精神科　西　大輔

1●はじめに

交通事故は、一般人が日常生活のなかで遭遇しうる外傷的出来事のなかで、もっとも頻度の高いものである。わが国における交通事故は、様々な対策が効を奏して減少を続けているが、いまだに年間90万人以上が交通事故によって負傷している（警察庁、二〇一〇）。その身体的重症度は人によって大きな違いがあるし、精神的苦痛をほとんど感じない人もいる。しかし、PTSDの診断基準A－1（「実際にまたは危うく死ぬまたは重傷を負うような出来事を〈中略〉その人が体験した」）を満たすという点においては（American Psychiatric Association, 2000）、交通事故を外傷的出来事と呼ぶことに支障はないだろう。

本稿では、筆者が救急病院で勤務してきたことから、精神・心理臨床の場を自ら訪れた方々ではなく、交通事故によって身体外傷を負い、救急病院に搬送されたすべての方々を対象として想定する。また、次項で触れる

PTSDの診断基準を満たしていない精神症状や精神疾患、たとえば事故1ヵ月以内のPTSD症状や、事故後のうつ症状や不安症状まで、事故に起因するすべてを含めて、カギ括弧付きで「PTSD」と記載する。そして、交通外傷患者に「PTSD」を伝えるということについて、書き進めていきたい。

まず次項では、急性期に行うことの多い心理教育の定型的な内容と、その意義について記載する。次に第3項では、定型的な心理教育を行う場合の注意点や、あえて行わない場合の理由について述べる。第4項では、慢性期に伝えうることとして外傷後成長という概念を取り上げ、症例呈示を通してその伝え方を探る。最後に第5項では、交通外傷患者の主体性や個別性に注目する。本稿全体を通して、伝えるべきことは伝えるように、しかし不必要なことを伝えすぎないようにということに主眼を置き、そのためにはどうすればよいかについて考えていきたいと思う。

2 ● 定型的な心理教育とは

受傷してから間もない時期に、あるいは精神・心理の専門家を受診する前後の時期に、心理教育が行われる。この心理教育とは、そもそもどのようなものだろうか。参考までに、厚生労働省の研究班は、統合失調症の患者と家族を対象とした心理教育に関して、以下のように定義している。

精神障害やエイズなど受容しにくい問題を持つ人たちに、正しい知識や情報を心理面への十分な配慮をしながら伝え、病気や障害の結果もたらされる諸問題・諸困難に対する対処方法を修得してもらうことによって、主体的な療養生活を営めるよう援助する技法（浦田ら、二〇〇四、七頁）つまり心理教育とは、疾患の疫学、症状、治療法、予後、症状などへの対処法などに関する正しい情報を、患者の心理面に配慮しながら伝える、ということになると思われる。

PTSDは外傷的出来事をきっかけにして、フラッシュバックなどの再体験症状、事故現場に行けないなどの回避・麻痺症状、不眠などの過覚醒症状が1カ月以上持続し、生活に支障をきたしている状態である。このPTSDの診断基準と心理教育の定義とを照らし合わせ、さらに事故後にPTSDだけでなくうつ病を発症する患者も少なくないことを考慮すると、事故数日後の交通外傷患者に対する定型的な「PTSD」の心理教育は、以下のような内容になるのではないかと思われる。

……いまうかがったように、事故のときの映像が急によみがえってきたり、気持ちが沈んだり、夜に十分な睡眠がとれなかったりして、苦痛を感じていらっしゃるわけですね。実は、交通事故のような強い恐怖をともなう出来事を経験した後に、その出来事が原因でお気持ちの調子が崩れることがあります。日本では、交通事故にあった人の約3割が、事故1カ月後の時点で、今のあなたと同じようにお気持ちの調子を崩されていることがわかっています（Matsuoka et al., 2008）。

よくある症状としては、今あなたが経験しておられるフラッシュバックや、気持ちの落ち込みや、不眠がありますす。こういった症状は、事故後3カ月から6カ月くらいまでの間は自然軽快することが珍しくありませんが、自然軽快しない場合は、トラウマ焦点化認知行動療法（Trauma-focused Cognitive Behavior Therapy: TF-CBT）など、効果が実証されている専門的な治療法がいくつかあります（Bisson & Andrew, 2005）。また、選択的セロトニン再取り込み阻害薬（Selective Serotonin Reuptake Inhibitor: SSRI）などの薬物療法も有効とされています（Ursano et al., 2004）。いずれにしても、今の辛い状態がずっと続くわけではありません。困っておられる点について、これからひとつひとつ相談していきましょう。

このような心理教育は、治療すべき症状があるにもかかわらず受療行動を起こしにくい人に対しては、必要な場合がある。実際に、事故後にＰＴＳＤ症状やうつ症状を呈しながらも精神科を受診していなかった交通外傷患者に心理教育を行い、受診とその後の症状軽快につながったという事例は、たびたび経験される。精神科既往歴のない交通外傷患者のなかには、事故によって精神症状で苦痛を感じても、精神科を受診するという考えすら思い浮かばない方も多い。苦痛に対処する方法の一つとして、精神科受診という選択肢もあるということを伝えることは、しばしば重要である。

また、交通事故によるＰＴＳＤの場合、通常のＰＴＳＤの症状に加えて、自動車だけでなく乗り物全般に乗れなくなったり、あるいは人混みや、電車に乗るときに大勢の人が降車してくるのが怖く感じるようになったりといった症状が出現することがある。自動車に直接関係のないこれらの症状が見られる場合、交通事故後の症状としては珍しくないと伝えることで、患者にわずかなりとも安心感を与えることができる。

しかし実際には、私が上記のような定型的な心理教育をそのまま交通外傷患者に行うことは多くない。それは、ときにこのような心理教育の内容を変えたほうがよいと判断するからであり、またときに、このような内容を伝えることに逡巡《しゅんじゅん》するからである。

では、内容を変えたほうがよいと判断されるとき、あるいは逡巡が生まれるときとは、どのようなときなのだろうか。

3●定型的な心理教育を行わない理由

私が定型的な心理教育を積極的に行おうとしないのにはいくつかの場合があるが、その理由をあえて一言で説明するなら、定型的な心理教育が、それぞれの交通外傷患者や私という治療者の個別性にそぐわない場合が多いから、ということになるかもしれない。

まず、交通事故からの経過期間が1カ月以内の場合は、たとえ何らかの精神症状があっても自然軽快する可能性が高い。とくに事故の最中に恐怖をはじめとする精神的苦痛をあまり感じていなければ、その後PTSDを発症しにくいということを筆者らは以前報告した（Nishi et al., 2010b）。また、これもすでに別稿で紹介したが、事故後早期の急性不眠には、恐怖記憶の固定化を妨げるという適応的な意義がある可能性も指摘されている（西・松岡，二〇一〇）。これらのことから、総じて事故後1カ月以内であれば、多少の精神症状があってもそれほど「PTSD」について伝えたり、治療の開始を焦ったりしなくてもよいと私は考えている。自然回復の可能性が高いことと、食事や睡眠などセルフケアに関する情報を伝えて経過を観察し、本人の苦痛が比較的強いようであれば、「PTSD」としての側面を強調せず対症療法的な対応や治療を行うことのほうが多い。

なお、事故について家族や友人に話したほうがよいのか、話さないほうがよいのかという質問を、救命救急医や交通外傷患者から受けることがある。外傷的出来事の最中に感じた恐怖や精神的苦痛を、出来事の直後にグループで話させるデブリーフィングという治療法については、すでにその有効性が否定されている（Rose et al., 2002）。ただ、本人が自発的に外傷的出来事について話すことで、不安が軽減することはしばしば経験されることである。私は、話したければ信頼できる人に話すように、話したくなければ無理に話さないように、いずれにしても本人の気持ちを確かめることが大切であると説明するようにしている。

定型的な心理教育を行わない次の理由として、「PTSD」は交通外傷患者の抱えている問題の一部にすぎないということが挙げられる。交通事故は、急性期はもちろん、後遺症が深刻な場合や、長期間のリハビリテーションを必要とする場合は慢性期においても、精神的治療よりも身体的治療の重要性が高い。また、交通事故は人災である。単独事故の場合もあるが、加害者がいる場合は加害者の態度や保険会社とのやり取り、裁判の経過など、法的な問題の未解決がしばしば本人に重い負担としてのしかかる。そしてこのような身体的問題や法的問題は、（本人は意識していなくても）「PTSD」を遷延させうる。そのような「PTSD」以外の事故に関連する問題に焦点を当てることが、定型的な心理教育を行うより重要な場合もある。

第三の点は、上述の内容と少し重複するが、「PTSD」の症状があっても、事故以外の要因が大きい場合が少なくないということが挙げられる。PTSDは、本来的にはトラウマを体験したときの恐怖記憶が病態形成に密接に関係している疾患である。PTSDの定型的な心理教育は、その文脈に沿って行われる。しかし、事故という出来事が直接の契機でPTSDを発症したとしても、事故の恐怖記憶そのものより、上述の身体的・法的問題に加えて、失職など生活環境の変化や、家庭不和など家庭環境の変化が、本人の病態に大きく影響していることは少なくない。このことは、事故から6ヵ月以上が経過してPTSD症状が持続している場合には、とくによく当てはまる。

交通外傷患者の精神症状が、どの程度事故そのものに起因しているのかを見極めるのは難しいが、生育歴、既往歴、飲酒歴、家族関係など、事故以外の要因を確認していくことで、それはある程度可能になる。そしてそのような場合、精神科受診の提案はするとしても、精神症状の原因がすべて交通事故にあるという「PTSD」の伝え方は、あまり適切ではない。

第三の点への対応としては、樽味（二〇〇四）が述べているように「『診断PTSD』に付随してしまう先鋭化した因果律を薄め、〈加害者〉〈被害者〉以外の登場人物を増やし、『トラウマ』以外の文脈も含み込まれていくような異種混淆的な厚い〈物語〉に還元していく」ことが重要になるだろう。それは往々にして簡単ではないし、患者が自らそう思えるまでの過程には長い時間が必要である。しかし、樽味の記述が的を射ていることは、PTSDを発症した後に寛解《かんかい》したある交通外傷患者が口にした、「事故のせいだと思っていると、自分が損しちゃうから」という言葉に端的に表されていると思われる。

また、エビデンスが確立しているとされる治療法と私が実際に行う治療法との間に相違があることも、定型的な心理教育を行う際に私を逡巡させる理由の一つになっている。PTSDの治療法としては、上記のようにTF‐CBTをはじめ有効とされている複数の精神療法があるが、私はそのような専門性の高い治療法に依拠した治療を行っていない。薬物療法で最も効果が実証されているSSRIに関しても、残念ながら私は著効例をあまり経験していない。逆に、事故後の不眠や悪夢に対する降圧薬や、イライラや焦燥感に代表される過覚醒症状に対するエイコサペンタ塩酸などによる症状軽快を私はしばしば経験しているが、こういった治療法のエビデンスはまだ十分とはいえない。また、PTSDに対する抗不安薬の使用は基本的に推奨されていないが、解離が問題になることが少ない交通外傷患者の再体験症状や過覚醒症状には、抗不安薬が有効な場合が実際にある。

本章で述べてきたような内容に関しては、交通外傷後の「PTSD」だけの問題ではなく、おそらくほかの多くの精神疾患についても当てはまることのように思われる。定型的な心理教育の内容を知識として知っているということは重要である。しかし、伝えるべきことを伝え、不必要なことを伝えすぎないようにするためには、必要に応じてその「型」を柔軟に変化させることも、また重要である。

交通外傷患者に対する心理教育に関しては、もしかすると「型」を土台にして個別性を踏まえた内容を上乗せしていくというよりも、患者本人を前にしたときの治療者自身の感覚や臨床経験を土台にして、それに定型的な内容を上乗せしていくという考え方のほうが、大きな間違いが少ないかもしれない。その点で、心理教育はどこか「支持」と似ている。このことに関しては、交通外傷患者の主体性・個別性という観点から、第5項でもう一度言及したいと思う。

4●慢性期に伝えうること――外傷後成長について

A　PTGとは

第2項と第3項で述べた心理教育は、事故から比較的間もない時期や、あるいは受診してから比較的間もない時期に行われることが多いものである。では、治療が始まってから一定期間が経過した後に、もし交通外傷患者に伝えることがあるとすれば、どのようなことを伝えればよいのだろうか。

本項ではこのテーマを考えるにあたって、外傷後成長（Posttraumatic Growth: PTG）という概念に焦点を当ててみたい。

逆境を経験したことによって、病的あるいは否定的な変化だけでなく肯定的な変化も生じうることは古くからしばしば指摘されてきた。PTGは、そのような変化をテデスキとカルホーン（Tedeschi & Calhoun, 1996）が理論化した概念であり、「非常に困難な状況での苦悩の結果として体験される肯定的な心理学的変容」（Calhoun &

Tedeschi, 1999）と定義される。心的外傷後の肯定的変容体験を表す概念のなかで、もっとも広く知られているもののーつである。

ＰＴＧには、次の五つの領域があることがわかっている。

（1）他者との関係性（「思いやりの心が強くなった」など）
（2）新たな可能性（「新たな関心事を持つようになった」など）
（3）自己の強さ（「自らを信頼する気持ちが強まった」など）
（4）精神性的変容（「精神性や神秘的な事柄への理解が深まった」など）
（5）生命および人生に対する感謝（「命の大切さを痛感した」など）

ＰＴＧは、原則としては治療者のほうから積極的に伝えるものではない。ＰＴＧを体験していない交通外傷患者に一方的に伝えれば、交通外傷という出来事の重大さも患者の気持ちも理解していない治療者と受け取られかねない。ＰＴＧは、不当なトラウマを受動的に被った人が、精神的苦痛との苦闘の末にたどりつくという側面がある。その苦闘を経験していない者が、外部から押しつけるようなものではない。

しかし、タイミングや伝え方が適切であった場合、ＰＴＧを伝えることはしばしば有意義なことがある。たとえば、治療が膠着《こうちゃく》しているときには、次の診察までの時間や治療の道筋をわずかでも照らしてくれる何かが必要である。治療者が、患者がＰＴＧを感じているということを確認し共有することで、そのような何かが生まれることはときとしてある。

では、どのようなタイミングで、どのように伝えればよいのか。そのことについて、「他者との関係性」「新たな可能性」「生命および人生に対する感謝」の三つの領域に焦点を絞って、症例を呈示しながら以下で考えていきたい。

なお、本稿で紹介する症例はすべて、筆者が二〇〇四年から携わっている「交通外傷患者の精神健康に関する研究（Tachikawa Cohort of Motor vehicle accidents study: TCOM study）」の研究参加者である。TCOM study の研究デザインの詳細については別稿で詳述しているが（Matsuoka et al., 2009）、症例理解のため簡単に概要を説明する。この研究では、交通外傷のために国立病院機構災害医療センター（以下、当院）の集中治療室に入院した患者300人に協力していただき、事故1カ月後、6カ月後、18カ月後、36カ月後に構造化面接を行い、精神科診断の有無を調べた。そして36カ月後の構造化面接が終了した後にインタビュー調査を行い、その逐語記録を解析した。本稿では、このインタビューの内容を症例として呈示した。

TCOM study の参加者については、個人情報を保護したうえで論文発表することに関する文書同意を、本人から得ている。個人情報保護のため、症例には本質と関係のない部分で若干の変更を加えており、紙幅の関係から面接内容は大幅に割愛している。また読みやすさを考慮し、語りの内容の順序や語尾の表現などを、必要最小限ではあるが変更している。

B 「他者との関係」について

強い精神的苦痛を経験したことによって、同じように苦しんでいるほかの人に対する思いやりの気持ちが強くなることがある。本項では、このテーマについて語られた、30歳代（事故時）の女性Aさんの話を紹介したい。

Aさんは、自転車で横断歩道を渡っていたところ、左折してきた自動車に巻き込まれ、多発外傷を受傷した。

とくに上肢の外傷は重症で、受傷によって左手を肩の高さより上に挙げることができなくなった。しかし、努力を重ねて事故以前に就いていた仕事に復帰し、身体的な支障を抱えながらも現在も仕事を続けている。精神科的には、事故6ヵ月後の時点までPTSDの診断基準を満たしていた。服薬や精神科的治療をあまり希望されず、短期間の薬物療法を受けたのみであったが、症状は徐々に軽快した。

Aさん　交通事故については、どうだろう、まあ、いい経験はしたのかなっていう気持ち、ちょっと人に優しくなれるようになったという感じですかね。今までは本当に健康で、あまり風邪をひくこともなく、熱があっても仕事を休まないみたいな、そういうタイプだったんです。だから、同じ職場の人が風邪をひいたから休みますとかっていう連絡をもらうと、風邪ぐらいで休まないでよ、みたいな、どちらかというとそういう気持ちが多かったんですね。それが、自分がそういうふうになって何年も仕事を休んだときに、やっぱり休むことも大切なのかなみたいな、だから、職場の同僚が熱が出たからお休みとか言われても、しっかり休んで治してからまた一緒にがんばろうね、みたいな気持ちを持てるようになりましたね。今までは、本当は半分さぼりじゃないの、迷惑かけないでよ、みたいに思っちゃってたのが、「よくなってから来て、こっちにうつるから」みたいに冗談で返せるようになったな。たぶん、自分が怪我をして入院したりとかしなかったら、そうは思えなかったかな。

西　今でも辛いことをいっぱい経験されていて、それでもいい経験をしたっておっしゃるというのは……。

Aさん　そうですね、まあ、それはなければなかったほうがよかったのかもしれないですけど、でも、自分よりももっとすごい人たちを病院でたくさん見てきたので。なんか、そういう人たちに比べれば、私なんてたいしたことなかったんだ、っていうのは思います。

交通外傷患者が、このような「他者との関係」の変化を感じているかどうか知る方法のひとつは、ほかの患者との関わりに注目することではないかと私は思う。本人とほかの交通外傷患者との交流は、入院中はもちろん、退院後もリハビリテーションが継続されている場合などには、治療者が観察することがある程度可能であり、また面接中に話題に挙げることも比較的容易である。

このような交流は、本人にとってしばしば非常に大きな支えとなる。治療法や経過の見通しなどに対する理解が深まることはもちろん、自分と同じような境遇にある人の存在を知るだけでも励みになるという話は、ほかの方からも聞いたことがある。治療者に関する噂話や愚痴、あるいは性機能に関する心配事など、交通外傷患者同士でなければ話せないこともたくさんある。また、ほかの交通外傷患者を励ます力が自分にあるということに本人が気づくことにも、大きな意味があるように思われる。このような体験を通して、「他者との関係」の変化が生まれることがある。ときにそれは、「新たな可能性」や「自己の強さ」などにも波及しうる。

本人がほかの患者とどのような関係を築き、どのような情報を交換しているかを、無理のない範囲でそっと知っておくように努めることは、しばしば有用である。もちろん、ほかの交通外傷患者との交流によって肯定的な影響を受けることができるかどうかは、本人の性格だけでなく、同時期に治療を受けているほかの患者との相性やそれぞれの重症度など、さまざまな要因が関係してくる。交流から受ける影響は常に肯定的なものではない。しかし、それらの要因を勘案したうえで、自然発生的な自助グループ形成を促している熟練の専門医もいる。もしそれができるなら、交通外傷患者に対する最善の働きかけのひとつといえるのではないかと思われる。

C 「新たな可能性」

外傷的出来事の経験をきっかけにして、それまでにはなかった新しい可能性を感じたり、新しい関心事を持ったりするようになることがある。

ここで紹介するのは、この「新たな可能性」について語られた、30歳代（事故時）男性のBさんである。Bさんは、バイク走行中に右折車と衝突し、多発外傷を受傷した。精神的には、事故後早期に若干の過覚醒症状が認められたものの、精神科的治療を受けることなく回復された。

自分がケガのために職場から離れていたってことは、それだけ収入が減って、経済的な影響も出ていたんですね。そこでうちの妻が、専業主婦だったんですけど、パートに出るようになって、仕事バリバリやるようになったんですよ。それを見ると、ああ、この人ずっと仕事してなかった人なんだけど、仕事できるんじゃんって思いましたね。あと、子どもが小学校2年生なんですけども、ずっと母親にべったりだったんですけど、妻が働くようになって一人で留守番ができるようになったし、お手伝いもするようになったんですよ。そういうのを見ると、やればできるんじゃん、っていうのが今回の件で感じたことで。だから、職場も、最初は同じ部署に復帰するつもりでいたんですけども、そうじゃなくても、使っていただけるなら別のところでもかまいませんということで復帰したんですね。以前だったらそんなこととても思うような人間じゃなかったんですよ、自分は。ここの仕事が好きだからこの仕事しかやらないみたいな、そういう感じだったのが、今は全然畑違いの仕事してるんですけど、そういう仕事でもあえてやってみようっていう気持ちになったりしたんですね。前だったらそんなこと面倒くさくて、たぶんやりたがらなかったと思うんですよ。ただ、妻とか子どもを見るにつけて、自分もやればできるじゃないかなって気持ちになったりして。

交通外傷患者は身体的な治療や後遺症の影響で、休職、あるいは転職をしなければならないことがある。これは本人にとってはもちろん不本意で、精神的苦痛を伴うものである。

ただ、不本意な経験のなかで本人が感じたことのなかに、新たな可能性の芽が生まれる場合がある。Bさんの語りはそのひとつの例であるし、肉体労働者であった交通外傷患者がリハビリテーションの期間にコンピュータの技能を習得し、事務職として復職・転職を果たすということはたびたびあることである。

繰り返すが、たとえ後から振り返ってみて本人にとって良い結果になったように見えたとしても、それは本人が望んで選びとった経験ではない。その苦闘を経験していない者が、単純な美談として扱ってよい話ではない。

しかし、面接を通して様々な精神的苦痛を語った後に、ふいに本人のほうから肯定的な変化につながりうる萌芽について話すことがある。あるいは、面接が終わって本人が椅子から立ち上がり、荷物を取って治療者に背を向ける寸前に、このような「ちょっとした変化」について本人が報告してくれることがある。そのことに気づいて拾い取り、芽が育つことを願うと本人に伝えることは、治療者が行ってもよいことではないかと思う。

D 「生命および人生に対する感謝」について

危機に直面して、生命に対する感謝が生まれたり、人生における優先事項が変わったりすることは少なくない。このような「生命および人生に対する感謝」について語られた、30歳代（事故時）男性のCさんの語りをここで紹介したい。Cさんは、バイク走行中に左脇の路地から侵入してきた車に衝突され、多発外傷を受傷した。

たぶん、過疎の村で起こった事故だったら、間違いなく助かってなかったですよね。救急病院が事故現場から30分もかからないとこだったからこそ、助かったっていうこともあるわけですし。普通は緊急オペだと、レントゲンの技師だとか、麻酔医だとか、いろんなチームを集めるじゃないですか、それにすごく時間がかかりますよね。でもこの病院は救命救急の体制が整っている、X線もぱっと撮って、CTもぱっと撮って、いきなり手術ができる病院が近くにあったからこそ助かった。やっぱり、ものすごくありがたいことだったわけですよね。(中略)いろんな要素がうまく重なったからこそ、助かったわけですよね。事故自体はアンラッキーだったと思いますけども、助かったのは、もうかなりのラッキーですよね。どれか一つの要素でも欠けていたら間違いなく助かってないと思うんですよね。相当の出血だったみたいで、腎臓も、胃も、あちこちやられちゃった状態だったらしいので。(中略)やっぱり、周りからも結構言われましたけど、生かされていると。もし神様がいるならば、これだけラッキーなんだから、もう人生再スタート、みたいな感じです。

Cさんは、もともとアルコール依存で精神科医療機関に通院していた方で、事故3年後の時点まで、PTSDとうつ病の診断基準を満たす精神症状が持続した。当院からも情報提供を行ったうえで、もともと通院していた医療機関での加療が継続されたが、身体的加療のため当院に何度か入退院を繰り返したため、当院入院中は筆者が臨床的に対応した。精神症状は変動が大きく、調子の悪いときは自己破壊行動や対人関係上の問題行動に治療スタッフが悩まされることもあったが、幸運なことに自殺に至ることはなく、現在も非常勤の仕事をしながら自宅での生活を続けている。

Cさんの治療経過や転帰を、特定の要因だけで説明することはできない。ただ、たまにであったとしても「生かされている」と思い出したことは、Cさんをこの世界につなぎ止めるひとつの碇になったのではないだろうか。

ちなみに、これは自殺未遂後の患者がときに口にすることのある言葉でもある。当院には毎年250人前後の自傷・自殺未遂者が搬送されており、2004年以来、私は数えきれないほどの自傷・自殺未遂者と面接してきた。そのなかで、「本気で死のうと思ったのに助かったのだから、生きろ、と言われている気がする。これからは生きていこうと思う」といった趣旨の発言を、しばしば耳にしてきた（西・松岡、二〇〇七）。そのような体験をした人は、再企図や既遂を先延ばしにできるようになる場合が多いように筆者は感じている。

このような「生命および人生に対する感謝」にアプローチするために治療者がしてみてもよいことは、交通事故に関する客観的事実を丁寧に聞くことではないかと思う。このとき、再体験症状を賦活する可能性については十分な注意が必要であり、症状が不安定なときなど本人への負荷が大きすぎる場合は、詳細な質問は控えたほうがよい。ただ、交通事故に関していえば、どのような事故でどのような身体外傷を負ったのかに関する客観的事実を本人に確認することは、それほど不自然でない場合が多い。そして、客観的事実を確認していくなかで、本人から「生命および人生に対する感謝」に関する内容を話されることがある。もともと信仰を持っていた人の場合には、「精神性的変容」について語られることも稀ではない。

もちろん、すべての交通外傷患者が、本項で述べてきたようなPTGを体験するわけではない。また、PTGを体験したからといって苦痛が消えるわけではないし、苦痛に対処するために現実に即していないような肯定的変容（positive illusions）を患者が述べることもあるため、語られた言葉をそのまま鵜呑みにしないよう注意することも必要である。

しかし、ＰＴＧがどのようなものかを知っておくこと、そしてＰＴＧが生じる可能性を治療者が認識しておくことは、大切ではないかと思う。ＰＴＧは「ＰＴＳＤ」と共存しうる（Nishi et al., 2010a）。精神症状が重くてもＰＴＧは生じうる。だからこそ、その共有が治療に役立つことがあるように思われる。

5●「過不足なく伝えること」を目指して

第2項、第3項で述べた心理教育の「教育」という言葉からは、どうしても治療者が患者に何かを教える、という行為を連想しやすい。しかし、心理教育はその定義にあるように、知識や情報の伝え方や伝えるタイミングに十分な配慮をしながら、本人の主体性が発揮されることを目指していくものである。また第4項で述べたＰＴＧは、患者のなかに潜在している可能性や個別性に注意を向ける概念である。そこで、本稿の終わりに、交通外傷患者の主体性や個別性について少し注目してみたい。そのために、30歳代（事故時）女性のＤさんの語りを紹介する。

Ｄさんはバイク走行中、右折車に衝突されて多発骨折を受傷した。事故6カ月の時点ではうつ病の診断基準を満たしただけでなく、Ｄさんの涙が止まらないために面接を中断したほどで、私から強く精神科受診を勧めた。しかし、結局受診することはないまま、事故3年後までにはほぼ精神症状は軽快された。

先生（筆者）に面接をしてもらって、ちゃんと精神科にかかるといいですよ、お薬飲んだらいいですよ、と言われたときに、絶対通うもんか、と思ったんですよ。薬も病院も大切だけれども、自分の力っていうのも自分の中にあると思ってたんで。だから、薬はいやだって思っちゃったんですね。先生、何言ってるのって思っちゃったんですよ。でも時間がたって、その言葉がいつまでも残ってるっていうことは、私の中に問題があったっていうことだと思うんです。だから、きっかけを与えてくれるのが先生、って私は思っているんですよ。その後どうすればいいのかっていうのは、自分自身の問題じゃないですか。どう生きるか、それを先生に依存しちゃいけないって思ってるんで。

これは、仮に適切な内容を丁寧に伝えたとしても、患者の主体性や個別性を十分に把握していなければ、伝えたいことがうまく伝わらないことの好例であるように思う。主体性や個別性を十分に把握することは難しい。おそらく、把握できることのほうが少ない。そのようなとき、治療者はどのように「PTSD」を伝えればよいのだろうか。

第3項の終わりに少し述べたが、筆者は「支持」とは何かということについて考えることが、ひとつのヒントになるように感じている。「支持」に関して、青木(二〇〇五)は以下のように記述している。

支持というものは、多すぎると自分で何とか乗り越えようという気持ちをそいでしまうし、少ないと心理的苦痛が軽減されない。そういう意味で「過不足ない支持」というものを考えることは重要であり、それこそが患者の主体性や自尊心を保ちながら回復するのを保障する。

まさに「過不足なく伝えること」こそが、本稿を通じて私たちが重視してきたことであり、青木の記述は、心理教育やＰＴＧを含めた「ＰＴＳＤ」を伝えることにも当てはまるように思われる。もしかしたら、「ＰＴＳＤ」を伝えることは、広い意味での「支持」であると言ってもいいかもしれない。そのような視点を持つことで、治療者が主体性や個別性に応じたそれぞれの有用な「ＰＴＳＤ」の伝え方を紡ぎだしていける可能性が広がるように、筆者は思う。

もちろん「支持」という言葉に置き換えたところで、何を伝えるべきか、何を伝えるべきではないかという迷いは消えない。しかし、伝えるという行為を洗練していくためには、伝えるか伝えないかについて逡巡《しゅんじゅん》し、そのなかで何かに気づくという作業を繰り返していくことが必要なのではないかと思う。

本稿は、筆者が交通外傷患者に対してその作業を行っている過程でもある。それが読者の方々にどの程度有用な、そして過不足のない記述になっているのかは、まさに筆者の伝える力が問われる問題なのだろう。

謝辞
二〇〇四年以来、いつもあたたかいご指導をいただいている松岡豊先生、災害医療センターの研究チームの皆さん、そして研究に協力してくださった交通外傷患者の方々に、この場をお借りして深くお礼を申し上げます。

〈文　献〉

・青木省三「「支持的精神療法」をめぐって」青木省三・塚本千秋（編）『心理療法における支持』日本評論社、二〇〇五年。
・American Psychiatric Association (2000) *Diagnostic and statistical manual of mental disorders, fourth edition, text revision; DSM-IV-TR*. Washington D.C. and London, England: American Psychiatric Association.（高橋三郎・大野　裕・染谷俊幸訳『ＤＳＭ－Ⅳ－ＴＲ――精神疾患の診断・統計マニュアル（新訂版）』医学書院、二〇〇四年）
・Bisson, J. & Andrew, M. (2005) Psychological treatment of post-traumatic stress disorder (PTSD). *Cochrane Database Systematic Reviews*, **2**:CD003388.

• Calhoun, L. G. & Tedeschi, R. G. (1999) *Facilitating posttraumatic growth: A clinician's guide*. Mahwah, New Jersey, and London: Lawrence Erlbaum Associates.

• 警察庁「平成21年中の交通事故死者数について」〈http://www.npa.go.jp/toukei/kouki/0102_H21dead.pdf〉、二〇一〇年

• 浦田重治郎ほか「心理教育を中心とした心理社会的援助プログラムガイドライン（暫定版）」厚生労働省精神・神経疾患研究委託費「統合失調症の治療およびリハビリテーションのガイドライン作成とその実証的研究成果報告書」（主任研究者：浦田重治郎）、二〇〇四年。

• Matsuoka, Y., Nishi, D., Nakajima, S., Kim, Y., Homma, M., & Othomo, Y. (2008) Incidence and prediction of psychiatric morbidity after a motor vehicle accident in Japan: The Tachikawa Cohort of Motor Vehicle Accident Study. *Critical Care Medicine*, **36** (1), 74-80.

• Matsuoka, Y., Nishi, D., Nakajima, S., Yonemoto, N., Hashimoto, K., Noguchi, H., Homma, M., Otomo, Y., & Kim, Y. (2009) The Tachikawa cohort of motor vehicle accident study investigating psychological distress: Design, methods and cohort profiles. *Social Psychiatry and Psychiatric Epidemiology*, **44** (4), 333-340.

• 西　大輔・松岡　豊「自殺未遂後に生じる転機の萌芽について」『総合病院精神医学』一九巻三号、二〇〇七年、三三三－三三九頁。

• 西　大輔・松岡　豊「ＰＴＳＤの病態理解から考える予防および治療介入――身体外傷患者の場合を中心に」『臨床精神医学』三九巻四号、二〇一〇年、四三一－四三七頁。

• Nishi, D., Matsuoka, Y., & Kim, Y. (2010a) Posttraumatic growth, posttraumatic stress disorder and resilience of motor vehicle accident survivors. *BioPsychoSocial Medicine*, **4** (1), 7.

• Nishi, D., Matsuoka, Y., Yonemoto, N., Noguchi, H., Kim, Y., & Kanba, S. (2010b) Peritraumatic Distress Inventory as a predictor of post-traumatic stress disorder after a severe motor vehicle accident. *Psychiatry Clinical Neuroscience*, **64** (2), 149-156.

• Rose, S., Bisson, J., Churchill, R., & Wessely, S. (2002) Psychological debriefing for preventing post traumatic stress disorder (PTSD). *Cochrane Database Systematic Review*, **2**:CD000560.

• 樽味　伸「受療者の〈物語〉と、治療者の〈診断行為〉――「外傷後ストレス障害」を呈した症例から」『臨床精神病理』二五巻二号、二〇〇四年、八七－九七頁。

• Tedeschi, R. G. & Calhoun, L. G. (1996) The Posttraumatic Growth Inventory: Measuring the positive legacy of trauma. *Journal of Traumatic Stress*, **9** (3), 455-71.

• Ursano, R. J., Bell, C., Eth, S., Friedman, M., Norwood, A., Pfefferbaum, B., Pynoos, R. S., Zatzick, D. F., & Benedek, D. M. (2004) Practice guideline for the treatment of patients with acute stress disorder and posttraumatic stress disorder. *American Journal of Psychiatry*, **161** (11 Suppl), 3-31.

第10章　学校現場における心理教育

帝京平成大学大学院臨床心理学研究科　松浦正一

1●学校危機への緊急支援

従来、学校は安全で安心できる場であった。しかしながら、現在の学校は安全と危険がすぐに隣り合わせの状況にある。たとえば、授業中に生徒が校舎から投身自殺を図った、あるいは、修学旅行中に宿泊先の食事が原因で複数名の生徒が重症となった、下校中に生徒が不審者に襲われたなど、報道番組をにぎわす出来事は枚挙にいとまがない。このようなときに教員や保護者、子どもへの心のケアを実施するために、医師や心理士、看護師、保健師など他職種がチームを組んで支援を行うことがある。たとえば山口県のCRT（クライシス・レスポンス・チーム）は、その一例である（河道、二〇〇五）。近年では教育委員会でスクールカウンセラーや心理士を組織し、心のケアを行うようにもなってきている（松浦、二〇一〇）。本章では、学校が危機状態に陥ったときに支援を行う援助職として、PTSD（外傷後ストレス障害）と向き合ううえで心得ておきたいことを記していく。

児童・生徒が事件や事故に巻き込まれ、学校全体が混乱し、機能不全に陥ってしまう。このような状態は学校が危機に陥っている状態である。これを学校危機という。そのときに、外部機関（CRTや各県の臨床心理士会など）あるいは教育委員会が組織する、医師および心理士が緊急対応に特化した形で支援を行うことを、学校危機への緊急支援という。緊急支援を行うのは緊急支援チームであるが、この緊急支援チームの行う支援の一つが、心理教育である。それでは、なぜ心理教育が必要なのか。

それは、適切な時期に適切な対応を行えるかどうかで、その後の回復に大きな影響を与えるからである。適切な対応が行われないと、PTSDや気分障害などの精神的な不具合が、長期間にわたって日常生活や社会適応に影響を及ぼすことがある。可能な配慮によってその不具合を避けることができるのであれば、そうしたい。そのために心理教育を行うのである。

心理教育は、「個」への支援であると同時に「場」の支援にもなる。子どもを取り巻く保護者や教員は、子どものストレス反応に対し、ほとんど知識や経験がない。学校の危機管理マニュアルは準備されているが、想定内の出来事が起こっても危機とは言わない。むしろ、想定外のことが起きて初めて危機となるのである（藤森、二〇〇五）。

それでは、危機に直面した子どもは、どのようなストレス反応を示すのだろうか。

2●子どもの急性ストレス反応

危機に直面しなくても、ストレスを感じると誰でもストレス反応が生じる。気分や体調に変調があったり、思考や行動にも影響を与える。しかし、私たちは自分なりのストレス解消法や気分転換などを用いて、ストレス反応に対処している。

また、時間が経つにつれて、その気分が少しずつ軽くなったり、時々にしか出てこなくなったりする。記憶が過去のものとなり、当時ほどの衝撃を受けなくなる。私たちは自然に回復する力も持っている。

それでは、想定外の出来事に出会い、自分では対処できないほどの精神的な衝撃（心のダメージ）を受け、無力感や自責の念、理不尽な思いに苛《さいな》まれたときに、私たちはどのようになるだろうか。たとえば、①自身が死にそうな出来事を体験したとき、②自身が重症を負うような、あるいは実際に重症を負う出来事を体験したとき、③他者が死に、あるいは重症を負うような場面を目撃したとき、である。子どもの場合には自我が未熟であるため、精神的な衝撃が大きければ大きいほど、自分一人で回復していくことが難しい。つまり、周囲の大人がエンパワーメント（元来持っている能力や自然治癒力、人とつながる力を発揮できるよう促すこと）するように働きかける必要がある。

筆者が小学校3年生のとき、家族で外食に出掛けたときのことである。たまたま家族とはぐれてしまい、一人でいるときに交通事故を目撃した。自分の目の前で不意に人が車道に飛び出し、「あっ、危ない」と思った瞬間に車にはねられて地面に落ちたのを、今でも鮮明に覚えている。その時は頭の中が混乱し、訳もわからず涙を流し、家族を捜し求めた。母親は泣いて混乱する筆者を、理由を聞くこともなく、落ち着くまで抱きしめてくれたことを覚えている。

この、混乱し、無力感と悲しみに打ちひしがれながら、家族を求め走り回ったところが、ストレス反応といえるだろう。また、理由を聞かずに抱きしめた親の行動が、筆者をエンパワーメントするような働きかけといえる。

表 10-1　子どもの急性ストレス反応

(1) 身体反応

息が苦しい、ため息をつく、手足が動かない、意識を失う、発熱、不眠、頭痛、腹痛、身体各部位の痛み、吐き気、めまい、頻尿、夜尿、吃音、風邪、アレルギー反応、食欲不振、過食、声が出ない、視野狭窄、疲れやすい、力が出ない、など

(2) 感情反応

・過度の自責の念や罪悪感、無力感、不安、悲嘆、怒り、孤独感、絶望感
・そのことに考えが囚われてしまう
・自分の体を叩く、手に傷をつけるなど自傷行為が出る
・他者との温かみのある交流の喪失

(3) 行動反応

・ひきこもり、過度のおびえ、自傷行為、落ち着きがない、対人関係のトラブル
・退行現象（俗にいう赤ちゃん返り）
わがまま、幼児語を使う、大人につきまとう、指しゃぶり、一人でいられない、暗いところを怖がる、年齢不相応な甘え方をする

＊思春期では、反抗したり、挑発してきたり、規則や約束を守らない、ふざけた言動や派手な服装をして目立とうとする行動などが見られる。

先に示した①～③のような出来事を体験し、それが要因となって生じるストレス反応を、急性ストレス反応という。ここで、子どもの急性ストレス反応について、身体反応と感情反応、行動反応に分けて見ていくことにする（**表10－1**参照）。

A　身体反応

身体反応は、身体がSOSを発しているということである。ストレスが降りかかると大脳皮質や視床がそれを感知し、身体のシステムにストレスへ対処するようにと命令を出す。そのシステムは、①自律神経系と、②内分泌系、そして③免疫系である。この三つのシステムがバランスをとりながら身体全体の機能に影響を与えているので、どれか一つがバランスを崩すと身体全体に不具合が及ぶ。

たとえば、過度の緊張や不安感は、頭痛や腹痛など身体の痛みとして表現されたり、呼吸が荒くなったり浅くなったり、場合によっては過呼吸となることもある。また、脳の緊張や興奮状態のため、なかなか眠れない、眠っても眠りが浅かったり夜中に目が覚めてそれから眠れない、十分な睡眠時間は取れているけれど寝た気がしない、朝スッキリと目覚めない、などの不眠を訴えることも少なくない。睡眠不足など睡眠の質の低下は、気分や疲れの取れ具合、集中力や判断力にも影響を及ぼす。そのため、睡眠の質が確保されない場合には、医療も含めて改善策の検討が必要である。

このほかに、食行動異常として身体反応が出ることもある。ストレスを発散する方法が食べることである場合は、一度期にたくさんの量を食べるドカ食いや過食には、注意したい。逆に食欲が減退する人もいる。長期的に見て体力が落ちることは心身にマイナスとなるため、意識して栄養補給に努めたい。

また、ストレスは免疫力の低下を招く。そのため、風邪をひきやすくなったり、アトピー性皮膚炎などのアレルギー疾患や帯状疱疹、口内炎などの症状として出てくることがある。身体疾患として出てくれば医療にもつながりやすいが、我慢できる程度であると、それがストレスからきていることに気づきにくい。「ストレス反応＝身体反応」とは限らないので、必ず身体の病気でないことは確認しなければならないが、背後にストレスが絡んでいないかを心の片隅に置いておくとよいだろう。

B　感情反応

日常では体験しない、あるいは予測不能な出来事に遭遇したときに、まず何が起こったのかが理解できない、いわゆる「頭が真っ白になる」といった思考停止状態になる。そのあとに、「起きた現実が実際の出来事ではない」「夢の中のようだ」「何かの間違いだ」といった否認と呼ばれる状態に陥る。そして、様々な感情が湧き起こってくる。

たとえば、先の事故目撃の例でいえば、悲嘆はもちろんだが、『危ない』とひと声発していれば事故は防げたかもしれない」という自責の念や罪責感、「何の役にも立てなかった」という無力感が生じることがある。「何かできたはずだったのに」と強く信念のように思い続けていれば、周囲から「仕方のないこと」と言葉を掛けられると、「誰も自分の気持ちを理解してくれない」と孤独感を強めたり、絶望感を深めることもある。また、周囲に対して怒りを抱くこともあるだろう。

このような思いを自分の中にため込むことで対人関係のトラブルが生じやすくなったり、周囲との関わりを拒絶するようになったり、疲弊してしまうことがある。話してもいいと思える人に自分の抱えている思いを話すことは、感情の整理に役立つ。もちろん、言葉でなく絵や遊びといった言葉以外の表現方法も役立つだろう。

このほかにも、精神的ダメージが大きく気力が湧かない状態に陥ったり、先の見通しが立たず不安感が高まったり、外界が脅威に満ちた危険な世界としか考えられず恐怖心に圧倒され、情緒的にも不安定な状態になってしまうこともある。

時間がかかるかもしれないし周囲の理解も必要となるが、これら様々な感情反応を自分なりに表現し、整理し、消化していくことが、日常生活や社会生活に適応していくことにつながっていくだろう。

C　行動反応

先に示した身体反応や感情反応の結果として、行動に問題が生じてくる。孤立感を深めてしまったり、気力が減退して活動性が低下したり、外界が脅威に満ちた危険な世界だと捉えられれば、寝込んでしまったりひきこもることもあるだろう。自責の念が強い場合は、自傷行為など自分を粗末に扱うような行為が出てくることもある。怒りが周囲に向いていると、ちょっとしたことで口論や喧嘩といった対人関係のトラブルとして問題が現れる。

また、危機状況では脳が興奮状態になっているので、刺激に対して過敏に反応してしまう。そのため、ちょっとした刺激にビクビクしたり、そわそわ落ち着きのない状態になる。当然、気が散りやすく集中できず、物事に取り組むのに支障をきたすだろう。

ときとして、その出来事やそのときに味わった精神的な苦痛に考えが囚われてしまう。脳がその精神的苦痛に耐えられなければ、覚醒水準を落としてそのことへの囚われを緩め、苦痛を感じないようにすることがある。そうすると記憶が曖昧になったり、日中ボーッとしていることが多くなる。そして、その出来事を思い出さないようにするために、その出来事を思い出させるようなものを避けたり、遠ざけてしまうこともある。

子どもの場合は、その出来事を思わせるような遊びに熱中したり、何度も出来事についての話をして興奮することがある。また、退行現象といって、発達段階が現在の発達段階より一つか二つ戻ったような行動を取ることがある。たとえば、指しゃぶりを始める、一人で眠れなくなる、トイレに行けなくなる、寝るときに暗くするのを嫌がる、大人につきまとう、急にわがままになる、などである。退行現象を示す子どもは素直な子どもが多いので、甘えをとがめずに許しておけば、回復も早い場合が多い。

また、子どもは、自分や自分の身の周りに起きた悪い出来事の原因を、自分のせいだと考える傾向がある。その結果、自己イメージに否定的な感情を抱きやすいことを念頭に置かなければならない（松浦、二〇一一a）。極端な例としては、被虐待児の認知の歪みを挙げることができよう。親から殴られたり、罵倒されたり、理不尽なことをされるのは、自分が悪い子で、親が自分のことを少しでも良くしようとしてそうしているのだ。いつもいつも怒られるのだから、自分はきっととても悪い子なんだ、だから少しでも良くなれるように頑張らないと、というように認知を歪めて原因を自分のせいにしてしまうのである。

緊急支援で子どもの話を聞いていると、原因を自分のせいにしてしまっている子どもと出会うことがある。自分が喧嘩をしなければ、挨拶されたのに無視しなければ、あのときひと声掛けておけば、等々。心情として理解できるところもあるが、それが過剰であったり、論理性に欠けるところがあれば、共感的理解は示しても「あなたに責任はないのだ」ということを明確に伝える必要がある。それは急性ストレス反応である。

思春期の子どもの場合は、行動の理解がより複雑で難しくなってくる。大人に対する反抗や反発、挑戦的な態度となって現れてくることがあるからだ。それは、大人からすると悪ふざけやだらけ、だらしがないと受け止められるような行動や言動となるからである（松浦、二〇一一b）。特に、それが学校など集団生活を営む場で発生するときは、注意や指導が必要となる。ただ、注意や指導を頭ごなしにするのではなく、眠れているのか、食事は取れているのか、頭痛腹痛など身体の不具合はないのかなど、健康面にも気を配りながらの注意や指導を心掛けるとよい。

D　急性ストレス反応の意味するもの

これらの子どもの急性ストレス反応は、心のSOSである。子どもが保護を求めているという認識が重要である（松浦、二〇〇九）。特に、退行現象を単なるわがままやだらけのように受け取ることは子どもの心を大きく傷つけ、大人や社会に対する不信感にもつながりかねない。ひいては、子どもの心とつながる機会を逸するだけではなく、再度アクセスするのにひと手間もふた手間も必要となってくるのである。大袈裟に思うかもしれないが、心のケアが、適切な対応を適切な時期に行えるかどうかにかかっていると先に述べたのも、こういった理由からである。それだけ初期の対応は重要なものとなる。

3●　学校現場における心理教育

それでは、実際に学校現場において、特に学校危機での緊急支援において、心理教育をどのように行っているのかについて見ていく。心理教育は、支援される主体である子どもに対して行われる心理教育と、教員や保護者といった子どもを支える周囲の大人に対して行われる心理教育の、二つがある。ここでは、筆者の経験から、緊急支援における心理教育で注意していることなどを中心に見ていくことにする。

A　心理教育を行ううえで注意すべき点

まず、当たり前のことであるが、心理教育を行う場合は子どもの発達段階に合わせ、ゆっくり、はっきりとした口調で話し、じっくりと子どもの言うことに耳を傾けることが重要である。ただ、緊急支援において心掛けなければいけないことは、心理教育と同時に、子どもの状態をアセスメントするということである。つまり、心理療法を行うのではないということである。

さて、緊急支援において、子どもと関わる際の言葉掛けで気をつけている言葉がある。それは「元気？」「大丈夫？」「頑張って」という言葉である。どれも言ってしまいそうな言葉である。だからこそ、意識して使わないように心掛けなければならない。どの言葉も抽象的な言葉で、子どもはこのように聞かれると何と答えればいいのかわからず、戸惑ってしまう。そうして、「元気です」「大丈夫です」「頑張ります」としか答えられないことになる。

また、こうした問い掛けは、暗に「元気であってほしい」「大丈夫でないと心配」「頑張らないといけない」というメッセージを子どもたちに与えてしまう恐れがある。これらの言葉掛けは、こうあってほしいという大人の思いを子どもに押しつけているだけである（松浦、二〇〇五a）。つまり、大人のそのような思いに応えようと無理をしたり、偽りの自分を演じることがあることを理解してもらいたい。

同時に、精神的なダメージを負った子どものことを腫れ物や壊れ物に触るような扱いをするのは、余計に子どもを傷つけてしまうことがある。ただしこのことは、普通と変わらぬように関わってよいということとイコールではない。特別扱いや、これまでと大きく異なる関わり方について、ダメージを負った子どもは普段より敏感にそれを感じ取るものである。

B　子どもへの心理教育

子どもに心理療法を行っていくことに慣れている人であれば、子どもの心理教育を行っていく場合のコツは心得ていると思う。自己紹介や、自分が何を目的にあなたと会っているのかということを、誤魔化すことなく、しかしそのまま目的を伝えると不都合が生じる場合もあるので、嘘をつかない程度に、発達年齢を考慮して伝えていく必要がある。

たとえば、「私は、今回のような出来事に遭った子どもたちに多く会っている人で、心の専門家」といった自己紹介をし、「そのような子どもたちのなかには具合が悪くなる子もいるから、あなたの今の状態はどうなのか知りたくてお話を聞きに来ました。話したくないこともあるかもしれないけれど、必要なことだからできるだけお話ししてね」と伝えるようにする。もちろん、「今日話したことを保護者や学校の先生と話して、学校生活が送りやすくなるように考えていきたい」ということも話し、大人たちの間で情報を共有することの了解を得ることが必要である。

子どもの心理教育では、まず、出来事にどのくらい接触していたかをみていく。出来事に巻き込まれたのか、目撃したのか、音などを聞いただけなのか、そして時間的にどのくらいの間その出来事に曝《さら》されていたのか、などを話の流れのなかで確認し、そのときにどんなことを感じ、考えたのかを聞いていく。そして、どのような急性ストレス反応が出ているのか、その頻度や強さ、辛さを把握する。これは保護者に確認する場合が多いが、以前に同様の体験をしていないかどうかも確認する。

そして、急性ストレス反応は、このような出来事を体験すれば誰にでも起きることだということを伝えていく。同時にこの反応がどのくらいの間続くのか、時間が経つにつれてどうなっていくのか、ということを話す。急性ストレス反応が収束していく見込みが強いのなら、1週間目より2週間目、2週間目より3週間目と、だんだんと反応が弱まったり回数が減ってくることを伝える。

出来事が起きた1、2日後に会って話をするときには、急性ストレス反応が顕著に現れていたりもするが、おおよその見通しが立つと子どもも保護者も少しホッとするようだ。もちろん、安易に先の予測は立てられないし、それ相応の注意する点や危険性についても話をしていく。

その一つが、1カ月経っても急性ストレス反応が弱まらない、頻度も変わらない、余計に強まったというときにどうするか、ということである。子どもには具体的にカレンダーを示しながら「○月△日までに今の苦しさ、辛さがずっと同じ感じで治らなかったら、誰かにそのことを伝えてほしいんだけど」と話すようにしている。「お家の人だったら誰?」「学校だったら誰?」と尋ねて、誰に話すのかを明確にする。話す人が決まったら、その大人には、1カ月後に急性ストレス反応が弱まらなければ、そのことを子どもが言ってくるだろうから、そのときには専門家につなげるように助言する。可能であれば、もう一度、緊急支援チームに連絡をしてほしいと言うこともある。

また、これは防災・防犯教育かもしれないが、同様の出来事が起きたときに今度はどうするか、ということも話し合うようにしている。そこで、有効な手立てや、保護者や先生への報告手段が出てくれば、そのやり方をほめ、そうすることを勧める。

その他、緊張が強かったり不安が高い子どもに対しては、呼吸法や筋弛緩法などを教えることもある。子どもたちのなかには呼吸法を知っている子もいるので、そのやり方を見せてもらってほめることも、子どものダメージを和らげるのに役立つ。

C　教員・保護者に対する心理教育

教員や保護者に対する心理教育は、まず子どもの急性ストレス反応に関することが中心となる。診断名に関する知識のある読者ならおわかりかもしれないが、これまで「急性ストレス反応」という記述をしてきたが、正式な診断名は「急性ストレス障害」である。「障害」ではなく「反応」としているのは、特に保護者に余計な誤解を与えないようにするためである。

それは、「障害」という言葉にネガティブなイメージが含まれ、そのイメージを与えてしまうかもしれないからである（栗田・楠見、二〇一〇）。ただでさえ、学校危機の状態のときは、学校全体を巻き込んで混乱している状態である。教員も保護者もその真っ只中にいる。そのようななかで、余計に混乱するような要素は、一つであっても入れ込むことは避けたい。

教員や保護者に子どもの急性ストレス反応の説明をするときは、最後に必ず「子どもの話をしていますが、大人にも同様に起きる反応です」と付け加えている。たいてい大人もショックを受けており、不眠や食欲の減退などを起こしている。子どもを支援するうえで自分の心身の変化に目を向けてもらうことは、意味のあることである。

特に、急性ストレス反応は異常な反応ではなく、日常では体験しないような出来事を体験したことによる正常な反応なのだということを、理解してもらう必要がある。保護者にはよく、「私たちも子どもと同じような体験をしたら、冷静ではいられないですよね」とお話しすることがある。このように伝えると、保護者も腑に落ちるようである。自分が死ぬような体験や他者が亡くなるような場面を現実に目の当たりにすることは、日常では体験し得ないことである。たとえば、テレビで震災後の映像を見るのと、実際に被災地を見るのとでは、リアリティや心身に与えるダメージはまったく違うのである。

心理教育の際、大人に対しては、二つ付け加えることがある。一つはアルコールの問題と持病の悪化について、もう一つは二次災害への注意である。これは経験則になるが、急性ストレス反応で、呼吸器系と睡眠への影響が多く見られるように感じる。不安でうまく寝つけないとき、アルコールに頼りがちになる。しかし、アルコールに対する耐性がつき、アルコール依存等のアルコール関連の問題が生じることがある。同様に、持病の悪化が見られることもあるので、注意が必要である。

また、学校が危機状態に陥ると、教員は児童・生徒への対応や保護者への対応などで、注意が自分以外の方向へ向いてしまう。少しでも注意が内側に向くようなら、身体内部への欲求、たとえば水分補給や食事の欲求に気づくが、常に対応するほうに注意が向いていると、水分の補給や食事の欲求に気づかないことがある。それゆえ、意識的に水分や食事を摂るように勧めている。特に学校長は、外部や教育委員会への対応で緊張や多忙をきわめるので、特に意識するように促している。

同様に、教員が通勤に自動車やバイクを使っているような場合は、一段落つくまではそれらを使った通勤を控えるように勧めている。その出来事や児童・生徒のことを考えて、事故などが起こることを避けるためである。先にも述べたように、子どもを支援、保護する大人の側も何らかのダメージを受け、急性ストレス反応を示している可能性があるからだ。転ばぬ先の杖であり、教員が何らかの事故を起こすようなことがあれば、子どもたちは二重のダメージを受けることになる。

前項でも記したが、1カ月経っても子どもの急性ストレス反応が弱まらないような場合は、医療につなげる必要がある。その場合、「PTSDの疑いがあるから医療機関へ」ということよりは、子どもの困り感や、苦戦している状況の改善や回復という視点で、医療を勧める。たとえば、睡眠に関する不具合が続いている場合は、集中力や判断力の低下、疲労感の増大、情緒の乱れやそこからくる対人関係のトラブルが考えられる。そこに子どもの苦しさがあり、改善や回復するきっかけが見つかるかもしれないので、医学的な視点から助言を受けてみてはどうかと勧めてみるとよいかもしれない。

PTSDであれば医療的な介入が必要であるが、診断を下すのは心理士の仕事ではない。ただ、医療的な関わりが必要であるならば、できるだけそのことを勧める必要がある。

D　二次被害の防止

ここでいう二次被害とは、事件・事故後に周囲の無理解や偏見、対応のまずさから生じる、心理社会的なダメージのことをいう。たとえば、前節で、話してもいいと思える人に自分の抱えている思いを話すことは感情の整理に役立つと述べたが、話したくもないのに根掘り葉掘り聞かれることは、ストレスとなる。もちろん、文章や絵などで表現することを無理強いされることも、ストレスとなる。無理強いすることは症状の悪化につながりかねない。話したいことを話すのと、話したくないことを話すのとでは、ストレスのかかり具合は後者のほうが高いのは自明の理である。何でも表現させればよいというものではない。文章にしろ絵画にせよ表現・表出することについては、専門家の助言や立会いのもとに実施することが望ましい。

また、大人が安心感を得たいがために投げ掛ける不用意な言葉や励ましによって、子どもがダメージを受けることがある。子どもを傷つけようと思ってそのような言葉掛けをしたわけではないかもしれないが、その言葉掛けが子どもにどのような影響を及ぼすかという想像力を、働かせる必要がある（松浦、二〇〇五b）。

このような話をすると、どのような言葉掛けをすればよいのかと思う読者もいるだろう。基本的には、その人を傷つけるつもりがないのなら、どのような言葉掛けをしてもよいと考える。しかしそこに、その子どもに与える影響力を想像する力や、言葉掛けをしたときの子どもの反応を敏感に感じ取り、その反応で言葉掛けがまずかったと感じたときに修正する力があるかどうかに、尽きるのではないだろうか。少なくとも反応が芳しくないときは、そのことに気づいているというメッセージを子どもに送るだけでも、二次被害を軽減できる。

また、危機状態においては外的刺激と精神的苦痛が結びつきやすくなるので、できるだけ外的刺激を少なくして危機状態をやり過ごすことが望ましい。そのため、子どもの心理的な影響を考えて、子どもたちへの取材を自粛するようにお願いすることがある。

4●ケアのポイント

ここまで、心理教育以外にも、学校現場、特に学校危機における緊急支援を行う場合の、急性ストレス反応の取り扱いや配慮することについて述べてきた。本節では、これまでのまとめとしてケアのポイントを述べていく。

A　学校や家庭が安全で安心な場であること

まずは、周囲の大人が落ち着いて関わることが大切である。子どもの心のケアにおける第一歩は、大人が子どもに対して安全と安心感を与えることである。そのためには、まず大人が、子どもに降りかかった出来事について心の整理ができていることである。大人がケアされなければ、子どもをケアすることはできない。

たとえば、生徒が交通事故で亡くなったときに、担任がクラスの子どもたちにそのことを伝える場面を考えてみよう。生徒を亡くした悲しみに気持ちが圧倒され、子どもたちの前で取り乱してしまうと、子どもたちも過剰な感情反応を示してしまうことになる。喪失感を子どもたちに示すことは決して悪いことではない。そのような感情が生じるのは当然のことという教育的モデルを示すことになる。しかしながら、その感情に圧倒されるようなことがあると、それは教育的ではなくなってしまう。

そして、できるだけ早期に日常生活の回復を図ることが、子どもの回復を早めることにつながる。そのため、学校再開はできるだけ早い時期に行うようにする。勘違いをしてほしくないのは、早期に日常生活の回復を図ることは、学校危機を引き起こした出来事が無かったかのように日常生活を送ることではない。あったことが無かったことのように振る舞われることは、非常に不自然なことである。そうではなく、普段学校が提供している安全と安心を、子どもたちに保証するということである。そのためには、学校ができるだけ早期に、機能不全の状態から回復することが大切である。そして、良好な人間関係を復活させることが、子どもの心を回復していくための助けになる。

また、強がっていても健気であっても、子どもは子どもである。物理的に一人にしないことが大切である。心理的にダメージを受けた子どもは、情緒的に混乱し不安が増していることが多い。何か気の利いたことを言う必要はなく、傍らにいるだけで子どもはとても心強く思うものである。ただ単に一緒にいるのが、何だか気まずいということもある。そのようなときは、何か一緒に作業をしながら、その時間、空間を一緒に過ごすということでもよい。たとえば、親子で料理をつくるとか、工作を一緒にするなどである。心理的なダメージがあるときや負荷が掛かっているときには、真正面で向かい合うよりは、横並びになって何かに向き合い、課題をこなしていくほうが負担が少ないものである。とにかく、何らかの関わりを持つことが子どもを支えることになる。

B　正しい知識と対処方法

これまでに述べてきたとおり、ストレス反応についての正しい知識を持つことが大切である。急性ストレス反応は、非日常的な出来事を体験したときの、ごく当たり前の反応である。ほとんどの場合、1週間目より2週間目、2週間目より3週間目と、時間が経つごとに反応は弱まり、頻度も減っていくが、強度や頻度が減ることなく1か月以上続くようなときは、PTSDを疑うことになる。ただし、あくまでも医療機関によって診断がつくのであって、素人診断をしないよう注意が必要である。なぜなら、気分障害や適応障害など、似た症状を示す病気や障害との鑑別診断が必要となるからである。また、行動や日常生活、社会生活に支障が出ている場合には、投薬が有効なことも多い。7割は自然に治癒していくという研究もあるが、受診し適切な処方を受けたほうが回復は早まるだろう（加藤・最相、二〇一〇）。

投薬のほかに有効な手段としては、呼吸法やリラクセーションがある。前節で呼吸器系の不具合について述べたが、呼吸法は、自分の呼吸をコントロールして身体の中に安心と安全な場を作るのに役立つ。腹式呼吸でなくとも、「吐く息に注意を向けてゆっくり長く吐く、そして吐いた分だけ吸い込む」といったことを繰り返す簡単な呼吸法だけでも、けっこう有効である。

また、人はそれぞれ、自分にあったリラクセーション法を持っているものである。好みの入浴剤を入れたお風呂に入ったり、ストレッチをしたり、好きな音楽を聴いたり、心和むものを見るなど、心と身体をリラックスする方法をやってみるのもよい。精神的なエネルギーがある場合は、気分転換も有効である。散歩などの軽い運動をしてみる、趣味に心を向けてみる、友達とおしゃべりをする、自分の好きな食べ物を食べる、などである。子どもの場合は、スキンシップが有効なリラックスの手段となる。子ども同士のくすぐり合いなどもあれば、お手伝いの一環で肩をもんでもらったりするのもよい。マッサージをし合うことで身体の感じに向き合う思春期の親子もいた。

対処方法において大切なことは、これまで活用してきたリラクセーション法や気分転換法をエンパワーメントするように、働きかけることである。余力があれば新たなリラクセーション法や気分転換法を開発していくのもよいだろうが、まずはエンパワーメントを心掛けるようにする。

東日本大震災では、「もっと被害のひどい人たちがいるから私は大丈夫」と言う人たちが多くいた。被災状況は人それぞれであるが、そのダメージも人それぞれであり、一概に比較はできない。しかしながら、自ら順列をつけて支援を受けるのを遠慮する。これは学校危機の場合、教員に多く見られる。「まず、子どもたちのケアを先に」と言うが、これまで述べてきたように、子どもたちを支えるためには教員がケアを受けることが大切なのである。ケアを受けないまでも、自分のダメージを自覚して、ときには休んでよいのである。そうしなければ、子どもに「休んでもいいんだよ」とは言えない。常に頑張り続ける、大丈夫であり続ける、我慢し続ける、ということは異常なことである。

また、心のケアを行っていくうえでは、子どもにいくつかの選択肢を与えることが大切である。たとえば、小学校に隣接する林で首を吊った遺体を発見した児童がいたとしよう。半年経って、「生活科の授業をやるから林に入りましょう」と言っても、児童が林に入るのを恐がり、入りたがらなくても当然である。「生活科の授業で林に入るけど、参加する？　しなくてもいいよ。その代わり、図書室で本を読むことになっているよ」など、参加の自由や、参加しない場合の活動などが準備されており、それを選択できるようにしておくことが、心のケアにつながる。災害や事件・事故は、本人がその出来事を体験したいと思って体験するものではなく、向こうの側から降りかかってくるものである。したがって、選択肢がなく強制させられるようなものなのである。それらに巻き込まれると、自ら選択する能力や自己効力感が著しく削がれてしまう。それらの力を回復させるためにも、選択肢を与え、選ばせていくことが大切なのである。

C　回復のペースが守られること

ごく当たり前のことを言うようであるが、同じ出来事を体験しても、回復のプロセスや速さは人によって違うものである。同じ交通事故の場面を見ても、見た人に与える衝撃は違っている。たとえば、Aさんは1カ月前に父親を交通事故で亡くしていた。Bさんは過去にそういった出来事を体験していない。事故に遭遇後、Bさんは右肩上がりに回復していくのに対して、Aさんはいつまでたってもその事故が心に引っ掛かり、気分の浮き沈みが見られた。このときAさんに対して、「いつまでもくよくよして。あれから3カ月経ったのだから少しは元気出さないと。Bさんを見てごらんなさい」と言ったら、二次被害である。このようなことは極端だと考えるかもしれないが、回復を妨げるような言葉掛けはごく普通になされる。

時間が経過していくと、その出来事が風化していく。しかし、当たり前のことではあるが、その出来事でダメージを負った人たちにとっては、時間が解決してくれるという単純な話ではない。だからといって、他者が簡単に入り込める話でもない。わかったようにして話を聞くのは、余計悪い。気長に根気よくダメージを負った人に寄り添い、関係を持ち続けることが、支援者にできることなのかもしれない。

また、臨床心理学では心的現実という言葉があるが、実際に起きた客観的な出来事と、その人が主観的に感じ取った、見て取った出来事が違っていることがある。事実と違っていても、その人の体験過程ではそのように感じた、ということを大切にしなければいけない。つまり、人は皆、同じ体験をしているわけではないということである。したがって、同じダメージを受けているわけではないので、ダメージの軽い人もいれば、深い人もいるのである。体験やダメージが同じでなければ、人によって回復に差が出るのは当たり前のことである。回復力の差というものも考える必要がある。

以上のことから、回復のペースは人それぞれなのだ、ということを念頭に置いておくことが求められる。

5●おわりに

トラウマ・ケアの最終目標は何なのであろうか。記憶がなくなり晴れやかな日々を過ごすことが、トラウマ・ケアの最終目標なのだろうか。そうではない。起きた出来事の記憶を消すことはできない。記憶がなくなってしまうということ自体が、異常なことである。記憶がなくなることはないし、心の傷もきれいさっぱりとなくなるわけではない。ただ、辛い体験を思い出しても、日常生活や社会生活を脅かされなくなることはある。トラウ

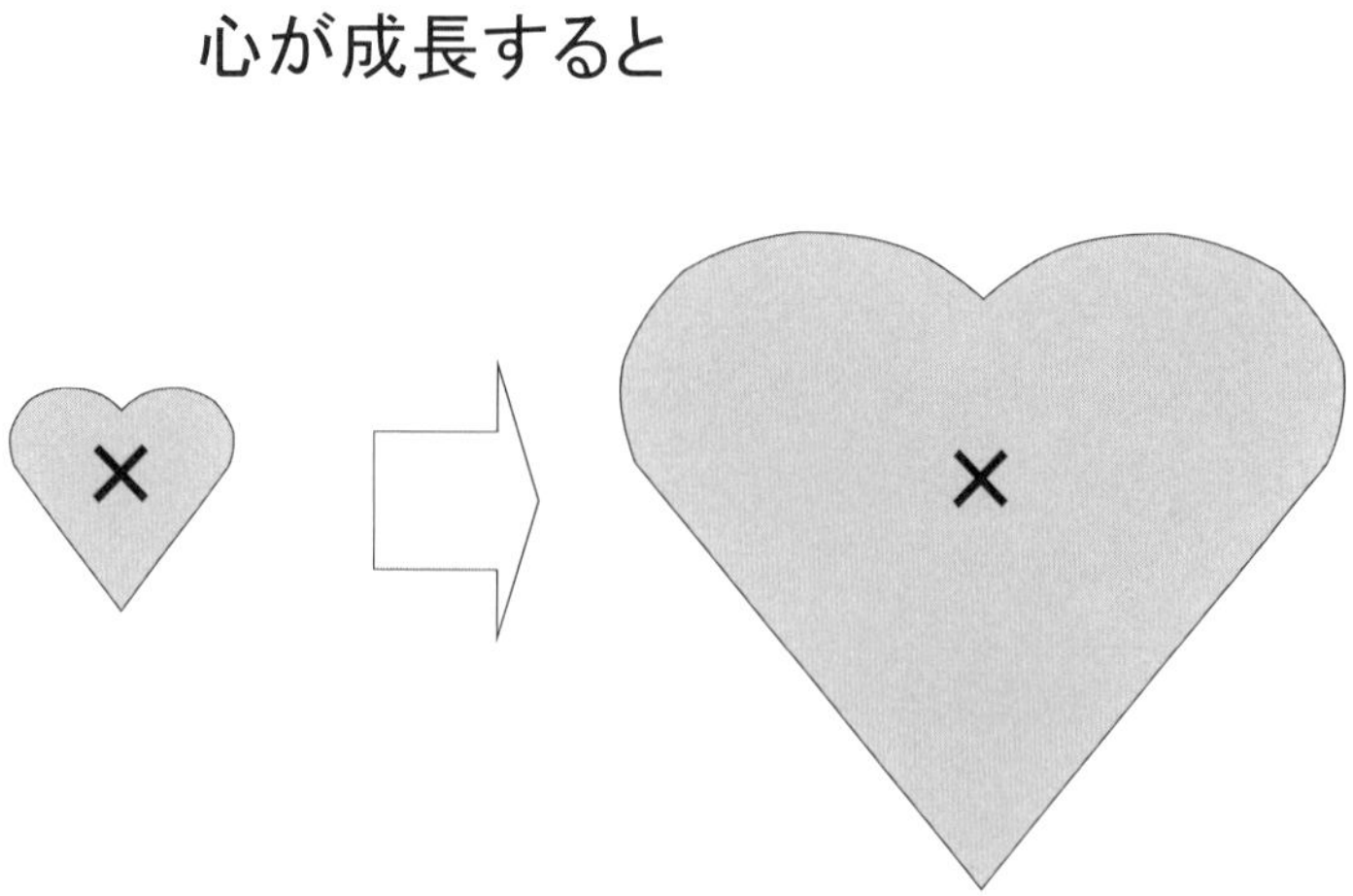

図10-1　トラウマ・ケアの目標（廣岡，2005，p.218）

マ・ケアの最終目標は、そんなところにあるのではないかと考える。

そのためには、時間をかけて良好な人間関係を繰り返し体験することと、心理療法や精神科的治療を行いながら、心理社会的な側面と認知面の修正的なアプローチを行っていくことが重要である。そのような修正的アプローチを行うなかで、**図10-1**のように、心（ハートマーク）にトラウマ（ハートの中の×印）があっても、心が成長して心が大きくなるのと、相対的にトラウマは小さくなっていく（廣岡、二〇〇五）。これが、辛い体験（トラウマ）を思い出しても、日常生活や社会生活が著しく脅かされなくなった状態だと考えるとよいだろう。

このような状態に行き着くように、周囲の大人や関係機関は、連携しながら心のケアを行っていくことが求められる。

〈文　献〉

・藤森和美「学校危機と心理的緊急支援」藤森和美編『学校トラウマと子どものこころのケア　実践編――学校教員・養護教諭・スクールカウンセラーのために』誠信書房、二〇〇五年、一–二六頁。
・藤森和美「学校への危機介入」金　吉晴編著『心的トラウマの理解とケア（第2版）』じほう、二〇〇六年、一八三–二〇九頁。

・藤森和美・藤森立男「災害を体験した子どもたちの心のケア」(http://www.h7.dion.ne.jp/˜kawanom2/saigaikodomo/home.html)
・廣岡逸樹「児童相談所との連携」藤森和美編『学校トラウマと子どものこころのケア　実践編──学校教員・養護教諭・スクールカウンセラーのために』誠信書房、二〇〇五年、二〇二‐二二〇頁。
・加藤　寛・最相葉月『心のケア──阪神・淡路大震災から東北へ』講談社、二〇一〇年。
・河野道英「クライシス・レスポンス・チーム(CRT)の活動──山口県の試み」藤森和美編『学校トラウマと子どものこころのケア　実践編──学校教員・養護教諭・スクールカウンセラーのために』誠信書房、二〇〇五年、一三六‐一五七頁。
河野道英「CRT(クライシス・レスポンス・チーム)」ウェブページ(http://www.h7.dion.ne.jp/˜crt/)
・栗田季佳・楠見　孝「「障がい者」表記が身体障害者に対する態度に及ぼす効果──接触経験との関連から」『教育心理学研究』五八号、二〇一〇年、一二九‐一三九頁。
・松浦正一「正常化へのバイアス」藤森和美編『学校トラウマと子どものこころのケア　実践編──学校教員・養護教諭・スクールカウンセラーのために』誠信書房、二〇〇五a年、九頁。
・松浦正一「常識(comomon sense)と想像力(imagination)」藤森和美編『学校トラウマと子どものこころのケア　実践編──学校教員・養護教諭・スクールカウンセラーのために』誠信書房、二〇〇五b年、一三五頁。
・松浦正一「不登校」藤森和美編著『学校安全と子どもの心の危機管理──教師、保護者、スクールカウンセラー、養護教諭、指導主事のために』誠信書房、二〇〇九年、四五‐五七頁。
・松浦正一「学校危機への緊急支援における初期対応の重要性──教職員と心理職の協働(collaboration)と指導主事のつなぎについての一考察」『聖マリアンナ医学研究誌』八六巻、一一号、二〇一〇年、六四‐六八頁。
・松浦正一「低学年児童のストレスケア」藤森和美・前田正治編著『大災害と子どものストレス──子どものこころのケアに向けて』誠信書房、二〇一一a年、一五‐一七頁。
・松浦正一「高学年児童のストレスケア」藤森和美・前田正治編著『大災害と子どものストレス──子どものこころのケアに向けて』誠信書房、二〇一一b年、一八‐二〇頁。

第11章　犯罪被害者に対する心理教育

（独）国立精神・神経医療研究センター精神保健研究所　中島聡美

1●はじめに

性暴力、暴行、虐待、殺人などの犯罪は、強い恐怖や戦慄、無力感を与えるものであり、これらの犯罪の被害者は被害直後において、不安や、恐怖、不眠など、様々な精神的反応をきたすだけでなく、被害から長期経過しても、精神健康を害している割合が高いことが報告されている。犯罪被害者（以下、被害者）では、急性ストレス障害（acute stress disorder、以下ASD）、外傷後ストレス障害（posttraumatic stress disorder、以下PTSD）、うつ病、恐怖症、パニック障害、身体化障害、アルコール・薬物関連障害など、多くの精神障害が見られる（Kilpatrick & Acierno, 2003）。また、遺族においては、精神障害ではないが、複雑性悲嘆のような慢性化した悲嘆状態も多い（中島ら、二〇〇九）。このような精神障害に加えて、自殺リスクの増大（Simon et al., 2002）、QOLの低下（Hanson et al., 2010）なども報告されており、心理的な苦痛だけでなく、生命の安全や生活全般にわたって被害の影響が持続してしまうことが、大きな問題である。

このような犯罪被害者の精神的健康の問題が大きいことを踏まえ、2004年に公布された犯罪被害者等基本法では、第14条（「国及び地方公共団体は、犯罪被害者等が心理的外傷その他犯罪等により心身に受けた影響から回復できるようにするため、その心身の状況等に応じた適切な保健医療サービス及び福祉サービスが提供されるよう必要な施策を講ずるものとする」）において、犯罪被害者の精神的回復への支援を国および地方公共団体の義務として定めている。さらに、この法律の基づいて実際の施策を推進するための犯罪被害者等基本計画（二〇〇五年）では、五つの重点課題のうちの一つを「精神的・身体的被害の回復・防止への取組」として重点的に取り上げ、「犯罪被害者等に係わる司法関連の医学知識と技術について精通した医療関係者の在り方及びその養成」や、「PTSD等重度ストレス反応の治療専門家の養成」、「PTSDの診断及び治療に係わる医療保険適用の範囲の拡大」などの施策が実施されてきた。さらに、2010年度に策定された「第二次犯罪被害者等基本計画」では、「カウンセリング等心理療法の費用の公費負担についての検討」を行っていくなどの、メンタルヘルスサービスの充実が取り上げられている。

しかし、これらの施策は、医療機関や心理療法機関等に相談に訪れた犯罪被害者に提供されるものが多い。精神健康が障害されていても、精神科医療機関や相談機関に行っていない被害者も少なからずいることから、今後は、予防や早期の医療機関の受診の促進も含めた施策が必要であろう。

予防医学の観点から被害者の精神的回復を促進するためには、以下の3点が必要である。
（1）一次予防（疾患の発生の予防）――早期の支援・介入等による危険因子の軽減。
（2）二次予防（早期発見と早期治療）――見守りとスクリーニングによる疾病の早期発見と、メンタルヘルスサービスへの導入。

（3）三次予防[*1]（合併症の縮小）――疾病に即した専門的治療の提供、社会適応や対人関係等精神健康の悪化に関連する要因への介入。

一次予防は、主に警察や救命救急や産婦人科などの身体医療機関、早期援助団体等犯罪被害者支援団体によって行われるものであり、危機介入プログラムの一環として提供されることが多いと考えられるが、とくに危機介入に特化したものとして、学校危機介入を行うCRT（crisis response team）などがある。また、二次予防も、被害者支援団体等や当事者団体による自助グループなど、全般的な支援を行う機関が中心となるであろう。これらの機関や団体が行っている被害者支援プログラムでは、被害者の心理的苦痛の軽減や安心感の提供、メンタルヘルスサービスへの導入のための被害者へのメンタルヘルス情報の提供など、心理教育的な要素が含まれていることが多い。さらに、三次予防における専門的治療の提供にあたっても、PTSDやうつ病の認知行動療法では心理教育は必須の要素であり、非特異的な精神療法においても、疾病の理解のための心理教育はほとんどの場合提供されるであろうと考えられる。

したがって、被害者への介入や治療のいずれの時点でも〝心理教育〟は関わってくる可能性があることから、被害者への精神健康に関する心理教育をどのように行うべきかは重要な課題である。しかし、これらの心理教育が、どのように被害者のメンタルヘルスに影響を与えてきたかについての実証的な研究はほとんどない。本稿では、犯罪被害者においてPTSDの問題が深刻であることを踏まえて、犯罪被害者へのPTSDについての心理

＊1　このような治療の提供は本来「治療医学」の分野であるが、ここでは適切な医療の提供がなされることで、疾病の慢性化や複雑化を防ぐという意味において、三次予防の要素として取り上げた。

教育のあり方について、既存の研究をもとに検討を行った。

2●犯罪被害者の精神的問題

犯罪被害者にPTSDについての心理教育を行うためには、被害者の被害後の精神的反応や精神的問題についての理解が重要である。

A 被害後急性期の精神的反応

犯罪被害を受けた直後は、強い精神的衝撃のために、感情や感覚の麻痺、強い精神的不安や混乱、動悸などの生理的反応が見られると考えられる。ただ、被害直後からメンタルヘルスの専門家が介入することがあまりないこともあり、この時期の反応についての実証的な研究は乏しい。バージェスら（Burgess & Holmstrom, 1974）は、救命救急に入院したレイプ被害者を直後からフォローアップした研究を行ったが、急性期では、強い情緒反応を見せる被害者と感情表出に乏しい被害者は、半数ぐらいずつであったと述べている。また、被害を受けて数時間から数週間の間の被害者は混乱した状態にあり、衝撃やショック、信じられないという気持ち、様々な身体反応（頭痛・疲労、下痢、性器の痛みや不整出血など）、情緒反応（屈辱感、怒りや復讐心、自己非難など）が見られたとしている。バージェスらは、さらにこれらの反応は、長期的には悪夢やトラウマに関連する恐怖などPTSDと考えられる症状が中心となっていき、その一方で、社会生活の再構築や援助希求へ向かうことが多いと述べている。

リッツら（Litz & Gray, 2004）は、とくに外傷体験後48時間以内の期間を「被害直後衝撃期（immediate impact phase）」とし、この時期では、困惑、混乱、まとまらない言動、出来事への否認・不信、解離反応、様々な否定的な感情、注意集中力・思考や体験を統合する能力の減退、危機反応が見られると述べている。後からの振り返りの調査ではあるが、警察庁の犯罪被害者実態調査（犯罪被害実態調査研究委員会、二〇〇三）でも、被害直後の反応として、「驚いた、信じられないと思った」（86・9％）、「不安だった」（84・1％）、「痛みや感情を感じなかった」（39・1％）、「自分を責めた」（48・8％）など、従来から急性期の反応として挙げられている状態が報告されている。このような反応は病的なものではなく、時間の経過とともに減少していくと考えられ、「外傷的体験に対する正常（あるいはよく見られる）反応」としてとらえられている。

実際に、前述したような反応は多くの被害者に見られるが、ASDは、集団銃撃事件の被害者で33％（Classen et al., 1998）、身体的暴力の被害者で19％（Brewin et al., 1999）など、それほど有病率は高くなく、すべての被害者が臨床的に問題となるレベルの反応をきたすわけではないことが推測される。PTSDの有病率を縦断的に追った研究では、PTSDの診断基準を満たす患者は被害後1週間では94％であったが、2週間後では47％と約半数に減少していた（Rothbaum et al., 1992）。

これらの研究からは、被害直後には多くの被害者が混乱し、様々な情緒反応をきたしていても、時間の経過とともに落ち着いていくことがうかがわれる。

B　犯罪被害者に多く見られる精神障害

前述したように、被害後直後の精神的混乱は徐々に落ち着き、回復へ向かう被害者も多いが、一方で長期的に精神障害を抱える被害者も少なくない。内閣府の犯罪被害者類型別調査（内閣府犯罪被害者等施策推進室、二〇一〇）では、ウェブ調査で重度精神障害相当（K6 13点以上）とされた人の割合が、被害体験がないと回答した人（n＝700）では4・1％であるのに比べ、性暴力被害者（n＝51）では25・5％、殺人・傷害等被害者（遺族含む）（n＝81）では29・6％、交通事故被害者（n＝434）では12・7％と多いことが報告された。この調査の対象者では、約6割が被害から3年以上経過していることから、非被害経験者に比べ犯罪被害者では、長期的に精神健康が障害されている人の割合が高いことが示唆された。

具体的に、犯罪被害者に多く見られる精神疾患としては、PTSD、うつ病、恐怖症などのPTSD以外の不安障害、身体化障害などが挙げられる。とくに、PTSDは一般集団や自然災害の体験者に比べ、性暴力や虐待などの対人暴力において高い有病率を示しており、犯罪被害者では主要な精神障害であるといえる。PTSDは、侵入症状によって被害を再体験するなど、症状そのものによる心理的苦痛が大きいだけでなく、うつ病やパニック障害、広場恐怖など、他の精神障害の有病率も高いことが報告されており（Boudreaux et al., 1998; Kessler et al., 1995）、患者は複雑な病像を呈する。また自殺行動のリスクの増大（Sareen et al., 2007）や、QOLの低下（Olatunji et al., 2007）、身体健康の悪化（Heppner et al., 2009）と関連していることからも、見過ごせない問題である。

C　精神的問題を抱えた犯罪被害者の援助要請行動

しかし、このような精神障害が存在していても、精神科など医療機関を受診したり、心理相談機関に相談を求めない犯罪被害者も多い。前述した内閣府の調査（内閣府犯罪被害者等施策推進室、二〇一〇）では、「過去30日間の精神的悩みがある」集団において、医療機関を受診した人の割合は、性暴力被害者56・7％、殺人・傷害等被害者48・8％で、被害を経験していない人（8・1％）よりは高い割合ではあったが、半数程度は医療機関を受診していないことが明らかにされた。近年の系統的レヴュー（McCart et al., 2010）では、犯罪被害者がメンタルヘルスサービスを求めることを妨げる要因として、①恥、困惑、スティグマ、②サポートを受けた感覚が乏しいこと、③経済的な問題、④利用可能な資源についての情報や知識の乏しさ、などが挙げられている。逆に受診を促進する因子として、家族や友人からの十分なサポート、非専門家のサポートネットワークが挙げられた。したがって、被害者支援の現場でメンタルヘルスに関する適切な情報が提供されることによって、医療等を必要とする犯罪被害者の受診を促進することが可能ではないかと考えられる。

3●犯罪被害者に対するPTSDの心理教育の有効性

トラウマの精神医療・保健の分野では、心理教育は主に二つの形で実施されている。一つは、トラウマを体験した人に対して、PTSDの予防を目的として予測されるメンタルヘルス上の問題などについて情報提供を行うものであり、もう一つは、すでにPTSDなど精神障害を発症した人に対して、治療の一部としてその疾患や治療について理解してもらうために行うものである。前述したように犯罪被害者の反応は多様であり、またPTSDに他の精神障害が併存している場合が多いことから、実際の被害者支援や医療・心理相談の現場では、PTSDだけでなくメンタルヘルス一般やうつ病など、他の精神障害も含んだ心理教育が行われているであろうと考えられる。

本稿では、これらのメンタルヘルス一般の要素を含みつつも、PTSDに焦点を当てた心理教育について検討を行った。

A　被害後急性期における心理教育

被害後急性期での心理教育は、被害者への急性期支援プログラムの一部として、主に被害者支援者等によって被害を受けた人やその家族を対象に行われてきた。ウェズリーら（Wessely et al., 2008）は、心理教育は以下のような理由から、ＰＴＳＤの予防に有効であると考えられてきたとしている。

（1）トラウマ後に体験するかもしれない症状についての情報が提供されることで、体験したときの動揺が少なくなる。
（2）ほとんどの症状は正常であることを保障する。
（3）援助を求めやすくする。
（4）否定的な認知を修正するような情報を提供する。
（5）自助行動を強化する。

この時期に行われる心理教育の代表的なものとして、全米被害者支援機構（National Organization for Victim Assistance、以下ＮＯＶＡ）の危機介入手続き（Crisis Intervention Protocols: NOVA, 2010）や、アメリカ国立子どもトラウマティックストレス・ネットワークとアメリカ国立ＰＴＳＤセンターが開発した、心理学的応急処置（Psychological First Aid、以下ＰＦＡ：National Child Traumatic Stress Network & National Center for PTSD, 2006）が挙げられる。

B　NOVAの危機介入手続き（Crisis Intervention Protocols）

NOVAの危機介入手続きは、全国被害者支援ネットワークなどの日本の犯罪被害者支援団体も、参考にしているものである。このプロトコールでは心理教育という言葉は用いられていないが、表出と反応の妥当化（Ventilation & Validation）の項目、および予期と準備（Prediction & Preparation）の項目に、心理教育的な要素が含まれている。以下に具体的な内容を示した。

（1）妥当化（Validation）

（1）妥当化は、恐ろしい体験による反応のほとんどは正常な反応であることを明確化することである。

（2）被害者が持つことが多い否定的な認知や感情（怒り、恐怖、罪悪感、悲嘆）は異常なものではなく、被害者が弱いとか間違っているということを意味するのではない。これらの反応は、このような出来事に対する人間の苦痛な反応であることに焦点を当てる。

（3）注意するべき点として、被害者の感覚や情動の反応を惹起《じゃっき》させるようなことをしないこと、被害者の反応について焦点を当て、それを尋ねるようにすること、十分な時間を持って対応すること、反応に対して予見を持たないことが挙げられる。

（2）予期と準備（Prediction & Preparation）

（1）情報提供の重要性――被害者のほとんどは、被害や自分たちの生活にその後に起こってくることについての情報を必要としており、何が起こったのか、あるいは何が起こるのかなどについて知ることは、コントロール感を取り戻す方法の一つである。

（2）最も重要な情報は、現実的な対応（医療、安全な場所や経済的問題、法的な関わりなど）についてのものである。

（3）第二に重要なのは、感情的反応についての情報であり、被害後のそれぞれの反応の特徴や、反応の時間経過、周囲の人の反応、反応のトリガーなどについて伝える。

（4）予想される問題への対処について伝える（現実生活課題に取り組む、問題に具体的に対処する、話を聞いてもらったり書いたりする、困難なときを予想し計画を立てる、家族や友人などの助けを得る、規則正しい生活をする、など）。

これらの対応は、様々な危機介入文献や後述するPFAに基づいて作成されたものであるが、妥当化において被害者に被害体験を語れるようにすることを進めており、PFAに比べると、より従来の危機介入のモデルや、[*2]心理的デブリーフィング（psychological debriefing）に近い要素が含まれていると考えられる。しかし、心理的デブリーフィングのPTSDの予防効果についてのメタ分析（Rose et al., 2002）では、緊急事態ストレス・デブリーフィング（critical incident stress debriefing）に代表される、単回のトラウマ記憶を詳細に語らせるような心理的デブリーフィングは、PTSDの予防効果がなく、むしろ悪化するという研究もあることを報告している。したがって、現在多くのPTSDの治療ガイドラインでは、トラウマ体験後急性期に心理的デブリーフィングを行うことを勧め

＊2　アギレラら（Aguilera, 1993）は、有用な危機介入の技術として、「個人が自分でも触れたくないような現在の感情をオープンにするよう援助する」を挙げており、情緒的なカタルシスをもたらしたり、緊張を緩和できるとしている。

ていない。最も新しいオーストラリアのPTSD治療ガイドライン（Australian Centre for Posttraumatic Mental Health, 2007）では、「トラウマにさらされた成人に対して、心理的デブリーフィングのような構造化された心理的介入をルーチンに行うべきではない」としている。もちろん、これは心理的デブリーフィングについてであって、心理教育についてどうかということは述べていないが、ガイドラインのなかでは現在のところ、心理教育がPTSD症状を対照群より軽減したという報告がないことから、PTSDの予防という観点では心理教育の有効性は実証されていないと述べられている。したがって、現在、NOVAの危機介入手続きにおける心理教育要素の有効性は、実証されたものではないといえる。

C　PFAにおける心理教育

前述したオーストラリアのガイドラインでも、トラウマ後の急性期介入としてはPFAを推奨している。PFAは、主に災害やテロなどの被害者を対象に、初期の苦痛の軽減と、適応や対処行動の促進を目的に、現実的対応に焦点を当てているものである。PFAのなかでは、心理教育は対処に役立つ情報（information on coping）として、苦痛を緩和し、適応的な機能を高める目的で、トラウマ反応やストレス反応、対処方法について伝える形で行われている。

具体的な内容としては、①ストレス反応についての基本的な情報、②トラウマや喪失に対する一般的な心理反応、③ストレスやトラウマ反応への対処法（セルフケア）に関する基本的な情報提供、④簡単なリラクセーション、⑤様々な問題に対する対処法（家族への対処、人生の方向性、怒りのマネージメント、罪悪感や恥などの強い否定的感情への対処、睡眠への対処、アルコールや薬物使用の問題への対処）がある。また、被災者などが必要としている、あるいは将来必要と考えられる支援やサービスの紹介と引き継ぎを行うことも勧めている。

PFAにおける情報の提供は、個人の状態やニーズの評価を十分に行い、一律ではなくその情報が必要とされる人に対して行われるものであり、支援者が一定のプログラムを提供するのではなく、被害者・被災者の必要性に応じて柔軟に行うことが、心理的デブリーフィングとは異なっている。また、目的が、現在の苦痛を軽減し適応的な機能を促進することであることから、この目的に問わずトラウマ体験の詳細を聞き出すことを戒めている。

ストレス反応やトラウマ反応についての情報提供は、基本的にはこれらの正常化を目的としており、安心感を得られることが主眼となっている。ただ、PFAは、過去の実証的な研究結果やエキスパートの意見をもとに作成されているが、PTSDをはじめとする精神障害の予防としてどのような効果があるかについての実証的な研究はまだないことと、基本的には集団を対象としているため、個別の被害者への適応性についても検討が必要であろう。

D　犯罪被害者への急性期の心理教育に関する実証的研究

トラウマ体験後の心理教育は、広く現場で用いられているにかかわらず、その有用性を実証した研究は少ない。早期の心理教育の有効性を検討した研究は、戦闘兵や救命救急に入院した負傷者を対象にしたものが多く、犯罪被害者のみを対象にして心理教育の有効性を評価した研究は更に少ない。

レズニックら（Resnick et al., 2007a）は、72時間以内に性暴力の被害に遭い、司法検査を受ける前の被害者に、17分の司法検査の手続きを含む心理教育ビデオを見せる群（68人）と、対照群（通常の対応、72人）に無作為に割り付け、6週間後と6カ月後に評価を行った。

このビデオは二つのパートから構成されており、一つは司法検査の苦痛を軽減するためのものであり、司法検査の説明とそれに対する有効と考えられる対処の提示が含まれている。もう一つのパートは、性暴力に遭った後の反応について正常化する目的での心理教育であり、過覚醒症状の時間的経過、発生する可能性のある情緒的反応と対処法（トラウマを想起させるリスクのあるきっかけの避け方、自分でできる不安を軽減する現実暴露、不適切な回避の認知と対処、適応的行動によって気分を改善する方法）、薬物乱用の予防が含まれている。

過去に性暴力被害を受けたことのある女性では、6週間後の時点では、PTSD症状が対照群に比較して介入群で有意に低下していたが、6カ月時点では差がなかった。一方、抑うつ症状については、6カ月時点で介入群において有意に低下していた。しかし、過去に性的被害を受けたことがない女性では、6週間の時点では介入群がよりPTSD症状、不安症状が高くなっていた。

この研究においては、PTSD症状については、短期には性被害の既往がある女性において改善が見られていたが、長期的には有効性は認められず、また性被害の既往のない女性ではむしろ、一時的には症状が悪化する傾向が見られた。しかし、抑うつ症状においては、性被害の既往歴のある女性において6カ月時点での改善効果が認められており、同じプログラムによる他の研究報告では、マリファナの使用頻度の低下と司法検査後の主観的苦痛の軽減が見られた（Resnick et al., 1999）ことが報告されている。

ターピンら（Turpin et al., 2005）は、事故や暴力による負傷で入院した患者を対象に、事故から6〜8週以内に自助のためのパンフレットを配布し、24〜26週後に評価を行い対照群と比較した。このパンフレットには、心的外傷を伴うような負傷後の身体的、精神的、行動的な反応とその正常化、回避をしないことや情緒的サポートについての助言や支援についての情報が含まれていた。この研究でも、パンフレットによるPTSD症状の軽減は見られず、むしろ対照群のほうが抑うつ症状の改善やPTSD診断該当者の減少が多くなっていたことから、パンフレットでの心理教育のPTSDの予防効果は認められていない。ただ、このパンフレットが有用であったと回答した被験者は66％であったことから、主観的な有用性は認められた。

急性期における心理教育の満足度が高いことは、他の研究でも報告されている。ロバートソンら（Robertson et al., 2002）は、救命救急センターに入院した外傷患者を対象に、14日以内にリーフレット（トラウマ後急性期での一般的反応、対人関係へのトラウマの影響、反応の時間経過、対処方法、支援情報）を郵送し、自記式の評価を行ったが、すべての項目で70％以上の人が役に立ったと回答しており、96％の人が情報の有用性について満足したと回答していた。このパンフレットでは、ドラマティックな表現を避け、安心させるような表現や肯定的表現を用いるなど配慮が行われたが、心理的影響への客観評価はなされていない。

これらの研究結果からは、急性期においてすべての外傷体験者を対象とした心理教育ではPTSDの予防的効果は実証されておらず、いくつかの研究ではむしろ、介入群においてPTSD症状や不安、うつ症状の悪化が認められた。心理教育がむしろネガティブな影響を与える理由としては、情報量が多すぎることや不安などを感作してしまうことや、危険性についての情報を強く信じてしまうことなどが考えられる（Wessely et al., 2008）。しかし、これだけで心理教育が有害であると断定することはできない。キルパトリックら（Kilpatrick et al., 2008）は、それぞれの研究で行われている心理教育の内容も異なるうえに心理教育自体も多くの内容を含んでいるため、それぞれの要素に分けた分析を行わないと、心理教育が有効でないと結論を下すことが難しいのではないかと述べている。

また、情報が多いことやリスクに対する説明が不安を惹起《じゃっき》することについては、必ずしもそうとはいえないという研究がある。ミシュラら（Mishra et al., 2010）は、初めて心血管手術を行う患者に対して手術前の説明をテープに録って渡したところ、患者は全員そのテープを聞き、テープを渡されなかった患者より手術前の不安や抑うつ症状が低かったことから、十分な情報を得られた患者のほうがより理解が増し、手術への対処が効果的であったと述べている。したがって、患者が不安と思うような状況について十分な理解が得られることは、不安の軽減につながっていると考えられる。

従来の研究では、被害者が自分が不安や混乱した状態にあり、その状態についての説明を必要としているかどうかにかかわらず、トラウマ体験をしたというだけで心理教育が提供されていることに問題がある。レズニックらの研究（Resnick et al., 2007a）で、強姦の既往歴がある人についてはある程度PTSD症状の軽減が認められたのは、既往のある人ではより強い症状や反応があったり、逆に過去の経験からPTSD症状の発生を予測し、対処を必要とする気持ちが強かったということがあるかもしれない。

PFAでは、被災者や被害者の反応を十分に評価し、必要としている情報を提供することを勧めている。〝必要な人に必要なだけの情報〟を提供するということが、急性期においては必要であるかもしれない。たとえば、犯罪被害者は司法手続きに関わることが多いが、これらは初めての経験であるため不安が大きい。したがって、司法手続きのような不安を感じている現実の問題についての情報を提供することが、より将来の不安や抑うつなどの精神症状を軽減する可能性がある。

E　PTSDを発症している犯罪被害者への心理教育

精神科医療現場では、上記のような被害後急性期の被害者よりは、時間がたってから精神症状を主訴に受診した被害者に接することのほうが、はるかに多いと考えられる。廣幡ら（二〇〇二）は、精神科医療機関を受診した性暴力被害者の84・6％が、PTSDの診断に該当したと報告している。また、マッカートら（McCart et al., 2010）は、犯罪被害者の援助要請行動（help-seeking behavior）のメタ分析から、援助要請行動を促進する要因の一つとしてPTSDやうつ病があると報告しており、PTSDは、精神科を訪れる犯罪被害者の主要な精神障害であると考えられる。

すでにPTSDを発症している患者に対して、心理教育が単独で有効かどうかについての研究はほとんどない。エラーズら（Ehlers et al., 2003）は、事故による負傷者で、急性期にPTSD症状があった患者を無作為に、短期の認知行動療法、自己対処用パンフレット（行動療法理論に基づく）、アセスメントの3群に割り付け、3カ月後、9カ月後に評価を行ったが、認知行動療法群においてはPTSD症状が有意に低下していたが、自己対処用パンフレットでは改善が見られなかった。

しかし、現在多くのPTSDの治療ガイドラインでは、第一選択としてトラウマに焦点を当てた認知行動療法を推奨しているが、これらには必ずPTSD症状についての心理教育が含まれている。もちろん、これは心理教育単独での効果をねらったものではなく、患者が症状や疾患を理解し、そのうえで治療の原理を理解して治療に取り組めるようにするためであり、いわば補助的なものであるが、必須の要素でもある。認知行動療法における心理教育がパンフレットと異なることは、患者がそれを読むだけに終わるのではなく、治療者とのインタラクティブなやりとりがそこにあるということであり、治療者は患者の持つ不安や疑問に十分対応できる、ということが異なっている。

インタラクティブな心理教育の効果については、PTSDではないが、軽度から中等度の抑うつ症状を有する糖尿病患者に対する研究（Pibernik-Okanovic et al., 2009）がある。この研究では、4回の心理教育プログラム（抑うつと糖尿病の関係と、抑うつの認知モデルの理解、認知的対応を含む自己対処方法）と、通常の糖尿病治療を無作為に割り付けて抑うつ症状の変化を見ているが、どちらの群も抑うつ症状の軽減はあったものの群間の差はなく、心理教育の抑うつ症状軽減の効果がなかったことが示された。

一方、事故で入院したむちうち症の患者に対して、入院中に12分間の心理教育ビデオと通常治療を無作為に割り付けて痛み症状を評価した研究（Oliveira et al., 2006）では、心理教育群で1カ月後、3カ月後、6カ月後まで有意な痛み（自己評価）が少なく、鎮痛剤の使用や病院の受診回数が少ないことが報告された。このビデオによる心理教育では、急性期および慢性期の症状と治療の説明、回復の時間の見通し、筋緊張と痛みの改善、バイオフィードバック、ストレッチや呼吸法などの自己対処についての情報が含まれており、退院の際に内容が書かれた文書が渡され、自宅で復習できるようにされていた。

これらの研究結果からは、対象者の状況や提供される内容によって心理教育の効果が異なっていることがわかる。むちうち症の心理教育は、「痛み」とその対処という、ほとんどの対象者に共通する症状にされたものであるのに比べると、ＰＴＳＤや抑うつ症状の心理教育は多くの症状を含んでおり、対象者によって主要な問題となる症状は異なっている。また、自己対処法の有効性も異なると思われる。痛みに対するリラクセーションやバイオフィードバックは、一人での習得も容易であり、効果も得やすいのに比べると、ＰＴＳＤ症状に対するリラクセーションの効果は実証されておらず、認知的対処は自己修得はそれほど易しくなく、治療者の介入が必要である。

それでは、心理教育はＰＴＳＤ患者において有効ではないということになるのだろうか。この点はキルパトリックら（Kilpatrick, et al., 2008）が述べているように、あまりにも研究が不足しており、現状で判断するのは困難であろう。とくに、どのような心理教育を、どのような対象に、どのタイミングで、どのように行うかというところまで、検討していくことが求められる。また、ＰＴＳＤ症状そのものの軽減をターゲットとするのではなく、

ＰＴＳＤに起因する不安の軽減や、アルコールや薬物依存などの不適切な対処行動の予防を目的として心理教育を行うことは、有効である可能性がある（Resnick et al., 2007b）。

4●犯罪被害者へのＰＴＳＤの心理教育の留意点

このような現在の研究の結果と、被害者支援や治療の現場での実践から、犯罪被害者への心理教育をどのように行うかをまとめてみた。

A　犯罪被害者へのＰＴＳＤの心理教育の目的

現在までの研究は、ＰＴＳＤ症状の有無を問わず、被害後早期の心理教育ではＰＴＳＤ症状の改善効果が認められておらず、場合によっては症状を悪化させることがあることを示している。また、ＰＴＳＤ患者を対象とした場合では、心理教育を含むトラウマに焦点化した認知行動療法では効果が認められていることから、これらの治療の一環として提供されることが勧められるであろう。また、ＰＴＳＤ症状以外の効果を見た場合には、薬物依存の予防において有効な結果が得られていたり、心理教育の満足感や有用感が高いこと、司法検査に対する苦痛の軽減などの効果が見られていることが挙げられる。

したがって、犯罪被害者にＰＴＳＤについての心理教育を提供する場合には、ＰＴＳＤの予防や治療を主要な目的とするのではなく、被害者に安心をもたらし、適切な対処を行えることを目的にするのが、望ましいと思われる。

B　被害後急性期での心理教育

犯罪被害者が被害後に直面することは、精神的問題だけではなく、刑事司法手続きやマスコミ対応、職場や生活の問題など非常に多い。被害者は、まず対応しなくてはいけない問題に追われている。この時期では、具体的な問題に対応するための情報が最優先事項となることから、これらの支援や情報提供の一環として心理教育を行うことがよいと思われる。従来の研究では、PTSD症状の有無を問わずに、外傷体験者全員に対して行うPTSDの心理教育は予防として有効ではなかったことが示されている。したがって、急性期においても、精神症状がないあるいはそれを現在問題としておらず、精神症状についての説明を必要としていない（あるいは望まない）被害者に一方的に提供することは、あまり有効でないと考えられる。心理教育を行う前に、被害者の状態やそのニーズを十分に把握することが必要である。

（1）現在の被害者が直面している問題の把握と、優先するべき事項についての情報提供や支援を行う

被害直後の被害者は、安全の確保や家族の安否、警察や病院への付き添いなどの支援が必要になる。また、目の前で対処しなくてはいけない問題についての情報の提供が急務である。被害者の置かれている状態を客観的に把握するとともに、被害者がまず求めていることに対応していくことや、安心や安全の提供が優先される。

（2）現在の被害者の精神的状態や、それに対して被害者自身がどのような不安を抱えているかの把握する

とくに被害直後では、トラウマ周辺期の解離状態などのために、被害者は自分自身が混乱していること自体に気づいていないこともあり、支援者が客観的に評価することが重要である。この段階で、ひどく取り乱したりパニック発作を起こすなど、精神的な反応が著しい場合には、精神医療の専門家の対応を求めることも必要である。支援者は、被害者自身が自分の状態をどのように理解し、それについてどのように感じているかを把握する。恐怖や不安に圧倒されていたり、眠れないことに対して自分がおかしくなったのではないかという不安を抱えていないかを把握する必要がある。

（3）被害者が話したいことを共感的な態度で傾聴する

被害者が精神的な困難を抱えている場合でも、支援者との信頼感がなかったり、被害者が聞ける状態でなければ、心理教育を行ってもあまり意味がないだろう。まず、被害者のペースに沿って進めていくことが、支援者への信頼をもたらす。その際には、被害者に無理に話させるようなことはせずに、もし被害者が話したくない様子であれば、必要な手助けをしながら寄り添うようにする。支援のなかで被害者の話に耳を傾けて、被害者の抱えている気持ちを理解し、共感を示すことが重要である。

（4）被害者の感じている不安や症状についての説明し、正常化（normalization）を行う

急性期では、ＰＴＳＤ症状は多くの人に見られるが、この時点の症状は時間の経過とともに回復することが多く、病的なものとして扱うことはむしろ被害者に不安を与える。ここでいう〝正常化〟は、被害者の反応は外傷体験後の人ではしばしば見られるものであり、被害者が異常であるとか弱いということではない、ということを伝えることである。またその際に、症状が時間の経過とともに軽減していくことの見通しを伝えることが望ましい。また、もし被害者の自責感が強い場合には、犯罪は加害者が起こしたものであり、被害者が悪いのではないことを伝えることが、助けになることがある。被害者はすぐにはこのことを受け入れられないかもしれないが、そのように言われたことを覚えていて、後にそのことが助けになると述べる被害者もいる。しかし、このような発言は、被害者の気持ちを支援者が理解しているという姿勢が伝わったうえでないと、マニュアル的と受け止められる危険性があることに注意する。

(5) 症状に対してどのような対処行動を伝える

症状に対してどのような対処をしたらよいのか理解することで、被害者は安心することができ、自律心を取り戻せる。具体的には、生活上の注意（生活のリズムを崩さないようにすること、カフェインやアルコール、喫煙を避けること、食欲がなくても適切な時間間隔で少しでも栄養を摂るようにすること、休養を多めにとることなど）や、不安や緊張を軽減するためのリラクセーション（呼吸法、筋弛緩法など）を伝える。リラクセーションは、できればその場で一緒にやってみて、実際に少し落ち着くことを理解してもらうとよい。さらに、自分では対処できない場合には、精神科医療機関に相談することを勧めるが、しかし、実際に被害者はすぐに精神科医療機関に相談することは困難である。まず、支援者や支援機関に相談してもらい、そこから必要に応じて精神科医療機関につなげるほうが現実的である。この段階で、不安や不眠に対して飲酒で対応しないように伝えておく。一日、二日不眠であっても、翌日眠れるようであればあまり心配ないことを伝え、向精神薬のほうが安全であることも説明しておくのがよいであろう。これらの対処行動も被害者の状況に合わせて、その人に必要と思われることや、その人が可能なことに絞って伝えるべきである。

（6）被害者本人だけでなく、被害者を保護する人に心理教育を行う

急性期では、被害者は混乱していて、いろいろな話を聞いても覚えていなかったり、そのような話をする時間も余裕もないことがある。その際には、家族など被害者を保護する立場の人がいれば、その人に対して心理教育を行うことが有用である。しかし、家族など被害者に近い人も動揺し、不安を抱えていることがほとんどである。家族などに対しても、まず家族の不安を受け止め、話を傾聴することが必要である。そのうえで、被害者にとってその人の存在が重要であり、また被害者自身が今はこのような話を聞いても受け入れられないことから、家族などが理解することが必要であることを告げる。家族等に被害者の心理状態や時間的な見通し、対処法などについて伝えるほか、家族などがどのようにするのがよいのかを話し合っておく。

家族などが被害者を理解できないことによって生じる二次被害を防ぐことは重要である。まず、被害者の話に耳を傾け、相談役になってもらうことや、被害者を責めたりしないこと、必要な場合に支援者や相談機関、医療機関につなぐ役割をすることなどが、周囲の人に求められることである。被害者以上に家族が、犯罪の原因は被害者ではなく加害者にあることを理解しておくことが重要である。

このような心理教育を行ううえで、注意するべき点がいくつかある。一つは、被害者の当面の不安に対応し、理解できるような話にとどめておくことである。一度に多くのことや、自分に今該当していないことを伝えられても、被害者は理解できずむしろ不安に思うかもしれない。被害者が必要としていることにとどめるべきである。また、一方的に話すのではなく、被害者の疑問を尋ねながら、対話式に進めることが必要である。相手の意見や反応を聞きながら進めることで、被害者の理解に沿った話をすることができる。その意味で、パンフレット

などを一方的に渡すのではなく、説明したうえで渡すことが望ましい。また、一回ですべてを伝えようとするのではなく、一連の支援のなかで、被害者が必要としているその都度、心理教育を少しずつ行うのがよいであろう。

C　PTSDを主なる問題としている犯罪被害者への心理教育

精神科医療機関や心理相談機関を訪れる被害者は、PTSD（あるいはASD）を主なる問題として相談に来ていることが多いと考えられる。被害者がPTSDである場合には、治療の一環として心理教育を行うことになる。近年、報道やインターネットの情報などからPTSDという名前は多く認知されるようになっているが、必ずしも正しく症状が理解されているとは限らない。被害者がすでにPTSD症状に苦しんで相談に訪れている場合には、PTSDを正しく理解し、過剰な不安や誤解を修正することが必要である。

PTSDを主なる問題として治療機関・相談機関を訪れている犯罪被害者に対する心理教育は、次のような目的で行われる。①PTSD症状や経過を理解し、正常化を図ることで、過剰な不安を軽減し誤解を修正する、②自分の症状をPTSD症状であると客観的に理解する（メタ認知）することで、対処を可能にする、③治療機序の理解を促進し、治療遵守の助けとする、④家族の場合には、治療を行ううえで適切な援助ができるようにする。

実際に被害者にPTSDの心理教育を行うためには、以下の点に留意する。

(1) 被害者の問題を全体的に理解し、問題解決の優先順位をつける

急性期でなくても、被害者はPTSD以外の様々な問題を抱えている。とくに、加害者が起訴されている場合

では公判に参加することがあり、そのことに対処することが必要になってくる。精神的な動揺への対処は相談機関でも行うべきであるが、刑事司法手続きの情報提供や付き添いなどを被害者が安心して取り組めるように、警察の被害者支援室や民間被害者支援団体、法テラスなどの支援が得られるようにすることも必要である。また、経済的問題などについては、市町村の福祉窓口の相談に繋げるようにする。家族や就労、学業などの問題が優先される場合には、問題解決に向けての相談を行い、安心してPTSDの治療に取り組める土台を作っていくことが必要である。

(2) 精神症状の全体的な評価を行い、治療の優先順位をつける

PTSDは併合疾患が多く、とくにうつ病や他の不安障害、アルコール・薬物関連障害などが多い。また、自殺行動のリスクもあることから、被害者自身がPTSDを中心に訴えてきていても、他の疾患の存在を念頭に置き、自殺行動や飲酒の問題など優先する事項から取り組むことが必要である。また、遺族の場合は悲嘆の問題を抱えていることが多いので、激しい悲嘆の症状を先に扱うことが必要になることがある。

(3) 治療の一環として被害者の理解に沿った心理教育を行う

この段階でのPTSDの心理教育は、治療の一環として提供されるものなので、一度にたくさんのことを伝える必要はなく、治療の段階にしたがって被害者の理解を見ながら進めていくことが必要である。被害者が実際に持っている症状を挙げてそれを説明し、それらがPTSDの症状であることを理解してもらうのがよいであろう。とくにPTSD患者では、通常の侵入的想起とフラッシュバックの区別がついていないことが多く、すべてフラッシュバックという言葉を使って説明することがたびたびあり、治療者が被害者の訴えの意味を理解していない

と、著しく重症であるという誤解をしてしまう可能性がある。また、通常の侵入的想起とフラッシュバックでは対応が異なる（フラッシュバック時の解離が強ければ、グラウンディングなどのスキルを教えることが必要になる）ことから、患者が区別できるようにすることは有用である。

被害者は、PTSD症状以上に、安心感や安全感の喪失、自責感や自己有用感の低下、恥辱感、他者への不信など、外傷体験に起因する否定的な考え（認知）に苦しんでいることがあり、またこのような認知が、回避行動を促進するなどPTSD症状の維持にもかかわっていることから、PTSDだけでなくこれらの考えについて説明し、正常化と治療による回復の見通しがあることを伝えていくことが重要である。その際、自宅で繰り返し復習できるようにパンフレットなどを渡すとよい。このような被害者への心理教育に利用できるパンフレットを巻末資料5に掲載したので、これらを参考にしていただきたい。治療場面では、急性期以上に、心理教育は一方的にならないように被害者との対話形式で行うことが望ましい。パンフレットには多くのことが書かれているが、一度に伝える必要もなく、また被害者に関連のある問題や関心のあるところを中心に説明し、被害者が過剰な不安を抱かないようにすることが必要である。

（4）家族など被害者を支える人への心理教育

急性期以上に、時間が経過してからの家族など被害者を支える人への心理教育は必要である。急性期においては、家族などもある程度被害者の反応は無理もないものという理解をすることが可能であるが、時間がたっても被害者が回復していないように見えるともどかしく思い、被害者に対して「早く忘れなさい」「いつまでも回復しないのはあなたが弱い」など、二次被害になるような言葉を言ってしまう。単に被害者がこのような症状に苦しんでいるというだけでなく、回復には時間がかかることや個人差があることも伝えたほうがよい。また、被害者が家族に対して怒りを向けたり、イライラしている場合には、それが過覚醒症状であることや、外傷体験に起因する怒りや自責感から来ている可能性があることを家族が理解できると、被害者に接しやすくなる。家族に症状を理解してもらうことは、被害者への対応を改善させ、治療を行う協力者として機能してもらうために有用なだけでなく、家族の不安や心配の軽減にもつながる。

5●まとめ

犯罪被害者に限らず、PTSDの心理教育が、PTSDの予防や症状の軽減に有効であるという実証的なデータは今のところ得られていない。しかし、まだ研究の数も少ないため、心理教育が有効ではないという結論には至っていない。現実の犯罪被害者の支援現場では、被害者の状態やニーズに応じて、PTSDの心理教育を含む情報提供が必要とされている。心理教育を行う目的を、現在の被害者の安心や苦痛の軽減、自立感の回復などに置き、被害者に不要な不安を与えたり、過剰な情報を提供することを防ぐことができるであろう。犯罪被害者は精神的な問題以外に、刑事司法に関わることなど多様な問題を抱えていることが多い。心理教育は単独でなされるものではなく、あくまでも被害者の支援や治療の一環として提供されることが望ましい。被害者支援の推進に伴い、今後は、どのような被害者にどのような時期に心理教育を行うべきか、またどのような内容を伝えるべきなのかについて研究を進めていくことが必要である。

〈文　献〉

- Aguilera, D. (1993) *Criris intervention: Theory and methodology (7th ed)*. St. Louis: C.V. Mosby Company.
- Australian Centre for Posttraumatic Mental Health (2007) *Australian guidelines for the treatment of adults with acute stress disorder and posttraumatic stress disorder*. Melbourne: Australian Centre for Posttraumatic Mental Health.
- Boudreaux, E., Kilpatrick, D. G., Resnick, H. S., Best, C. L., & Saunders, B. E. (1998) Criminal victimization, posttraumatic stress disorder, and comorbid psychopathology among a community sample of women. *Journal of Traumatic Stress*, **11**, 665-678.
- Brewin, C. R., Andrews, B., Rose, S., & Kirk, M. (1999) Acute stress disorder and posttraumatic stress disorder in victims of violent crime. *American Journal of Psychiatry*, **156**, 360-366.
- Burgess, A. W. & Holmstrom, L. L. (1974) Rape trauma syndrome. *American Journal of Psychiatry*, **131**, 981-986.
- Classen, C., Koopman, C., Hales, R., & Spiegel, D. (1998) Acute stress disorder as a predictor of posttraumatic stress symptoms. *American Journal of Psychiatry*, **155**, 620-624.
- Ehlers, A., Clark, D. M., Hackmann, A., McManus, F., Fennel, M., Herbert, C., & Mayou, R. (2003) A randomized controlled trial of cognitive therapy, a self-help booklet, and repeated assessments as early interventions for posttraumatic stress disorder. *Archives of General Psychiatry*, **60**, 1024-1032.
- Hanson, R. F., Sawyer, G. K., Begle, A. M., & Hubel, G. S. (2010) The impact of crime victimization on quality of life. *Journal of Traumatic Stress*, **23**, 189-197.
- 犯罪被害実態調査研究委員会「犯罪被害者実態調査報告書」警察庁、二〇〇三年。
- Heppner, P. S., Crawford, E. F., Haji, U. A., Afari, N., Hauger, R. L., Dachevsky, B. A., Horn, S. P., Munnink, S. E., & Baker, D. G. (2009) The association of posttraumatic stress disorder and metabolic syndrome: A study of increased health risk in veterans. *BMC medicine*, **7**, 1.
- 廣幡小百合・小西聖子・白川美也子・朝川千秋・森田展彰・中谷陽二「性暴力被害者における外傷後ストレス障害——抑うつ、身体症状との関連で」『精神神経学雑誌』一〇四巻、二〇〇二年、五二九－五五〇頁。
- Kessler, R. C., Sonnega, A., Bromet, E., Hughes, M., & Nelson, C. B. (1995) Posttraumatic stress disorder in the National Comorbidity Survey. *Archives of General Psychiatry*, **52**, 1048-1060.
- Kilpatrick, D.G. & Acierno, R. (2003) Mental health needs of crime victims: Epidemiology and outcomes. *Journal of Traumatic Stress*, **16**, 119-132..
- Kilpatrick, D. G., Cougle, J. R., & Resnick, H. S. (2008) Reports of the death of psychoeducation as a preventative treatment for posttraumatic psychological distress are exaggerated. *Psychiatry*, **71**, 322-328.
- Litz, B. T. & Gray, M. J. (2004) Early intervention for trauma in adults: A framework for first aid and secondary prevention. In B. T. Litz (Ed.), *Early*

intervention for trauma and traumatic loss. New York: The Guilford Press. pp. 87-111.

・McCart, M. R., Smith, D. W., & Sawyer, G. K. (2010) Help seeking among victims of crime: A review of the empirical literature. *Journal of Traumatic Stress*, **23**, 198-206.

・Mishra, P. K., Mathias, H., Millar, K., Nagarajan, K., & Murday, A. (2010) A randomized controlled trial to assess the effect of audiotaped consultations on the quality of informed consent in cardiac surgery. *Archives of Surgery*, **145**, 383-388.

・内閣府犯罪被害者等施策推進室「平成21年度犯罪被害類型別継続調査　調査結果報告書」二〇一〇年。

・中島聡美・白井明美・真木佐知子・石井良子・永岑光恵・辰野文理・小西聖子「トラウマの心理的影響に関する実態調査から――犯罪被害者遺族の精神健康とその回復に関連する因子の検討」『精神神経学雑誌』一一一巻、二〇〇九年、四二三－四二九頁。

・National Child Traumatic Stress Network & National Center for PTSD (2006) *Psychological first aid :Field operation guide* (2nd ed). National Child Traumatic Stress Network & National Center for PTSD.

・National Organization for Victim Assistance (2010) *An introduction to crisis intervention protocols*.

・Olatunji, B. O., Cisler, J. M., & Tolin, D. F. (2007) Quality of life in the anxiety disorders: A meta-analytic review. *Clinical Psychology Review*, **27**, 572-581.

・Oliveira, A., Gevirtz, R., & Hubbard, D. (2006) A psycho-educational video used in the emergency department provides effective treatment for whiplash injuries. *Spine*, **31**, 1652-1657.

・Pibernik-Okanovic, M., Begic, D., Ajdukovic, D., Andrijasevic, N., & Metelko, Z. (2009) Psychoeducation versus treatment as usual in diabetic patients with subthreshold depression: Preliminary results of a randomized controlled trial. *Trials*, **10**, 78.

・Resnick, H., Acierno, R., Holmes, M., Kilpatrick, D. G., & Jager, N. (1999) Prevention of post-rape psychopathology: preliminary findings of a controlled acute rape treatment study. *Journal of Anxiety Disorders*, **13**, 359-370.

・Resnick, H., Acierno, R., Waldrop, A. E., King, L., King, D., Danielson, C., Ruggiero, K. J., & Kilpatrick, D. (2007a) Randomized controlled evaluation of an early intervention to prevent post-rape psychopathology. *Behaviour Research and Therapy*, **45**, 2432-2447.

・Resnick, H. S., Acierno, R., Amstadter, A. B., Self-Brown, S., & Kilpatrik, D. G. (2007b) An acute post-sexual assault intervention to prevent drug abuse: Updated findings. *Addictive Behaviors*, **32**, 2032-2045.

・Robertson, C., Klein, S., Bullen, H., & Alexander, D. A. (2002) An evaluation of patient satisfaction with an information leaflet for trauma survivors. *Journal of Traumatic Stress*, **15**, 329-332.

・Rose, S., Bisson, J., Churchill, R., & Wessely, S. (2002) Psychological debriefing for preventing post traumatic stress disorder (PTSD). *Cochrane*

Database Systematic Review, **2**, CD000560.

- Rothbaum, B. O., Foa, E. B., Riggs, D. S., Murdock, T., & Walsh, W. (1992) A prospective examination of post-traumatic stress disorder in rape victims. *Journal of Traumatic Stress*, **5**, 455-475.
- Sareen, J., Cox, B. J., Stein, M. B., Afifi, T. O., Fleet, C., & Asmundson, G. J. G. (2007) Physical and mental comorbidity, disability, and suicidal behavior associated with posttraumatic stress disorder in a large community sample. *Psychosomatic medicine*, **69**, 242-248.
- Simon, T. R., Anderson, M., Thompson, M. P., Crosby, A., & Sacks, J. J. (2002) Assault victimization and suicidal ideation or behavior within a national sample of U.S. adults. *Suicide Life-Threatening Behavior*, **32**, 42-50.
- Turpin, G., Downs, M., & Mason, S. (2005) Effectiveness of providing self-help information following acute traumatic injury: randomized controlled trial. *British Journal of Psychiatry*, **187**, 76-82.
- Wessely, S., Bryant, R. A., Greenberg, N., Earnshaw, M., Sharpley, J., & Hughes, J. H. (2008) Does psychoeducation help prevent post traumatic psychological distress? *Psychiatry*, **71**, 287-302.

第12章　加害者に対する心理教育
――治療共同体と認知行動療法的アプローチの視点から

大阪大学大学院人間科学研究科　藤岡淳子

1●はじめに

加害者に対する心理教育を実施する際に、ＰＴＳＤを告知することや、あなたの加害の主たる原因はトラウマ体験ですと告知することは、少なくとも筆者はしない。加害者臨床の主目的は、加害行動の変化と再発防止にあり、先に本人の「被害による加害」を認知してしまうことは、加害行動の言い訳を与えてしまうというおそれもあろうが、何より人間の行動をより複合的なものと考えるからである。医療モデルは採用していない。

とはいうものの、臨床実践の実感としては、加害行動と被害体験は表裏一体であり、被害体験を扱わずして加害行動を変化させ、その変化を維持させることが可能であるとは考えにくい。要は扱い方であろう。本稿では、まず、加害行動とトラウマ体験の関係について簡単に論考し、次いで、加害行動を変化させるという効果が、再犯罪低下の実証データとしてある程度実証されている治療共同体アプローチと、認知行動療法的アプローチによる被害体験の扱い方を述べる。

2● 加害行動とトラウマ体験

加害者のトラウマ体験を扱うことの是非や方法は、十分に検証されているとは言い難い。加害者臨床にトラウマ臨床を位置づけていくには、加害者たちのなかに、一定の割合で、PTSDやDESNOSといったトラウマ関連症状を有する人が認められること、そしてその症状が加害行動の生起に関連していること、治療教育においてトラウマを扱うことが再犯率を有意に低下させること、といったことについての調査が今後不可欠であるが、残念ながらどの点についても、実証データや確たる方向性を示すには程遠い状態にあるといわざるを得ない。

非行の背景に、様々な被虐待体験や被害体験があることが公に認められるようになったのも、まだそれほど遠い昔のことではない。ここ十数年程度であろう。子どもの虐待が社会的問題として認識されるようになり、欧米において非行と虐待の関連性についての研究や文献が出てから、日本においてもいくつかの調査研究が行われ、非行動の背景には様々な被虐待・被害体験が見られることが、データとして示されるようになってからである。それらの報告を受けて、児童自立支援施設など、非行問題のある子どもたちのケアをする機関では、その背景にある被虐待や被害の問題を扱う必要があるという共通の認識が持たれるようになりつつある。非行・加害行動を、トラウマ概念を通して見ることで、新たな理解が得られ、非行の社会的意味づけや対応の社会的文脈さえも、変化・展開していく可能性が開かれたといえるかもしれない。

森田・鈴木（二〇〇七）による、児童自立支援施設入所児童23人を対象に行った被害体験とDESNOSの調査では、虐待体験のある群において43・8%にDESNOS診断（生涯診断）がつき、ネグレクトのみ群にはDESNOS診断がつく者がいなかったことが報告されている。そこから彼らは、入所児童を「刺激希求性が高く、悩むことなく行動化する原発性精神病質系列」と、「虐待を受けることで解離傾向を持つようになり、それが問題行動につながる二次性精神病質や境界性人格障害系列」の二つの類型に分け、後者に対しては、「安定した環境で、トラウマ体験に焦点を当て、切り離された感情や記憶を表出させ統合を図ることが有効である」と提案している。すなわち、すべての加害行動の生起にトラウマ症状が関連しているわけではなく、一定のタイプの加害行動において、トラウマ症状を扱うことが重要となってくると考えられる。

成人の犯罪者を対象にした調査は寡聞にして見つけられなかった。とはいえ、坂東ら（二〇一一）による、後述する回復共同体ユニットにおける無記名自記式によるIES-Rを用いた調査によれば、55人のメンバーのうち有効回答数が46で、うち15人がIES-RのPTSD疑いのカットオフ・ポイントといわれる25点（金、二〇〇二）を上回っていた。4分の1強である。

調査を実施したユニットでは、回復共同体のプログラムに基づいて、過去の体験をグループ内で共有し合うという教育活動を実施していることから、過去の外傷性体験について比較的表出しやすいということはありうる。というのは、特に司法分野においては、専門家が個別面接を実施しているだけでは、なかなか外傷性体験については表出されないことが多いと思われるからである。個別面接ではなかなか出てこないが、回復共同体のみならず、一般の刑務所内での「性犯罪者処遇プログラム」などをはじめとするグループワークでも、グループでの当事者中心の話し合いにリーダーとして参加していると、彼らの外傷性体験の一端に触れることがしばしばある。

筆者が、非行少年の加害と被害との関係に注目したのも、きっかけは20代後半の青年受刑者を収容する刑務所でのグループワークでの経験からであった。外傷性体験は、とくに男性のそれは、さらにいえば加害男性のそれは、仲間同士の絆を作り、安全な場を作り、聞く耳を持って聞こうとしないと、聞こえてこないと感じている。予備的な調査と臨床での実感からすると、成人受刑者（犯罪者・加害者）にも、非常に多くのトラウマ体験が見られ、PTSDやDESNOSの診断基準を満たす者も多いと推察できよう。

犯罪に関する危険因子についての研究では、子ども時代の被虐待体験の有無は、その後の犯罪行動の発生率に統計的な有意差を出していない。現在いえることは、ヴァン・ディア・コーク（Van der Kolk, 1996）がトラウマの長期的影響として述べているような、感情調整の困難、自己破壊的行動、健忘・解離、身体化・行動化は、多くの非行少年・犯罪者に認められる症状であり、それらの症状が個人の心理的成熟や関係性の確立の妨げとなり、結果として加害行動を生じさせることに何らかの関連がありうるというくらいであろう。

加害行動、犯罪行動というと、個人的な特性に目が向くことが多いし、臨床家としては、個人の行動を変化させることを介入の中心として、家族などの身近な対人関係の調整やサポートを行っていくことが実際的ではあるが、介入の効果を上げるためには、実際には、個人の行動としての加害行動の理解に加え、「社会が何を犯罪とするか」および、「社会が犯罪行動に対してどのように対処すると決めるか」ということに関する理解が不可欠となる。トラウマを通して加害行動を見るという視点が入ることは、特に、最後の「社会が犯罪行動に対してどのように対処するか」という点について、大きな修正を迫る可能性を秘めている。

3●加害者臨床におけるトラウマ体験の扱い方

A　治療共同体アプローチ

(1) 治療共同体アプローチとは

治療共同体アプローチというと、多くの人は1950年代のイギリスで、トム・メインやマックスウェル・ジョーンズによる精神病院改革としての治療共同体を思い浮かべるかもしれないが、本稿で述べるのは、アメリカ合衆国起源の「シナノン」に端を発するものである。前者を民主的（democratic）、後者を概念的（concept）治療共同体と呼ぶ。

「シナノン」は、アルコホリクス・アノニマス（AA）で、アルコール依存症から回復したチャック・ディードリックが、アルコール依存症者のみならずヘロインなどの薬物依存症者たちとともに暮らして、依存症からの回復を図ったものである。当時、医者などの専門家には不治とされていた薬物依存症からの回復者を輩出させ、注目を集めた。「シナノン」の特徴は、インターチェンジと呼ばれる当事者同士のグループでの話し合いにある。AAが通所を中心として、「言いっ放し、聞きっ放し」のミーティングを行うのに対し、「シナノン」では、ある意味当事者同士だからこそできる激しく対立し、言い合うようなグループを共に暮らして、昼夜を問わず長時間実施した。当時の記録映像を見ると、激しい葛藤や言い争いがグループ内で生じており、驚くほどである。こうしたグループを治療共同体では、「エンカウンター・グループ」と呼ぶが、専門家が思い浮かべるであろうロジャーズ流の来談者中心のエンカウンターとは別物である。ちなみに、アメリカの治療共同体は当事者中心のためか、専門用語と同じ用語を用いながらも異なる使い方や意味を持つことが多いので、注意を要する。

その後、「シナノン」は崩壊したが、そこで薬物依存から回復した多くの当事者たちが全米各地で治療共同体を立ち上げ、現在では、全米におよそ600のプログラムがあり、また世界にも広がっていて、薬物依存症からの回復の主たる方法の一つとなっている。また、薬物依存からの回復に始まったが、今日では刑務所内での治療共同体（Therapeutic Community：以下TC）プログラムも多くあり、そうした刑務所内TCを中心として、薬物依存のみならず対人暴力行動を中心とする加害・犯罪行動からの回復にも用いられるようになり、かつ効果をあげていることが認められている。

各プログラムによって個々の特徴はあるものの、TCは「薬物依存などからの回復を目的として共同生活を送り、共同体維持のための義務と責任、役割や仕事を果たすことと、メンバー同士の絆と密度の濃い話し合いとによって、新たな文化と価値観、生活態度を習得していく」という共通基盤を有している。当事者たちが共同生活を送り、絆を結ぶことによって、安心・安全な開示の場を作れる可能性が高いことから、症状としての加害行動に焦点を当てるよりも、生き方自体の元となったと思われる過去の被虐待・被害体験、トラウマ体験を話すことによって手放し、全人的な回復と成長とを目指すところに、この方法の眼目はあると考えられる。24時間、暮らしのすべてが回復に向けて活用され、3カ月〜2年間全精力を回復に向けて傾注することができれば、確かにそれだけで変化は生じるのかもしれない。そもそも、それをやり遂げようとできるようになることが、ポイントなのであろう。

（2）治療共同体「アミティ」のカリキュラムに見る、回復のための被害体験の扱い方

2010年末現在、アメリカ合衆国とカナダには、治療共同体プログラムを提供する約50のプロバイダーと呼

ばれる民間企業が存在するが（http://www.therapeuticcommunitiesofamerica.org/main/Members/tabid/101/Default.aspx）、そのなかで、坂上香監督による映画『ライファーズ』や、テレビ番組『隠された過去からの叫び』などの映像によって日本で知られているのは、アミティ・ファウンデーションであろう。薬物依存からの回復者であるナヤ・アービター氏や人権活動家であるロッド・マレン氏によって運営されている。アミティの特徴の一つは、カリキュラムとワークブック、そして回復者たちがワークブックを使用して他のメンバーたちの学習を促進する際に使う、デモンストレーターズ・ガイドが整備されていることである。なお、アミティでは、カウンセラーを「自らの言動によって示す者」としてデモンストレーター、メンバーを「学ぶ者」としてスチューデントと呼ぶ。

アミティのカリキュラムでは、全人的な肯定的変化と成長をうながすものとして、現在の自分たらしめている過去の体験の振り返りと、開示による共有を重視している。過去の体験のなかには、被虐待や被害体験、トラウマ体験も多く含まれている。もちろん、ただ人々が集まったからといって、それが直ちに変化と成長のための集団になるわけではない。集団には、個々の人を押しつぶす破壊的な力も生じうる。いかに安全で安心な育ちの場――共同体を作れるかということにポイントがある。

アミティの活動は人間の活動であり、人間の活動は多様な側面を包含するため、どこかの側面から切り取って記載することが非常に困難である。ワークブックのなかでは、言語的教示とともにデモンストレーターの開示、そして様々なワークの体験と、それを基盤にした話し合い、分かち合いが行われる。したがって、「体験」し、それを各々言語化することが最善であると考えるが、安全で安心な共同体を意図的に作っていくために行われている様々な工夫を、いくつかお伝えできればと思う。

a　物理的環境

まずは、安全で安心な生活環境を、物理的にも整えることが重要である。贅沢ではなくとも、清掃・整頓され、落ち着いた居心地のよい生活環境がすべての基盤となる。たとえば、アミティの本拠地であるアリゾナ州ツーソンのサークル・ツリー・ランチは、乾燥地帯でありながら、広い敷地に木々とサボテンが点在し、心地よい風が通り、サークルを行う部屋は落ち着いた椅子と調度品が整えられ、スチューデントたちが暮らすロッジと呼ばれる寮は、簡素ではあるが居心地がよい。アメリカの大学とその寮のような雰囲気であり、部屋や敷地はスチューデントたちによってよく管理され、清掃されている。

入門期のカリキュラムのなかで、グループの基礎として、「物理的・感情的な雰囲気」を学ぶ単元がある。その単元では、デモンストレーターは先にサークル・ルームに行き、部屋を散らかしておく。いつもはきれいな円形になっている椅子をばらばらに置き、白板を斜めにしていたずら書きをする。ゴミ箱はあふれ、文房具が散乱しているといった状態にわざわざしておく。部屋に入ってきたスチューデントたちに、「この環境は学習に適していると思いますか」「部屋に入ってきたとき、どう感じましたか」「この環境からどんな印象を受けますか」と問いかけ、皆で部屋を元に戻して円陣になり、さっきと感じ方や印象が変わるかを聞く。

さらにここから、「感情の色合い――私たちのタペストリー」という詩を朗読して、目に見えるもの（物理的な環境）が感情にどのように影響したか、感情に気づいたときの環境はどのようなものだったか、などについての質問を投げかけつつグループで話し合い、さらには、たとえば感情のなかの恐怖に焦点を当て、どんなことに恐怖を感じるかを皆で書き出していって話し合う。詩は、「この部屋にいる全員が、自分たちの環境の環境的な色合いや雰囲気に影響を及ぼしています。少し時間をとって、自分がどのように環境に影響しているか考えてください」という語句から始まり、そこから自分自身の様々な感情のタペストリー（織物）に目を向けていく。

アミティでは、自分自身の感情を知ること（emotional literacy：感識）を重視しているが、自身の感情すなわちそれを生じさせた体験を見ることは、安心・安全に暮らせる物理的・心理的状況なくしては望むべくもなく、かつ自らが環境から影響を受けるとともに、自らも環境に影響を与えていること、すなわち安全・安心な、物理的・心理的環境を生じさせ、維持することに、一人ひとりが責任を負っていることを体感させる仕組みとなっている。

b　日課、作業、役割等の構造化とアファーメーション

次に何が起こるか予測可能で、安心・安全な生活を送るには、時間の管理、日課は重要である。アミティでは、朝・夕に全体でのミーティングがあり、午前中は施設の維持・管理、キッチンなどの作業を実施し、午後は各グループに分かれての学習という、比較的緩やかな日課が行われている。こうした日課は生活にリズムを与えることができる。

全体ミーティングにおいて、治療共同体の形成と維持にとって有意義と思われる方法は、「アファーメーション」である。これは、共同体のなかで気がついた肯定的な行動を、皆の前で言葉にして認めるというものである。たとえば、「今日、Aさんが手伝ってくれて作業がうまく進みました」「Bさんが今日話してくれたことが、自分自身のことを考えるのに勇気を与えてくれました」などを、相手を指名したうえで発言し、指名された人（たち）は立ち上がってそれを聞く。ただそれだけのことであるが、自らの行動が誰かに認知されていること、それだけで一人で生きているのではないことを実感できる気がする。各人を共同体に招き入れ、共同体への帰属意識と凝集性《ぎょうしゅうせい》を高めるのに、意外なほどの効果があるように思える。

このことはまた、役割などの責任を果たすことによって共同体に寄与していることを実感し、それぞれの寄与を認め合うことで、一人ひとりを尊重する態度が自然に涵養《かんよう》され、かつ肯定的な行動を実際にとっている人々がモデルとなって、各人の自我同一性の確立に寄与し、そのことが互いに学び合うという、共同体への帰属意識と凝集性を高めるという好循環を生み出す。

c　グループ内での開示を促進する仕掛け

ここでは、①デモンストレーターの率先垂範、②グループの編成と秘密保持、③効果的な教材と課題の活用、の三つが効果的であると考える。

①デモンストレーターの率先垂範

グループをリードするのは、文字通り、自らの行動によって範を示す人でなければならない。彼らの多くは、アミティのプログラムによって回復した人々である。自分ができないことを人にやれと求めることはできない。したがって、デモンストレーターたちは、責任ある行動にせよ、感情の適切な表出にせよ、自己開示にせよ、まず自らが行動によってモデルとなる。

案外これが、いわゆる援助職として訓練を受けてきた専門家たちにとって壁となるようだ。彼らはカウンセラーであり、グループで自分自身のことを開示することに大きな抵抗感を感じる人も多い。専門家として、クライエントとの距離や中立性、巻き込まれないことを訓練されてきたことを考えると、無理からぬところもある。とはいうものの、自らの言動によって範を示すことほど、他に影響を与えられることはない。

②グループの編成と秘密保持

「グループ内で話したことはグループ内に留める」。この約束が守られるか否かは、治療共同体のみならず、どのようなグループ療法においても、個々人とグループの成長を達成できるかどうかの鍵を握っている。自分自身見たくなかったこと、考えたくなかったこと、ましてや人に言えなかったことをグループ内で話すことは、尊重して聞かれること、他の人には漏れないことといったメンバー同士への信頼があって、はじめて行われる。一対一で専門家として秘密保持の義務を持っているカウンセラーに話すこと以上に、対等なグループメンバーに話すとなると、各メンバーに対して対等で自発的な信頼関係を持たなければならず、確かにハードルは上がる。一人でも信頼できないメンバーがいれば、話す内容は表面的なものとなり、一人の開かない態度は、グループ全体の開かれない雰囲気へとなっていくこともありうる。あるメンバーが抜けた途端に、これまで黙っていたあるメンバーが積極的に話し始めるということは、珍しいことではない。したがって、メンバーを固定化して少しずつ信頼関係を育むとか、家族などの個人的な話になればなるほどメンバー数を減らして話しやすくするなどの工夫を行うことになる。

TCでは、共同体全体が外の社会に対して境界線を有するが、同じ共同体のメンバーでも、作業のグループ、カリキュラムのグループメンバー、寮の仲間など、様々な小集団のなかで、それぞれの役割と責任を果たし、全体としての自分を作り上げていくことになる。小さな集団は、親密さを育むこともあれば、逃れようのない葛藤を生じさせて煮詰まらせることもあり、メンバー固定の小グループ、一定のカリキュラムを終えた際の異なる小集団への再編成、中規模のグループ、大きなグループ、外の社会の人々との交流など、グループの安定性と新鮮さとを兼ね合わせながら、個人の変化・成長も促進される。私たちの暮らしにおいても、家族に話すこと、教師や上司に話すこと、親友に話すこと、友人や知人に話すことは、ある程度重なりながらも、ある程度は異なっているかもしれない。その時々の集団に属しながら、属す集団を変えつつ、どこにいてもある程度集団に合わせ、それでいて変わらない核となる自分らしさを作っていくことが必要なのであろう。

③効果的な教材と課題の活用

安心・安全な集団に属し、先行く人の行動によるモデリングと回復の希望を手にしたうえで、これまでの回復の実践過程の経験に基づいて、カリキュラムが組まれている。アミティのカリキュラムでは、ネイティブ・アメリカンの文化に基づき、メディスン・ウィール（癒しの車輪）と称して、東の幼年期、南の思春期、西の成人期、北の老年期と、寮を移り、テキストを変えていく。幼年期では、変化の始まりとして、変化への動機づけや、

AAおよび治療共同体の理念や歴史的展開を学びながら、変化のためのサンクチュアリ（安全・安心な聖域）を作っていく。テーマは「パラダイムの転換」、これまでの生き方を見直し、回復者としての新たな生き方に希望を見出すことが中心にある。そのうえで、思春期には防衛などの心理機制について学びながら、過去の体験を見直し、共有しつつ、自己と家族を再考していく。被害体験の見直しは、主としてこの段階で行われる。次いで、成人期には、コールバーグ（Kohlberg, L.）の道徳性の発達段階等について学びながら、成人として、多様な役割と責任を果たす力を蓄えていく。最後の段階が、感識の段階である。これは、いわば様々な体験を認識し、言語化し、人々と分かち合い、役割と責任を果たすことによって、社会のなかで生きる自立・自律した個人となることである。確かに「感情」が重視されるが、それは体験から生じる感情を認識するメタ認知の働きを強化することであるように思われる。

これらの段階は一度きりで完結するわけではなく、むしろ螺旋《らせん》状に発展していくと考えられるが、自分の芯を作り、それをもとに他と関わることによって、これから先の人生においても必ず生じる様々な困難に対して、自分と人とのつながりを活用して、何があっても、何とかできるという力を育成していくことを意味していると考えられる。

こうした変化と成長のプロセスを前提として、ワークブックには様々な教材や課題が並べられており、内的な思考・感情とその共有とを促進するようになっている。たとえば、①、②、③をよく示すワークは以下のようなものである。

デモンストレーターは、空の透明なプラスチックのコップを掲げながら、メンバーが無人島にいて喉の渇きで死にかけているということを想像するよう促す。つまり、コップの水は命の水であり、貴重なものである。さらに、コップの中の水は、グループにおける誠実さを表すと想像させる。グループ内で正直であればあるほど、グループの皆に行きわたる水が多くなると話す。デモンストレーターは、自分のした過去の罪深い行動について正直に話し、コップに水をそそぐ。それを何回か繰り返す。その後、誰かがその話を外で漏らした場合と言い、コップに穴を開ける。水が漏れ、下に置いたごみ箱にこぼれる。これを何回か繰り返し、コップの水は空になる。「これはあなたがグループのことを外に漏らすとき起こることです。もう誰に与える水もありません。ゴミ箱から水を飲みたがる人はいますか」と聞く。その後で、正直で、率直な開示や共有を可能にするサンクチュアリをどのように作り、守ることができるのかについて、一人ひとりの考えを聞く。

もちろん、ただ一つの意味を表すものではなく、様々な次元で様々な理解が可能であるが、デモンストレーターの率直な開示のモデリング、秘密保持の重要性の体感、といった学ぶべき点が仮定されている成長の過程に沿って、効果的な教材とワークとして、ワークブックには記載されている。つまり、トラウマ体験を扱うといっても、それを無理やり話させるわけでは決してなく、安心・安全な場を作り、トラウマ体験も含めて自己の体験を感情を伴って振り返り、言語化し、共有することによって再編成し、その後の困難をも糧にしていけるような人格の基礎作りを行っていくといえよう。

ナヤさんとロッドさんが、島根あさひ社会復帰センターに来庁してグループを実施した際に、受刑者の一人が、過去の被虐待体験によって苦しんでいるのをどうすればよいか質問した。ロッドさんは、白板に細い木の絵を描き、幹に大きなウロを書いた。木が小さく細ければ、このウロのダメージは甚大で、木は枯れてしまうかもしれない。次いで、幹を太く、木を大きく描き、同じ大きさのウロでも、木自体が大きくなれば木の生死にはかかわらず、むしろウロはこの木の特徴となると述べた。次いで、ナヤさんは、持っていた大きめの手帳を床に放り投げ、「あなたがアリであれば、この手帳は巨大な山に思え乗り越えることはできないかもしれない。あなたがバッタであれば、この手帳は、少し困難かもしれないが小山くらいに思えて、なんとか乗り越えられるかもしれない。あなたがウサギであれば、手帳の存在にも気づかないくらい困難とも思うこともなく越えられるだろう」と言った。

治療共同体におけるトラウマ体験の扱い方は、安心・安全な場を作り、信頼できる人々との絆を頼りに、話すことによって手放し、傷をも再統合した、バージョン・アップした自分を作っていくことであると理解している。

(3) 島根あさひ社会復帰促進センターの回復(治療)共同体ユニットにおける実践

官民協働刑務所である島根あさひ社会復帰促進センターの教育プログラムについて、詳細は藤岡・毛利(二〇一〇)に譲るとして、また、このプログラムはアミティのカリキュラムとワークブックを使っているので、基本的には前項に記したものと変わりはないが、ここでは、日本の刑務所での実践を通じて感じたことをいくつか記したい。

a 日本でできるか?

導入前に囁《ささや》かれていた、「あれはアメリカ人だからできる。日本人は人前であれだけ自分のことを話すなんて無理」という危惧は、杞憂にすぎなかった。適切な構造を作り、良きカリキュラムと教材を用い、熱意をもって取り組めば、日本人であろうとグループで自己を開示し、助け合い、ともに学んでいくということは、まったく問題はなかった。島根あさひの回復共同体ユニットでは、メンバーたちがグループの前で、トラウマ体験を含めた自身の過去の体験を感情を再体験しながら話し、それを聞いているメンバーたちと何かを共有し、変化していくということが見られている。

b　治療共同体という文化を作りあげていくこと

とはいうものの、まったく問題がないというわけではない。むしろ、様々な困難や葛藤に直面しつつ、それを乗り越えていくこと自体が重要である。まず、個人の変化・成長からして一直線ではない。メンバーは、回復共同体への参加を希望し、選定されて入寮するが、それでも彼らの参加動機は様々である。変わりたいから、（入所時のオリエンテーションで全員に見せている）「ライファーズ」を見てアミティのプログラムにひかれたから、という積極的な動機もあるが、前いた寮から逃げたかったから、作業が少なくてすむからなどの消極的な動機もある。入ってからも、「（思っていたより）地味だった」「ここはサンクチュアリじゃない」などと、プログラム、職員、グループが魔法のように自分を変えてくれるという期待がはずれて、不満を他に向ける人も多い。それでも、多くの人々は、徐々に信頼関係を育み、グループ内のみならず、さまざまな生活場面で他者と話し合い、協働経験を積み、少しずつ変化していく。

こうした変化がどのように生じるのか、どのような働きかけや介入が変化の過程を促進するのか、今後知見を重ねていく必要がある。日本でも治療共同体は効果を発揮しうるし、人間の社会生活の営みは多くの共通項を有すると考えるが、元々の共同体や人間関係のあり方が多少異なる面もあり、治療共同体のあり方も当然その文化的影響を受けて、異なる強調的やバランスを有すると考えている。

このことは、日本の官民協働刑務所という枠組みのなかで、どのように新しい文化を作っていくかという課題とも重なっている。長い日本の矯正の歴史のなかで、官民協働というあり方自体が初めての体験であり、さらに、これまでの刑務所のあり方と回復共同体のあり方とは、少なくとも表面的には葛藤する価値観を有している。おそらく、より高次の共通目標を見据えながら、具体的場面での葛藤解決方策を探りつつ、ここでも新たな文化を創生していくことが不可欠であろう。いずれにせよ、加害者における被害体験を扱うには、個々の技法以上に、そこで変化を遂げることのできる場を作ることが何より重要であり、そのためにはしっかりした構造を作り上げることが重要である。

c　治療共同体アプローチを補完するもの

治療共同体アプローチは、再犯防止と全人的成長を促進するという点において効果的であると考えるが、そしてもちろん、過去の体験を振り返る際には、被害体験も加害体験も同様に振り返るのではあるが、当事者たちが作ってきたプログラムであるためか、犯罪行動・加害行動への焦点の当て方が不十分であると、感じることがある。そこで島根あさひ社会復帰促進センターの教育プログラムでは、入所時に全入所者に対して、アミティのワークブックを使って、変化への動機づけと、グループでの話し合いの準備をさせた後、各人の必要性に応じて、認知行動療法的プログラムを用いて、特定の犯罪行動変化のための働きかけを行う。そこでも、被害体験を扱う。また治療共同体は、基本的に居住型のアプローチであるが、認知行動療法は、通所によるものと施設内で実施するものとがある。社会内と施設内での実施において異なることの一つは、トラウマ体験の扱い方であろう。次項では、社会内と施設内における認知行動療法的アプローチによるトラウマ体験の扱い方を述べる。

B　認知行動療法的アプローチ

(1)　加害者臨床における認知行動療法

認知行動療法的アプローチも、加害行動を変化させることが実証されている。特に薬物依存、性暴力行動などの嗜癖行動に対して、認知行動療法を中心として、いくつかの単元を組み合わせて様々なプログラムが開発され、再犯率を統計的に有意に低下させている。ここでは、性暴力行動に対する認知行動療法的アプローチによるプログラムを中心に検討する。

様々なプログラムがあるが、大きく考えると、いずれも、①反社会的認知・態度の修正、②（露見していないものも含めて）加害行動の詳細な開示、③犯行サイクルと維持サイクルの把握と介入プランの作成、④介入プラン実行のための自己統制力、感情とコミュニケーション能力の育成、⑤被害者の視点を学ぶ、の五つの部分から成っているといってよいであろう。そして、五つの前に、変化への動機づけと信頼関係作りの部分が置かれていることが多い。

そのうち、①反社会的認知の修正、および③犯行サイクル・維持サイクルと介入プランの作成が、認知行動療法的アプローチの中心であり、適切なサイクルと介入プランを作成するための大前提となる、②正直な加害行動の開示、および④介入プランを実行するための全体的な人格の力の育成は、治療共同体アプローチとも共通する項目である。ただし、介入プランの作成と実行には、再発防止プログラムの知見が盛り込まれている。そして、⑤被害者の視点を学ぶ、には修復的司法の影響が大きい。各部分は、その対象者の特質に応じて強調点や教え方に違いはあるが、いずれのプログラムも、何らかのワークブックや教材を用いて、グループあるいは個別で、3カ月～2年間くらいかけて、加害行動変化のための働きかけをする。

たとえば、知的障害・精神障害のない中高生年齢の子どもたちを対象として、社会内で実施する性暴力治療教育プログラムで使用するワークブックとして作られている『回復への道のり――パスウェイズ』（Kahn, 2001／藤岡訳、二〇〇九）を例にとると、冒頭には、動機づけや信頼関係作り、変化の目標、変化のための基礎、グループの基礎等が置かれ、続く五つの章が「開示」に充てられている。開示の最初には、「嘘をつかないこと」、否認などの思考の誤りについて教えるとともに、考えさせ、正直に話す決心を促す。同時に、被害者について学びはじめて、被害者についての情報を集めて、各人が「被害者スクラップブック」を作りはじめ、並行して、自分の犯行パターン（サイクル）と維持サイクルを見つけ、警戒信号に気づいて、再犯防止計画を作成する。その後で、ようやく自身の被虐待体験にも目を向け、最後に、自身と自身の家族、被害者とその家族への、文書あるいは対面による説明と謝罪の実行に関わる章と、責任ある生活を送るための仕上げの章が置かれている。

これを見ると、それぞれの特徴や強調点の違いはあるものの、治療共同体アプローチと認知行動療法的アプローチとで共通することも多いことが理解できる。共通項としては、①グループアプローチが主であること、②冒頭に、動機づけと信頼関係作り、安全・安心な開示の場作りのための基本の教示、③加害・被害といった過去の行動や体験の正直な開示、④加害行動を捨て、責任ある行動、困難を乗り越えていく力を身につける、といったところであろうか。

島根あさひ社会復帰促進センターの回復共同体ユニットでは、アミティのワークブックを使用した治療共同体プログラムと並行して、筆者が作成した認知行動療法的アプローチに基づくワークブックを用いても教育を実施している。その場合、ユニットの半数約30名か、あるいはユニット全体約60名でグループ教育を行うことになる。とはいえ、すでに、変化への動機づけ、開示と学習の構え、そしてグループができているので非常に教えやすく、テキストを用いて説明したあと、各自その場で、あるいは宿題として、サイクル作成などの課題を実施し、4、5人に分けた小グループで分かち合い、その後ボランティアを募って、皆の前でサイクルなどを発表してもらうことによって、学習を進めることができる。犯行サイクル、維持サイクル、警戒信号、再犯予防プランなどを作成するには、指導者もメンバーも学ばなければならないことがたくさんあるが、仲間のサイクルや再犯防止プランを聞くことによって、自身のそれらを見直し、さらに良いものにすることが可能になる。回復共同体が認知行動療法プログラムを下支えし、認知行動療法プログラムが、回復共同体とは異なる課題解決法を加えてくれる。全人的成長と個々人に応じた特定行動に対する的を絞った介入は、相補的に働くように思われる。

ただ、島根あさひ社会復帰促進センターの回復共同体には、認知行動療法プログラムがよく使われている薬物依存症者、性犯罪者はむしろ少数派で、財産犯が過半数を占めている。もちろん、薬物依存者や性犯罪者にも家族機能の問題は大きいのであるが、財産犯の人たちの家族は、嗜癖者たちとは少し異なる経済状況や社会状況上の問題点が大きく立ちはだかっていることが、しばしば見られる。単に犯罪行動とその前段階となった維持サイクルを見るだけではなく、社会のなかで家族の置かれた位置までを振り返る必要があるように思える。そうなると、治療共同体の南期に行われるジェノグラムの作成や、個人の物語だけではなく、社会・文化の歴史や構造のなかで個人と家族を見ようとするアミティのプログラムの持つ意味が重くなる。貧困や社会的差別からの脱却、あるいは社会問題にも目を向けることが不可欠と思えてくるのである。

(2) 認知行動療法的アプローチにおける被害体験の扱い方

加害行動を変化させるための認知行動療法プログラムを実施する際は、過去の振り返りに関しては、まず自身の加害行動の開示を行ってから被害者全般の体験について教え、次に自身の被害体験・被虐待体験などのトラウマ体験について振り返り、開示する機会を設ける、そして最後に再び自分の被害者に目を向けさせ、可能な限りの謝罪と償いの行動をとることを勧める、といったやり方が一般的であろう。

加害者は、自身の否定的体験や否定的感情にふたをし、自分が悩む代わりに他を悩ませるという行動をとってきた人々であるから、あまり当初から被害者の視点をとれと言っても、かえって自己の行動を正当化するような態度を強化させてしまうこともありうる。プログラムを受講せねばならなくなったおおもとは加害行動にあるので、傾聴され尊重されると一度安心すれば、あんがい加害行動については積極的に話すことも多い。ある意味で、どれくらい容易に治療者を信頼し、正直に開示するかということ自体が、本人の変化の可能性の程度を示すとさえいえる。どこかで大切にされてきた人や、低年齢のほうが、比較的容易に正直に話すようになる傾向がある。加害行動は受容しないが、本人自身は受容しつつ傾聴すれば、信頼関係は強固なものとなり、そこに少しずつ被害者に関する一般的情報や被害者の視点を入れ込み、自身の感情体験が動きだし、人とのつながりを実感できるようになってきてはじめて、被害者と周囲の人々に対して、謝罪と償いの行動をとりたいと心から願うようになりうる。

ただし、どの程度、どのように行うかは、年齢、トラウマ体験の種類や程度、現在の生活状況、プログラムを実施している環境の安定性などによって調整される。一般的にいって、対象者が低年齢であればあるほど親きょうだいの影響は大きく、親のプログラムへの参加なり、たとえば虐待などの被害を防ぎ、本人を保護するための環境への対応が、まず不可欠となる。それが家庭であれ施設であれ、過去の被害・加害をうんぬんする前に、現在の生活のなかで暴力を防止する手立てを打つことが最初の課題となることは明らかである。

たとえば、同様に性加害行動の変化を目指すワークブックでも、社会内で少年を対象とする『回復への道のり――パスウェイズ』に比べ、施設内での少年から成人を対象とする『ぼくはなぜここにいるのか?』(藤岡、二〇〇六)では、ワークブックの最初から被害・加害を含めて過去の体験を詳細に振り返り、かつ虐待被害とその影響について突っ込んで説明し、自身の体験として振り返ることを求めている。

『ぼくはなぜここにいるのか?』を使って個別でプログラムを実施する場合、「本人が被虐待のことを認めない(あるいは話そうとしない)」という声を治療者から聞くことがあるが、ある体験を被虐待と呼ぶか否かはまずは本人に任されているのであり、名前をつける前に体験について語れる関係と状況を作り、傾聴することが求められる。もし、本人がそれを被虐待と呼ぶのであれば、そのことは当然、彼の親との関係を含めたこれまでの生き方、現在のあり方、そして将来の生き方に密接に関わってくる。名前をつけることは、本人がその体験と向き合い、つかみ、自分の中に統合していくことであり、治療者はその証人となるのが役目であろう。本人の中でそのことを扱えるという安全感が少しずつ強まれば、周囲の援助を得て、被虐待などの過去のトラウマ体験が現在の自分に大きな影響を及ぼしていること、否定的な感情にとらわれるのは自然であることを認め、しかしこれから先に向けての自分の生き方は自分でつかんでいくことが可能であるという希望を持つことができる。こうしたことは、被虐待のみならず、いじめられ体験でもしばしば生じる。治療者とクライエントという異なる立場の個別面接以上に、回復のモデルと希望を示すことができる当事者同士のグループの守りと力を活用することが、きわめて有効である。

〈文　献〉

・坂東　希・藤岡淳子・毛利真弓「刑務所内治療共同体プログラム参加受刑者の被害体験に関する調査報告」日本司法精神医学会第七回大会発表、二〇一一年。

・藤岡淳子『性暴力の理解と治療教育』誠信書房、二〇〇六年、一七七－二八六頁。

・藤岡淳子・毛利真弓「治療共同体による薬物依存離脱プログラム——官民協働刑務所島根あさひ社会復帰促進センターの試み」『こころの臨床アラカルト』二九巻一号、二〇一〇年、九七－一〇一頁。

・Kahn, J. T. (2001) *Pathways: A guided workbook for youth beginning treatment.* Safer Society Pr.（藤岡淳子監訳『回復への道のり——パスウェイズ』誠信書房、二〇〇九年）

・金　吉晴（編）『心的トラウマの理解とケア』じほう、二〇〇一年。

・森田展彰・鈴木志帆「児童自立支援施設入所児童に対するDisorder of Extreme Stress not Otherwise Specified（DESNOS）評価の試み」『臨床精神医学』三六巻九号、二〇〇七年、一一九一－一二〇一頁。

・Therapeutic Community of America <http://www.therapeuticcommunitiesofamerica.org/main/Members/tabid/101/Default.aspx>

・Van der Kolk, B. A. (1996) The complexity of adaptation to trauma: Self-regulation, stimulus discrimination, and characterological development. In B. A. Van der Kolk, A. C. McFarlane, & L. Weisaeth (Eds.), *Traumatic stress: The effects of overwhelming experience on mind, body, and society*. Guilford. pp. 182-213.

おわりに

多くの臨床家、支援者にとって、ＰＴＳＤに代表されるトラウマ被害者への治療、支援を十分な時間をかけて効果的に行うことは理想ではあるものの、常にそれが可能であるとは限らない。薬物療法は時間的な制約が軽減されるために、通常診療のなかで実施することは可能であるが、ある程度の確率によって症状を軽減することはできても、トラウマ体験に特有な自信や信頼感の喪失、体験に関する意味の整理、社会機能の修復に関しては直接の効果は見られない。加えて薬物療法単独でＰＴＳＤが治癒に至る例は２、３割である。また東日本大震災のような災害時の精神保健医療活動においては、そもそも医療機関ではない場所で被災者への支援を行う必要があり、狭義の医療行為はより制約を受けるであろう。

こうした様々な制約のなかでトラウマの被害者と関わるとき、必ずしもエビデンスに基づいた治療が十分にできないとしても、暗黙裏に想定されている目標は、自分と他者への信頼を回復し、再び社会のなかで自立した個人として生活をしていただくことであろう。そのためにはトラウマ体験の意味づけや認知の修復といった、エビデンスに基づいた認知行動療法（例、持続エクスポージャー療法）でも取り入れられているような、症状の根底に関わるような働きかけから、直接にはトラウマに触れないとしても、そうした体験を持っている人間が社会と関わるときの困難を支援するプログラムまで、多様な働きかけが必要となる。一言でいうと、治す・援助するという介入モデルではなく、本人の本来の力が十分に引き出せるような支援、対処行動の工夫、もしくは情報提供ということになる。

もちろんこうした心理教育は、日常臨床のなかにいくらでもヒントがある。かつてDV被害を受けた女性に質問紙で症状の確認をしたところ、「自分だけの苦しみだと思っていたのですが、こうして紙に書いてあるようなことだったのですね」という言葉が返ってきたことがある。トラウマの被害の後で、自分だけの苦痛の世界の中に閉じ込められ疎外されてきた状態から、いかにして解放されるか、ということが心理教育の最終的な目標であろう。

幸いにしてこうしたレベルの関わり方は、多くの臨床家の経験を経て合意が形成され、一部は体系化されてきている。個々のスキルや理論はそれぞれの章に譲ることにするが、読者はあるいは疑問に思われるかもしれない。すなわち、こうした心理教育にはどのようなエビデンスがあり、効果があるのか、と。確かに効果研究は将来の課題ではある。しかしながら、心理教育の方法、解説は、それを作り上げ、執筆している人の長年の臨床の営みの反映である。そのまま受け売りをする必要はまったくないが、それぞれの領域で臨床を続けてこられた多くの苦労といくばくかの達成の歴史を、各章の紙背に感じ取っていただければ幸いである。

本書が読者諸氏の日々の臨床にとって身近な手引きとなることを、編者として念願している。

金　吉晴

(3) まず、取り組む問題についてあなたと話し合います。どのような目標で治療を進めるかを決定するのです。

(4) 取り組む症状を中心にモニターを行います。1～2週間の間、どのような症状が起こっているか記録を取ります。特にどのようなきっかけで症状が出るのかを確認します。

(5) リラクセーションを学びます。身体の反応が出現したときに自分が安心できる、コントロールができることが大切です。

＊呼吸法などがよく使われます。

(6) 外傷的な記憶や、事件によって変わってしまった認知に対する治療を行います。いくつかの方法がありますので、それについて説明しあなたに向いたものを選んでいきます。

(7) 段階毎に話し合って勧めます。回復したものについて日常生活で大丈夫かの確認をしていきます。

＊トラウマの治療で大切なのは、被害者の方自身がそこに参加し、積極的に向き合うことです。治療者はそれを手助けする存在です。治療についての疑問はそこで話し合います。治療は共に進めていく共同作業です。

＊治療の最中には事件を思い出すことが多くなり、一時は症状が悪化するように感じられるかもしれません。あまりにひどい時には薬を用いたり、少し休んだりして行います。またこのことを家族や周囲の人が知っておくことも必要です。

6 自分で回復のためにできること

トラウマからの回復に役立つ自分でできることや生活の注意点を挙げました。

①睡眠や食事を規則正しく取ることを心がける。

②仕事や学校で無理をし過ぎない、疲れたら休みを取る。

③運動やエクササイズを行う。

④自分の心が楽しめたりリラックスできることは積極的に行う。

⑤つらい気持ちや心配を一人で抱えないで、信頼できる人や医師、カウンセラー、被害者支援団体の人などに相談してみる。

⑥裁判や補償の問題がある人は、一人で対応することが大変な場合があるので、被害者支援団体や警察署、検察庁の被害者支援員に相談してみる。

⑦回復が思うようでないこともしばしばあるが、人それぞれなので、あせらない。

ことも多いのです。しかし、症状が重いとき、長く続いているときには精神科の専門的な治療が必要になります。

特に次のような問題を抱えている人は、まずその対応を医師と相談しましょう。

①うつ病

② PTSD

③アルコールや薬物の依存

④パニック発作

⑤自殺念慮（死にたいという気持ち）、自傷行為（手首を切るなど自分を傷つける行為）

4　回復のステップ

回復は一足飛びではありません。以下のような段階を追って進みます。

(1)　環境、身体、精神の安全が確保されること。

(2)　自分の身に起こった出来事を振り返り、過去のものと位置づけることができること。

(3)　自分への信頼感を取り戻すこと。

(4)　他人への信頼感を取り戻し、繋がりを再確認すること。

(5)　社会的との繋がりを感じ、人生の希望や意欲を取り戻すこと。

5　トラウマの治療

治療の根本は“事件を過去のものとして認識できるようにすること”です。トラウマ反応の多くは、事件のショックで断片化した記憶がずっと残っていて、きっかけによって刺激されて現在の生活を脅かすためなのです。過去のものにするためには事件に直面し、自分の感じたことを取り戻し、記憶や認知の再構築を行うことです。そのためには次のような手順で行われます。

(1)　事件の概略やあなたの今の問題、症状を明らかにし、問題を整理します。

＊この段階では自殺の危険やアルコール依存など、緊急の対応が必要なものや、投薬などが必要なものを先に治療します。また、生活がある程度安定していることが必要なので、ソーシャルワーカーに相談する事もあります。

(2)　症状の程度や種類をはっきりさせます。その時にあなたの回復に影響を与えていることを知るために、あなたの生活や過去の出来事、家族、仕事のことなどもお聞きします。

＊ここでは心理テストなどが用いられることもあります。特にPTSDの確認にはCAPSと呼ばれる面接を行いますが、これには90分くらいかかります。

自分に対する考え方が変わる

①事件について自分を責めてしまうあるいは、自分が悪いと感じる。

②事件が起こったことに自分が責任があったように感じる。

③自分が弱い存在のように感じる。

④自分の判断に自信がなくなってしまう。

⑤自分は他の人と違った存在のように感じる。

⑥自分が恥ずかしいあるいは汚いと感じてしまう。

⑦自分の存在価値がないように感じる。

他人や社会に対する考え方が変わる

①世の中はとても危険だと思う。

②人は親切そうでも信じられないと感じる。

③周囲の人は自分を理解してくれないと感じる。

④社会や周囲との繋がりが切れてしまった感じ、孤立した感じがする。

⑤他の人が楽しそうに過ごしていることに腹立たしさや怒りを感じる。

⑥人は自分を利用しようとしている感じがする。

⑦信頼できる人がいなくなったらどうしようという不安を感じる。

強い怒りの感情がわく

①加害者に対して、強い怒りを感じ、報復したいと思う。

②自分を守ってくれなかった、あるいは助けてくれない社会に対して怒りを感じる。

③自分の周囲の人が理解してくれないことに怒りを感じる。

④警察官、検察官、医師など関わる人の無理解に怒りを感じる。

⑤自分ではコントロールできない怒りの感情に圧倒される。

性の問題

また、性的な被害を受けた人ではもちろんですが、そうでない人でもパートナーとの性的な関係に支障が生じることがあります。

①パートナーとの親密感が失われる。

②性的な接触をしたいという欲求がなくなる、拒否感を感じる。

③性的な快感が感じられない。

これらの症状は決して異常なものではありませんが、被害者を苦しめ、日常の生活を破綻させます。こういった症状は、家族や友人あるいは被害者を支援する人に話を聴いてもらったり、相談にのってもらったりするだけでも心の負担が軽くなる

【3. 神経が敏感になった状態が続く（過覚醒）】

①眠りにつけない、途中で目が覚める、眠りが浅い。

②イライラして突然怒ったりする。

③集中力がなくて根気が続かない（本が読めない、テレビが見られない）。

④いつもびくびくして周囲を警戒するようになる。

⑤ちょっとしたことでも飛び上がるように驚いてしまう（驚愕反応）。

うつ病その他の精神疾患

そのほかの疾患としてうつ病もよく見られます。

①気持が沈んで憂鬱になる。

②よく眠れない（朝早く目が覚める、夜中に起きてしまうなど）。

③食欲がない、やせてくる（過食になることもある）。

④ささいなことでも自分を責めてしまう。

⑤涙もろくなり、すぐ悲しくなる。

⑥意欲がなくなり、好きだったことにも興味がわかなかったりする。

⑦希望が感じられない。

⑧頭が働かなくて、集中できない。

⑨自殺を考えたり、実行しようとしたりする。

こういった症状が2週間以上続く場合にはうつ病を疑ってください。

他にも、特定のもの（刃物など）に対する恐怖症や、不安や過呼吸が突然発作的に起こるパニック障害、不安な気持ちが消えない全般性不安障害などの精神疾患が現れることがあります。

体の不調

精神疾患以外にも以下のような体の不調がみられることがあります。

①頭痛やめまい、頭が重いなど

②吐き気、嘔吐、胃がむかむかする、食欲がない、下痢をする、便秘になるなど。

③身体がだるい、疲れやすい、微熱が出る。

④お腹や身体のその他の部分の痛み。

⑤生理がない、月経周期の異常、月経痛。

ものの見方が変わる（認知の変化）

また事件を経験したことで、自分や他人、世の中に対する考え方が変わってててしまうこともしばしばあります。

害と診断される場合があります。多くの症状が見られる場合には専門医の診断と治療を受けるようお勧めします。

このような急性期の症状は、1ヶ月〜数ヶ月続くことがありますが、必ずしも病的なものではありません。しかし、この症状によってあなたの日常生活や社会生活が損なわれたり、疲労や苦痛がひどかったりした時には、一人で悩まずに専門機関に相談しましょう。

2　長期的な反応

被害によって長期的な反応をきたす場合も少なくありません。長期的というのは数ヶ月、年単位で続くものを指します。長期的な反応の中には、精神的な疾患（病気）であるものがあります。その代表がPTSD（外傷後ストレス障害；ポスト・トラウマティックストレス・ディスオーダー）です。

PTSD（外傷後ストレス障害）

PTSDは以下の3種類の症状が1ヶ月以上続くことが特徴です。

【1. 事件の再体験】
①事件の不安な記憶が思い出したくないのに頭に浮かんで来る。
②事件についての苦痛な夢を繰り返し見る。
③事件が再び起こっているように感じたりふるまったりする。
（事件の時の音や声が聞こえたり、情景が見えたり、臭いがしたりすることがあります。現実から離れて、事件のときに戻ったように生々しく再現されている場合にフラッシュバックといいます）
④事件に関係するようなものや状況に出会ったときに強い不安や恐怖、苦痛を感じたり、動悸や呼吸困難、震えなどの身体の反応が出たりする。
【2. 感覚が鈍くなったり、いろいろなことを避けたりするようになる（回避・麻痺）】
①事件に関することをできるだけ思い出さないようにしたり、避けようとしたりする。
②事件を思い出させるような状況や場所、人を避ける。
③事件に関することが思い出せない。
④他の人から疎遠になっていて、孤立した感じがする。
⑤仕事や学校、友人関係など今まで大切だった活動に参加する意欲がなくなる。
⑥喜びや楽しみ、悲しみ、怒りなどの感情が鈍くなって感じられない。
⑦自分の人生が早く終わる感じがする（必ず早死にするという確信）。

3. どのような反応が起こってくるのか

これから挙げることは、トラウマ反応としてよく知られているものです。もちろんあなたがすべてを経験する訳ではありません。この中のたくさんのことを経験しているのかもしれませんし、そのうちのごくわずかかもしれません。いずれにせよ、まず、あなたの体験していることが何なのかについて知ることは回復過程の第一歩なのです。

1　被害の直後から1ヶ月位までの急性期反応

この時期にはほとんどの被害者はショックによって混乱し、また事件への様々な対応に追われて自分の心に関心を払う余裕がありません。これから挙げるようなことは、しばしばあとから被害を振り返って初めて分かることがあります。

①気持ちがひどく動揺し、混乱していると感じる。
- 精神的に非常に不安定だと感じる。
- 自分では抑えられないような怒りや悲しみを感じる。
- 感情が始終変わって落ち着かない。

②あまりにも衝撃的な出来事のため心や身体が麻痺してしまう。
- 事件の時、あるいはその前後の記憶がない。
- 事件の時に身体が凍り付いたように動かない感じがした。
- 事件が現実でない感じ、他人事のような感じがした。
- 自分が身体から抜け出して事件に遭っている自分を外側から見ていた。
- 感情が湧かない、苦しみや悲しみ、怒りなどが感じられない。

③事件に関することが頭の中に甦ってくる。
- 考えたくないのに頭に浮かぶ。
- あたかも事件現場に戻ったような状態を体験した。
- 事件の夢を見る。
- 事件を思い出させるような状況をできるだけ避けるようにする。

④神経が興奮して落ち着かない。
- 夜寝付けない、眠りが浅い、何度も目を覚ますなど、睡眠の障害。
- イライラして落ち着かない。
- 集中力がなくて、テレビが見られない、本が読めない、仕事ができない。
- 漠然と不安で落ち着かない。
- いつも警戒してびくびくする、物音などに敏感。
- ちょっとしたことで飛び上がるように驚く。

＊この中のいくつかの症状があり、二日以上続いている場合には急性ストレス障

資料5　犯罪の被害にあわれた方に

1. はじめに

犯罪や、事故は人々の生命や安全を脅かし、身体だけでなく心にも傷を与えるものです。このような心の傷のことをトラウマ（心的外傷）といい、トラウマを起こすような出来事を外傷体験といいます。外傷体験は突然身に降りかかり、あなたの人生に大きな影響を与えます。また、あなた自身だけでなく、家族、周囲の人にも影響を与えるのです。外傷体験によって人は、非常に混乱し、自分の感覚や行動に恐怖感を覚え、まわりの世界に対する感じ方が変わってしまうようなことも起こります。

外傷体験のあとの反応は今までに体験したことがないもので、とてつもなく強大で圧倒されるようなことがしばしばあります。ですから自分が“おかしくなってしまった”、“自分ではどうにもコントロールできない”と感じることは珍しくありません。しかし、これはあなたがおかしいのではないのです。あなたの身に起きた出来事があまりにも異常な大きな体験だったからなのです。あなたの反応はこのような外傷体験に対する、人間のごく一般的な理解可能な反応なのです。

2. どのようなことが外傷体験になるのか

外傷体験はこのような出来事です。

①自分の命に危険がおよんだり、身体の安全が脅かされるようなこと。
②他の人が傷付けられたり、脅かされているのを目撃すること、あるいはあまりにも悲惨な場面を目撃すること。
③自分にとって身近な人（家族、恋人など）が悲惨で残酷な目にあったりあるいはそれによって亡くなったことを知ったりすること。

このような出来事に出会った時に、強い恐怖とぞっとするような戦慄、自分にはどうすることもできないという無力感を感じます。そのことがトラウマ反応を引き起こすのです。

［出来事の例：殺人、暴行、傷害、強姦などの性暴力、家庭内暴力、児童虐待、戦争、テロ、捕虜や誘拐、災害、事故］

感情面	行動面
・パニック ・恐怖 ・無力感 ・憂うつ ・ふさぎこむ ・感覚麻痺 ・激しい怒り ・イライラする ・動揺しやすい	・疑い深くなる ・会話に集中できない ・食欲の増加・低下 ・アルコール摂取量の増加 ・リラックスできない ・反社会的な行動 ・周囲に対して過剰に敏感になる ・何でもないことにひどく驚く ・じっとできず、目的もなく歩き回る ・性生活における変化

《ストレス反応への対処法》

・適度な運動をしましょう。緊張している筋肉をほぐしてやることで身体的なストレス反応を和らげる効果があります。
・ストレス反応を自然で当然のことと受け入れましょう。
・信頼できる人にその体験（事件）を話してみましょう。
・アルコール、たばこ、薬物の過剰摂取を防ぎましょう。
・事件・事故前の生活習慣や環境を可能な限り維持しましょう。
・家族や友人との時間を確保しましょう。
・眠れない時は無理に眠ろうとせず、好きなことをやって時間をやり過ごしましょう。どうしても眠る必要がある場合は、医師の監督の下、薬を利用しましょう。
・自分の好きなこと、気分が良くなることをやりましょう。
・落ち着きを取り戻すまで大きな決断は保留しましょう。たとえば結婚、離婚、引越し、など
・十分な休息を取りましょう。

《家族や友人が気をつけること》

・話をじっくりと聴きましょう。しかし無理強いはやめましょう。
・怒りなどの強い感情をぶつけられても自分個人に向けられたと思わないように。
・必要であればいつでも支援する心積もりがあることを伝えましょう

《近隣の連絡先》〇〇県こころのケアセンター×××−×××−××××（代）

資料4　ストレス反応とその対策

大震災のような衝撃的な体験をした場合、心身にさまざまな影響が出ることがあります。しかし、それは非常に一般的で、実際、とても自然なことです。それらの影響はストレス反応と呼ばれており、原因となる恐怖体験の直後から症状が出てくることもあれば、数時間後や数日後、あるいは数週間や数ヶ月かかる場合すらあります。

ストレス反応の兆候や症状が現れる期間もさまざまで、数日や数週間で治まる場合もあれば、数ヶ月続くこともあり、受けた心の傷の深さや大きさによってはそれ以上の時間がかかることもあります。通常、こうしたストレス反応は周囲の親しい人の理解と支援によって解消されますが、時には、その影響があまりにも大きく、専門家の支援が必要となることもあります。

ここにストレス反応の最も一般的な症状を示しました。

身体面	思考面
・だるさ・身体虚弱 ・吐き気・嘔吐 ・胸部の痛み* ・筋肉のふるえ・けいれん・ひきつり ・呼吸困難* ・のどが渇きやすい ・頭痛* ・視力障害* ・歯ぎしり ・めまい* ・睡眠障害 (不眠・起きていられない) ・体重の減少・増加 ・便秘・下痢 ・発熱* ・肩こり	・明確な思考ができない ・一つの考えに囚われる ・他者を責める―恨み ・集中力の低下（例：本が読めない） ・決断力の低下 ・注意力の高まり・低下 ・記憶力の低下 ・周囲の物音に異常に敏感である ・問題解決能力の低下 ・抽象的な思考力の低下 ・時間・場所・人の感覚を失う ・思考が乱れ、混乱する ・悪夢 ・フラッシュバック（恐ろしい体験が何の前触れもなく戻ってくる）

＊印の項目については医者の診察を受けましょう

感情面	行動面
・不安 ・罪悪感・自責の念 ・悲しみ ・否定、否認	・話し方の変化（速さ、声の大きさ、トーン） ・引きこもり ・感情の爆発（叫ぶ、ヒステリー）

(5) 遺体関連業務への心構え

・職務の重要性、誇り、目標を忘れずに。
・予測される最悪の事態を想定して、業務前に「心の準備」をする。
・可能な限り、業務内容の詳細を事前に知る。
・未経験者は、刺激の少ない状況から慣れていき、徐々に負担を増やしていく。
・経験者の同僚から話を聞く。
・ご遺体への関わりは必要最小限に。
・ご遺体にはあくまでも職務として関わる。
・ご遺体や遺留品(特に子ども)に感情移入しないように。
・防臭効果の優れたマスクの着用。
・臭い消しの香水・香料は使わない(匂いが後に業務体験を思い出させる危険がある)。
・清潔を保ち、食事と水分をしっかり摂る。
・休憩をこまめにとる。
・業務外の時間では、心身ともに休む。

(6) 遺体関連業務への心構え:管理職・幹部の注意点

・管理職自身のストレスが何より大きい。部下に率先してセルフケアを実践すること。
・影響を受けやすい支援者にとりわけ注意。
若い者
遺体関連業務の未経験者・未訓練者
女性(しかし男性でも反応は生じうる)
・業務の目的と想定される事態を、事前に具体的に説明する。
・想定される最悪の事態を説明し、「予期せぬ事態」を避ける。
・可能な限り、遺体安置所などで事前訓練の機会を設ける。
・部下を一人で働かせず、同僚とチームを組ませる。
・同じような業務上の刺激を長時間受けさせないため、部下の業務内容を適宜交替する。
・過重労働させないようにする。
・部下に大きな負担がかかっていても、休ませることは多くの場合困難で、かえってその人のプライドを傷つけかねない。その場合は、ほかの業務に配置転換するなどの工夫が有効。
・部下に話してもらうよう促す。しかし、話したがっていない場合は無理強いさせない。
・業務のストレスを乗り越えるための方法は人によって異なるので、特定のストレス対処法を他人に押し付けない。

（3）支援業務における基本的心構え（過労対策）

・大規模緊急事態において、業務量は無限となりうる。
支援者がすべての業務をこなせるわけではない。
支援者がすべての問題を解決できるわけではない。
・支援者にとって、業務内容の曖昧さ、本来の目的が分からなくなる事態は大きな負担となる。
業務の目的を明確にし、優先順位をつけることが重要。
・支援者が処理できる業務量には限りがある。
休憩の確保、体調の自己管理が求められる。

支援者が自分自身を犠牲にするとストレスに圧倒され、周囲にマイナスの影響を与えうる。

（4）支援者のストレス対策（セルフケア）

1. 職務の目標設定
支援業務への専念。
業務の重要性、誇りを忘れない。
業務を見失わない。
日報・日記・手帳などで記録をつけて頭の中を整理。
2. 生活ペースの維持
十分な睡眠・食事・水分をとる。
カフェイン（コーヒーなど）のとり過ぎは気分に悪影響を与えうる。
酒・タバコのとり過ぎに注意。
3. 自分の心身の反応に気づくこと
心身の反応が出ている場合は、休憩・気分転換を心がける。
休憩にあたっての注意
・「自分だけ休んでいられない」と罪悪感が生じることは自然なこと。
・しかし、支援者自身が調子を崩すと、その影響がかえって周囲に及びうる。
・同僚とともに休憩を取るのも一法。
4. 気分転換の工夫
深呼吸、目を閉じる、瞑想、ストレッチ
散歩、体操、運動、音楽を聴く
食事、入浴など
5. 一人でためこまないこと
家族・友人などに積極的に連絡する
・支援活動に没頭せず、生活感・現実感を取り戻すことも必要。
・自分の体験、気持ちを話したい場合、我慢する必要はない。
・でも、話したくない場合は、無理して話す必要はない。
職員同士でお互いのことを気遣うこと
・なるべくこまめに声を掛け合うこと。
・お互いのねぎらいは重要。
・自分自身で心身の変化に気づかない場合は、お互いの気づき合いが大切。
・他職員の負担が強くなっている場合には、本人・指揮担当者に伝える必要性。
・自分の体験、気持ちを話したい場合、我慢する必要はない。
・でも話したくない場合は、無理して話す必要はない。

資料３　災害救援者・支援者メンタルヘルス・マニュアル

(1)　はじめに

大規模災害における救援者・支援者のストレス（惨事ストレス）は甚大である。

・惨状の体験・目撃
・被災者・ご遺族への関わり
・ご遺体への関わり
・二次災害の危険性
・指揮系統の混乱
・過重労働など

過酷な状況においても、人はその環境に適応する能力を持っている。しかし、大惨事の場合、そのストレスは甚大である。そのため、本来の適応能力では対処しきれないまでの衝撃を受けうる。

・惨事ストレスは「異常事態に対する正常な反応」で、誰にでも起こりうる。
・反応が出た場合でも、多くの場合は一時的で、次第に収まり完全に回復する。
・ストレスを受けた際の心身の反応を理解する必要がある。
・反応が出ている場合には、セルフケアを行う。
・反応が長引く場合には、なるべく早く周囲に相談するのが望ましい。

(2)　災害支援者に生じうる心身の反応

心の変化	心の変化（強度）	体の変化
・気分の高ぶり ・イライラ ・怒り ・憤り ・不安 ・無念さ ・無力感 ・自分を責める ・憂うつになる	・現実感がなくなる ・時間の感覚がなくなる ・繰り返し思い出してしまう ・感情が麻痺する ・仕事が手につかなくなる ・他人と関わりたくなくなる	・不眠、悪夢 ・動悸 ・立ちくらみ ・発汗 ・呼吸困難 ・消化器症状 ・音に過剰に驚く
業務への影響	**行動への影響**	**遺体関連業務特有の反応**
・業務に過度に没頭する ・思考力の低下 ・集中力の低下 ・作業能率の低下	・酒が増える ・タバコが増える ・危険を顧みなくなる	・気持ち悪さ ・嫌悪感 ・遺体・遺留品に感情移入する ・におい刺激への反応 ・吐気、嘔吐、食欲低下 ・遺体を連想させる食物が食べられない

テキスト監修：久留米大学医学部精神神経科
前田　正治
編　　　　集：久留米大学医学部精神神経科
大江　美佐里

2007年11月7日版

衝動《しょうどう》のしくみを知《し》って対処《たいしょ》の方法《ほうほう》を学《まな》ぼう

衝動《しょうどう》とは，「なんのためにするのか自分《じぶん》でも分《わ》からずに，発作的《ほっさてき》に行動《こうどう》する心《こころ》の動《うご》き」とされています。

このテキストは，「いらいらすると，つい相手《あいて》に強《つよ》い口調《くちょう》で話《はな》してしまう」「自分《じぶん》の気持《きも》ちをどうしてよいかわからずに，手首《てくび》を切《き》ってしまった」「やけになって過食《かしょく》に走《はし》った」「気《き》を失《うしな》ってしまった」「人《ひと》とのつきあいが下手《へた》」という方《かた》を対象《たいしょう》に，衝動《しょうどう》のしくみと治療《ちりょう》，そしてどのように衝動《しょうどう》に対処《たいしょ》していくか，について学習《がくしゅう》します。

（注《ちゅう》:あなたの行動《こうどう》が問題《もんだい》だからこのテキストを使《つか》うわけではありません。衝動《しょうどう》にかられて行動《こうどう》にうつす前《まえ》の気持《きも》ちを知《し》って対処《たいしょ》することがこのテキストの目的《もくてき》です）

1

このテキストでは，次《つぎ》の項目《こうもく》を学習《がくしゅう》します。

1. どんなとき「いらいら」する?
2. 「いらいら」がこんな行動《こうどう》に……
3. いらいらのしくみ
4. 薬《くすり》による治療《ちりょう》
5. 面接《めんせつ》による治療《ちりょう》
6. いらいらとつきあう
7. 自分《じぶん》の気持《きも》ちを冷静《れいせい》に伝《つた》える方法《ほうほう》

心《こころ》に余裕《よゆう》がなくなったときの状態《じょうたい》を，このテキストでは「いらいら」と表現《ひょうげん》しています。この表現《ひょうげん》が自分《じぶん》にぴったりこない方《かた》は，自分《じぶん》に合《あ》った言葉《ことば》（「おちこみ」「そわそわ」「あせり」「不安《ふあん》」「怒《いか》り」など）に置《お》き換《か》えて読《よ》んでください。

1 どんなとき「いらいら」する?

みなさんは，どんなときにいらいらした気持《きも》ちになるでしょうか?多《おお》いのはこんなときです。

- 自分《じぶん》のことを理解《りかい》してもらえない
- 馬鹿《ばか》にされたような気《き》がする
- 無視《むし》された
- 悩《なや》んでしまって，どうしていいかわからない
- 相談相手《そうだんあいて》がいない
- 誰《だれ》にも言《い》えないことがある
- 相手《あいて》に見捨《みす》てられたような気《き》がする
- 自分《じぶん》が思《おも》うように物事《ものごと》が進《すす》んでいかない
- 相手《あいて》が自分《じぶん》の言《い》うことをきいてくれない

睡眠《すいみん》がとれないなど，自分《じぶん》の身体《からだ》の調子《ちょうし》が悪《わる》いときにもいらいらしますが，これは，ゆっくり休《やす》むことで回復《かいふく》するいらいらです。人間関係《にんげんかんけい》によって起《お》きるいらいらは，ただ身体《からだ》を休《やす》めるだけでは回復《かいふく》しないのが特徴《とくちょう》です。

3

2　「いらいら」がこんな行動《こうどう》に……

いったんいらいらし始《はじ》めて止《と》まらなくなると，気持《きも》ちがおさまらなくなって，色々《いろいろ》な行動《こうどう》を起《お》こすことになってしまいます。いらいらした気持《きも》ちをおさえようとする，対処行動《たいしょこうどう》として自分《じぶん》から意図的《いとてき》に行動《こうどう》を起《お》こすこともあると思《おも》います。どんな行動《こうどう》が出《で》てくるかには，個人差《こじんさ》がありますが，多《おお》いのはこのようなものです（こうした行動《こうどう》を，「きけんな行動《こうどう》」とよぶことにします。「きけん」という言葉《ことば》は，周《まわ》りに対《たい》してではなく，自分《じぶん》の健康《けんこう》が守《まも》れないという意味《いみ》で使《つか》います）。

- 手首《てくび》を切《き》る
- 大声《おおごえ》で周《まわ》りの人《ひと》にどなる
- 周《まわ》りの人《ひと》を叩《たた》く
- 過食《かしょく》する，または全《まった》く食《た》べなくなる
- 気《き》がついたら倒《たお》れていた（気《き》を失《うしな》う）

きけんな行動《こうどう》は，「もう死《し》にたい」という気持《きも》ちが起《お》きて行《おこな》うものもあれば，「もうどうにでもなれ」といった，自分《じぶん》を大切《たいせつ》にしない気持《きも》ちから起《お》こることもあります。なかには，自分《じぶん》でやろうと思《おも》っていないのに，勝手《かって》にきけんな行動《こうどう》が起《お》きてしまうこともあります（多《おお》いのは，意識《いしき》を失《うしな》う，立《た》てなくなる，というものです。意識《いしき》を失《うしな》うほかの病気《びょうき》にかかっていないことが前提《ぜんてい》です）。

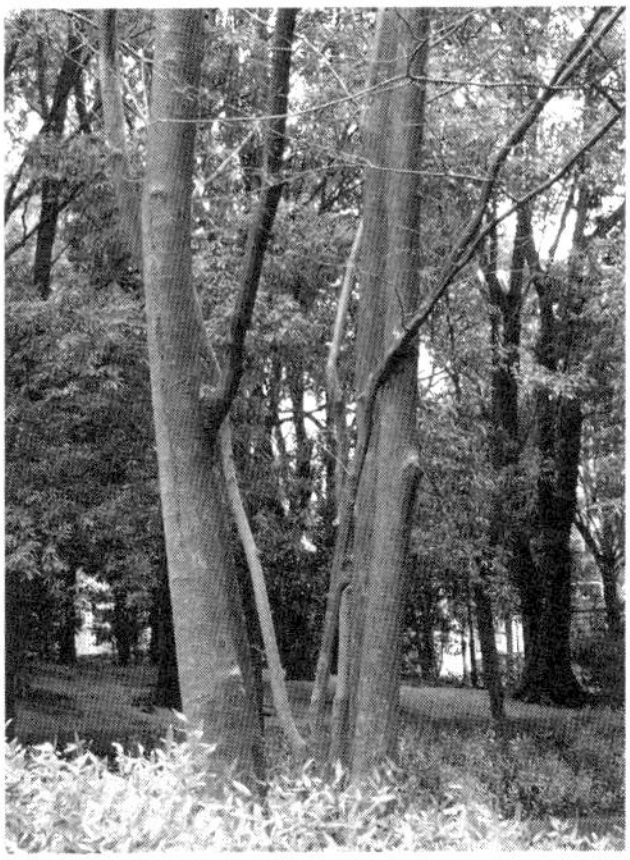

図《ず》1は，落《お》ち込《こ》みでよくみられる悪循環《あくじゅんかん》についてまとめられたものです。いらいらが起《お》こしたきけんな行動《こうどう》によって周《まわ》りとの距離《きょり》が生《う》まれて，それがまたいらいらのタネになることがよくあらわされています。いらいらの対処行動《たいしょこうどう》として行《おこな》った行動《こうどう》なのに，結局《けっきょく》はまたいらいらを増《ふ》やすしかなくなってしまうことも多《おお》いのです。

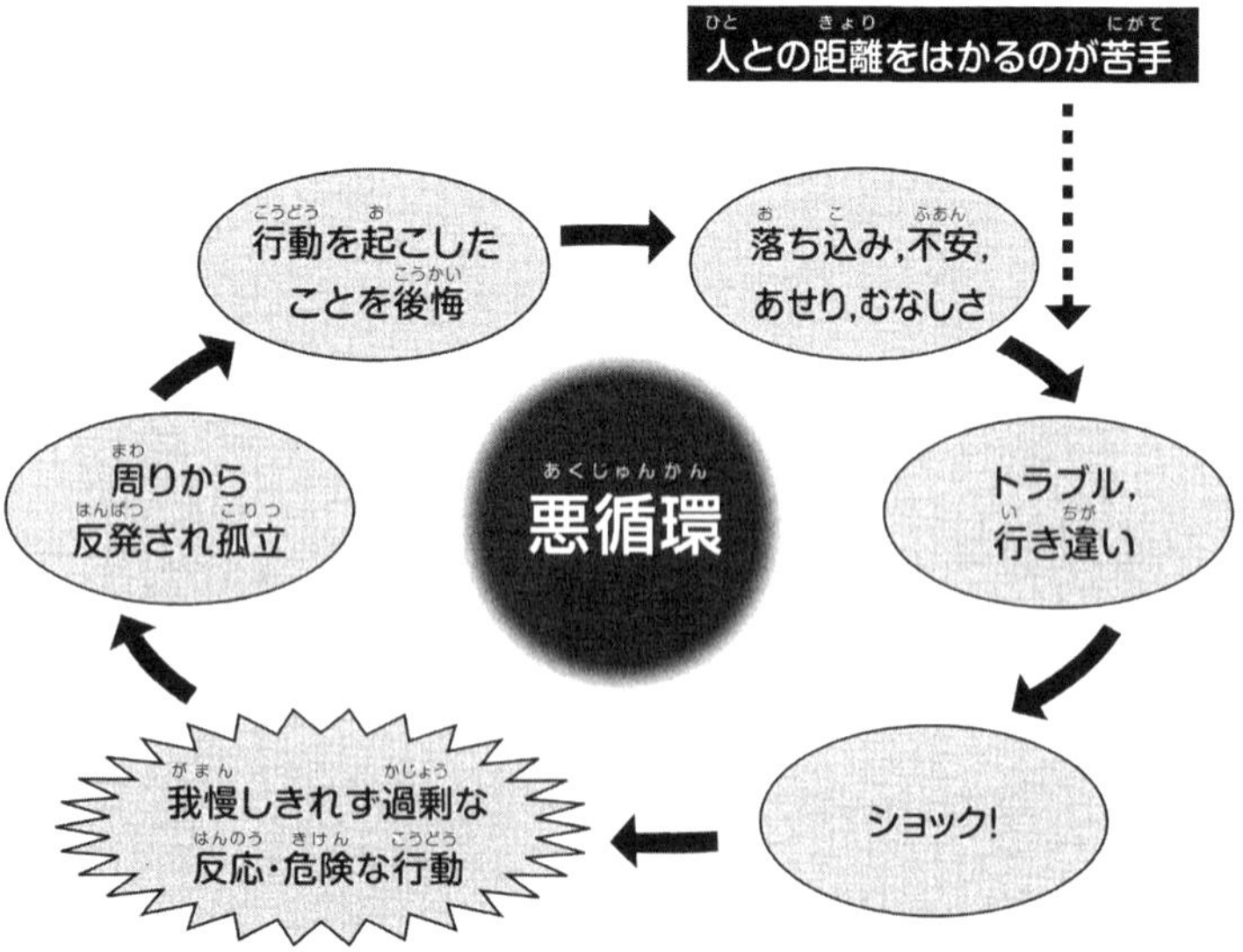

図《ず》1（原田誠一《はらだせいいち》の図《ず》を改変《かいへん》）

3 いらいらのしくみ

では，いらいらがどのようなしくみで起《お》こるのか，みていきましょう。脳《のう》は，外《そと》の世界《せかい》で起《お》きている様々《さまざま》な出来事《できごと》を感覚器《かんかくき》から取《と》り込《こ》んで，処理《しょり》をしています。そのとき，感情《かんじょう》が高《たか》ぶると，脳《のう》の大脳辺縁系《だいのうへんえんけい》と呼《よ》ばれるところの働《はたら》きが増《ま》してきます。冷静《れいせい》に物事《ものごと》を判断《はんだん》するのは，脳《のう》の中《なか》でも前頭葉《ぜんとうよう》と呼《よ》ばれるところだと言《い》われています。感情《かんじょう》の高《たか》まりによって冷静《れいせい》さを失《うしな》い，いらいらを抑《おさ》えきれなくなると，きけんな行動《こうどう》を起《お》こすとされています。

また，知《し》らないうちに倒《たお》れていた，というように，自分《じぶん》の意志《いし》でない行動《こうどう》がとられることもありますが，これは自分《じぶん》の中《なか》で正反対《せいはんたい》の気持《きも》ちが同時《どうじ》にあって，整理《せいり》が全《まった》くつかなくなったときに起《お》こるといわれています。

人《ひと》によっては，もともと気分《きぶん》の波《なみ》があり，躁状態《そうじょうたい》に近《ちか》いときに周《まわ》りの人《ひと》に近《ちか》づきすぎて，行《い》き違《ちが》いが生《しょう》じていらいらしてきけんな行動《こうどう》を起《お》こしてしまうということもあります。

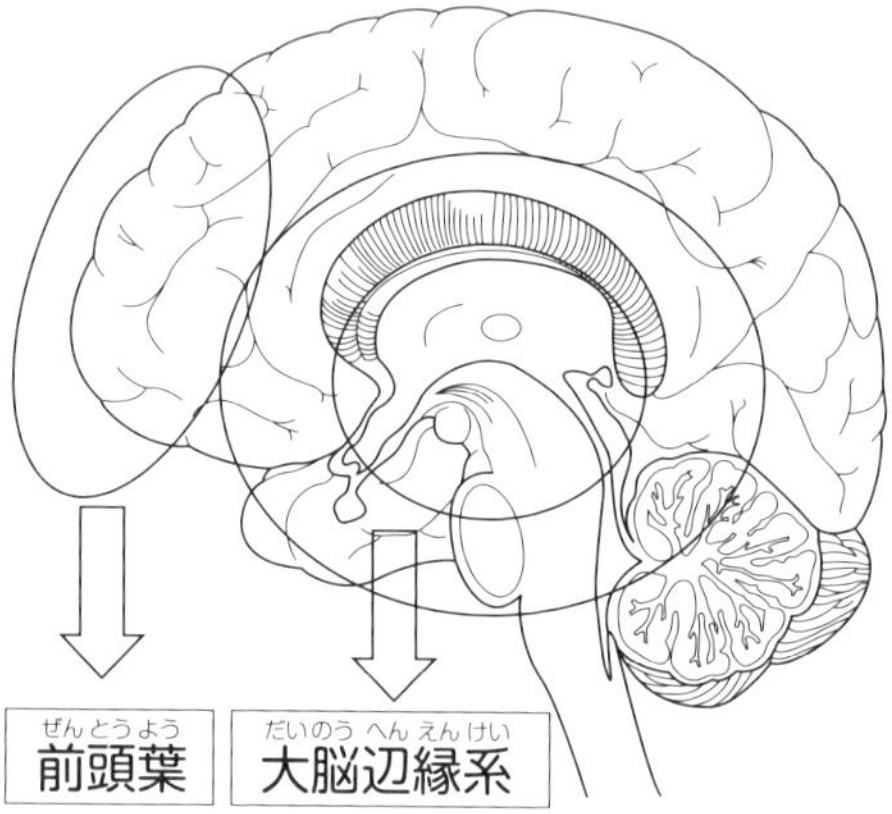

図《ず》2 前頭葉《ぜんとうよう》と大脳辺縁系《だいのうへんえんけい》

4 薬《くすり》による治療《ちりょう》

これまでは，いらいらによってどのようなことが起《お》きるかをみてきました。ここからは治療《ちりょう》の話《はなし》です。治療《ちりょう》には薬《くすり》による治療《ちりょう》（薬物療法《やくぶつりょうほう》）と，面接《めんせつ》による治療《ちりょう》（精神療法《せいしんりょうほう》）があります。

薬《くすり》による治療《ちりょう》は，いらいらしてもすぐにきけんな行動《こうどう》にうつることがないようにすることを第一《だいいち》の目標《もくひょう》にします。気分安定薬《きぶんあんていやく》と呼《よ》ばれるリチウム，バルプロ酸《さん》，カルバマゼピン，クロナゼパムや，強力精神安定薬《きょうりょくせいしんあんていやく》とよばれるクロルプロマジン，レボメプロマジン，リスペリドン，クエチアピン，オランザピンなどが使用《しよう》されることが多《おお》いです。

いらいらそのものを抑《おさ》えるために，SSRIと呼《よ》ばれるものを中心《ちゅうしん》とした抗《こう》うつ薬《やく》が使《つか》われることもあります。SSRIを若《わか》い方《かた》に使《つか》うと，場合《ばあい》によってはきけんな行動《こうどう》が増《ふ》えることがあるという報告《ほうこく》がありますので，若《わか》い方《かた》には使《つか》うのをやめることもあります。

不眠《ふみん》に対《たい》しては睡眠導入薬《すいみんどうにゅうやく》を使用《しよう》します。

不安《ふあん》を減《へ》らすという目的《もくてき》で抗不安薬《こうふあんやく》が使《つか》われることもありますが，種類《しゅるい》によっては依存《いぞん》が起《お》こりやすくなったり，きけんな行動《こうどう》を起《お》こしたくなったりすることがあり注意《ちゅうい》が必要《ひつよう》です。

気分《きぶん》の波《なみ》が原因《げんいん》でいらいらが増《ま》す場合《ばあい》の治療《ちりょう》は，気分安定薬《きぶんあんていやく》が基本《きほん》になります。

5 面接《めんせつ》による治療《ちりょう》

いくら薬《くすり》を使《つか》っても，そもそものいらいらの原因《げんいん》である悩《なや》み事《ごと》が消《き》えてなくなるわけではありませんし，人《ひと》との距離《きょり》が上手《じょうず》にとれるようになるわけではありません。ですから，スタッフと一緒《いっしょ》に，定期的《ていきてき》な面接《めんせつ》をすることによって治療《ちりょう》を行《おこな》っていきます。治療《ちりょう》の具体的《ぐたいてき》な内容《ないよう》はみなさんひとりひとりに合《あ》わせて決《き》められていきます。

きけんな行動《こうどう》に対《たい》する治療《ちりょう》の目標《もくひょう》は，「冷静《れいせい》な部分《ぶぶん》を増《ふ》やすことで，いらいらしても，おさえがきくようになる」ということです。みなさんは自分《じぶん》のいらいらした気持《きも》ちを抑《おさ》えようとこれまでも努力《どりょく》をしてきたと思《おも》います。いつも失敗《しっぱい》してきたのではなく，抑《おさ》えられた時《とき》もあったのではないでしょうか?どんな風《ふう》にしたら抑《おさ》えられるのか，を知《し》るために，いらいらしてしまった場面《ばあい》についてくわしく話《はな》してもらうこともあります。場合《ばあい》によっては，紙《かみ》に書《か》いてもらうこともあるでしょう。

これまでの家族《かぞく》・友人《ゆうじん》とのつきあい方《かた》，といったこともよく話《はな》し合《あ》われるテーマです。

きけんではない対処行動《たいしょこうどう》を考《かんが》えることも重要《じゅうよう》です。これは次《つぎ》のところでくわしく考《かんが》えてみます。

きけんな行動《こうどう》を減《へ》らすために，病棟内《びょうとうない》で生活《せいかつ》のルール（課題《かだい》）を決《き》めることがあります。例《たと》えば過食《かしょく》に対《たい》しておやつの量《りょう》を減《へ》らす，といったことです。こうした制限《せいげん》をつらく感《かん》じる人《ひと》も多《おお》いと思《おも》いますが，課題《かだい》を達成《たっせい》すると，喜《よろこ》びを感《かん》じることができ，次《つぎ》の目標《もくひょう》に取《と》り組《く》もうという意欲《いよく》がでてきます。

もし自分《じぶん》の努力《どりょく》できけんな行動《こうどう》が減《へ》ったなら，脳《のう》の中《なか》の冷静《れいせい》な部分《ぶぶん》が増《ふ》えた，と考《かんが》えてよいかもしれません。トラブルに巻《ま》き込《こ》まれるばかりではなくて，トラブルがあっても自分《じぶん》でそれを乗《の》り越《こ》えることができると，大《おお》きな自信《じしん》につながります。

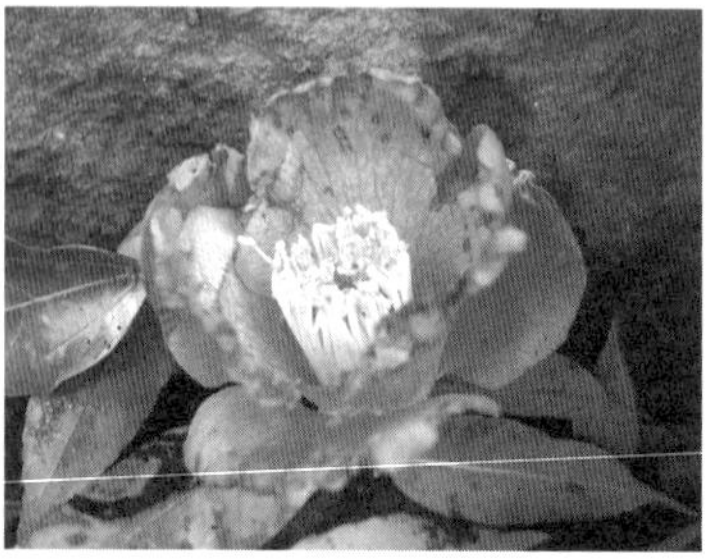

6 いらいらとつきあう

どんなに落《お》ち着《つ》きを取《と》り戻《もど》したとしても，人間《にんげん》はときにはいらいらします。全《まった》くいらいらしない人《ひと》はいません。ですから，いらいらは全部《ぜんぶ》なくすものではなくて，ほどよくつきあえるくらい小《ちい》さくしたいのです。

いらいらとつきあうにはどうしたらよいでしょうか？ここでは，いらいらの対処行動《たいしょこうどう》で，ひとりでできるものをいくつか挙《あ》げてみます。ここに挙《あ》げていない方法《ほうほう》も考《かんが》えてみてください。自分《じぶん》に合《あ》うものがありますか？

リラックスする

- ゆっくりした呼吸《こきゅう》にする
  (例《たと》えば，2秒《びょう》で吸《す》って2秒《びょう》で吐《は》くなど)
- 肩《かた》を上《あ》げ下《さ》げしたり，くびをまわしたりする
- お茶《ちゃ》の時間《じかん》にする
- ガムをかむ

みんなにとってきけんでなくて，自分《じぶん》もすっきりする行動《こうどう》をとる

- いったんその場《ば》を離《はな》れて，ひとりになってみる
- ひたすら部屋《へや》のそうじなどの単純作業《たんじゅんさぎょう》をする
- 紙《かみ》を小《ち》さくやぶる

体《からだ》を動《うご》かす

頓服薬《とんぷくやく》をのむ

私《わたし》のやり方《かた》はこれ！

7 自分《じぶん》の気持《きも》ちを冷静《れいせい》に伝《つた》える方法《ほうほう》

治療《ちりょう》の目標《もくひょう》は，「冷静《れいせい》な部分《ぶぶん》を増《ふ》やすことで，いらいらしても，おさえがきくようになる」ことだと前《まえ》にお伝《つた》えしました。しかし，これは「ただひとりで我慢《がまん》すればよい」ということではありません。

みなさんの多《おお》くが，これまで色々《いろいろ》なことをただ我慢《がまん》することによって乗《の》り越《こ》えようとして，いらいらしてしまっていたのではないでしょうか。「黙《だま》って我慢《がまん》」ではいけません。やはり，自分《じぶん》の気持《きも》ちを周《まわ》りに伝《つた》えることは大事《だいじ》なことです。

といっても，自分《じぶん》の感情《かんじょう》のままにいらいらを周《まわ》りの人《ひと》にぶつけることは，ただきけんな行動《こうどう》を行《おこな》っていることになるだけです。

そこで，このテキストの最後《さいご》に，「自分《じぶん》の気持《きも》ちを冷静《れいせい》に伝《つた》える方法《ほうほう》」について考《かんが》えてみましょう。

以下《いか》のようにすると，冷静《れいせい》に自分《じぶん》の気持《きも》ちを家族《かぞく》や友人《ゆうじん》，スタッフに言《い》えるようになることが多《おお》いようです。

15

- 誰《だれ》にでも話《はな》すのではなくて，自分《じぶん》が信頼《しんらい》している相手《あいて》に話《はな》す。あせって親《した》しくない人《ひと》に話《はな》すと後《あと》で後悔《こうかい》することがある。
- 思《おも》ったときすぐに言《い》うのではなくて，しばらくたって気持《きも》ちが落《お》ち着《つ》いてから言《い》う。
- 話《はなし》をしてもらう時間《じかん》を決《き》めてもらい，その時間《じかん》の中《なか》で話《はなし》をする。
- 一度《いちど》にたくさんの話題《わだい》を話《はな》そうとせず，1つ終《お》わったらいったん終了《しゅうりょう》する。
- 「○○さんはひどい!」と言《い》わずに，「私《わたし》は○○さんに□□と言《い》われて悲《かな》しかった」と自分《じぶん》の気持《きも》ちを中心《ちゅうしん》に話《はな》す。
- 手紙《てがみ》にしてみる。
- なるべくなら大事《だいじ》なことは電話《でんわ》では話《はな》さない（相手《あいて》の表情《ひょうじょう》がわからない）。
- メールでは大事《だいじ》なことは話《はな》さない（メールはお互《たが》いが感情的《かんじょうてき》になると，けんかになりやすい）

私《わたし》のやり方《かた》はこれ！

衝動のしくみ

御家族や周囲の方へ

家族や周囲の方から支援を受けることが、回復の大きな力となることがこれまでの研究からも明らかとなっています。

「たいした事なかったね」「命を失うよりましだよ」「がんばらなきゃ」といった励ましや勇気づけは、よかれと思っての声かけではあっても、御本人にとっては、自分の受けた“トラウマ”の重みを理解していない発言と受け取られてしまいます。

また、外傷的な出来事を、起きた直後に無理に語ってもらうことは、回復への妨げになることがあります。「何が起きたのか」ばかりに気をとられてしまいがちですが、ご本人の今の気持ちに目を向け、耳を傾けてください。

大切なのは、心身ともに安心して過ごせる環境を提供することです。

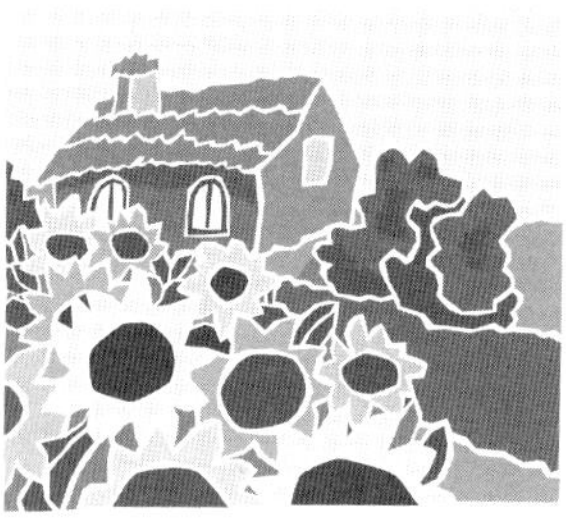

補足

この冊子があなたの役に立つものであってほしいと願っていますが、決して医師による診察の代わりにはなりません。あなた自身の症状・診断や治療については、必ず医師の診察を受けた上で御相談ください。

家族やパートナーへの影響

あなたの家族やパートナーも、あなたと同様に混乱した状況に陥ることが多いものです。なぜなら、あなたは外傷的な出来事に遭うことで、今までのあなたとは違ったように見えることがあるからです。そして、あなたと家族やパートナーとの関係も、そのような状況の中で緊張が高まってしまうことがしばしばあります。

ですから、家族やパートナーにも外傷的な出来事の心身の反応を十分に理解してもらうことが必要です。あなたが「弱いから」「おかしいから」PTSDにかかっているわけではないことを説明しましょう。かかりつけの医師や医療専門職員もお手伝いします。そして、家族やパートナーにも治療に協力してもらいましょう。

もっとPTSDを知りたい方に・・・

【トラウマティック・ストレス全般に関して】

日本トラウマティック・ストレス学会

http://www.jstss.org/

「これからのメンタルヘルス」（小西聖子先生によるPTSDの解説）

http://www.nisseikyo.or.jp/home/mental/2/2_2001top.htm

【震災・自然災害】

「こころのケアセンター」アーカイブス

http://www.survival.org/kokoro-net/index.htm

【犯罪被害】

警察による犯罪被害者支援ホームページ

http://www.npa.go.jp/higaisya/home.htm

【DV】

内閣府男女共同参画局

http://www.gender.go.jp/

【児童虐待】

子どもの虹情報研修センター

http://www.crc-japan.net/index.php

ぼちぼちいこう！

どんな病気でも楽になるには時間がかかるように、PTSD の回復にも一定の期間を要します。足を骨折したらすぐには歩けないし、十分なリハビリも必要です。それと同じように、PTSD の場合にも、出来事以前の生活を取り戻し、安心・安全な感じを得るには、ゆったりと心のリハビリをする必要があります。

一般的には、時間を経るごとに、外傷後の緊急事態の状態から少しずつでも楽に生活できるようになっていきます。

PTSD の道のりの先には・・・

外傷から回復していく方は、外傷の体験も自分の人生の一部として組み込み、新たな人生モデルを描いていくと言われています。あなたが生きていく上で、外傷的な出来事は忘れ去ることはできないかもしれません。しかし、回復していく過程で心身が楽になり、出来事を想起することが苦痛に満ちたものではなくなる時が来るでしょう。

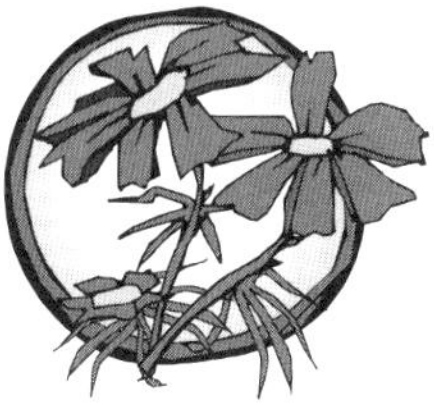

PTSDからの出発

外傷的な出来事を語ることについて

PTSD となるほどの出来事を体験した直後に、その体験について思い出したくない、語りたくないと感じることは自然なことです。周りの人から口々に「何が起きたのか」「なぜそんなことになったのか」と尋ねられるのがつらい、と感じている方もおられるかもしれません。外傷的な体験の詳細を無理に話す必要はありませんし、誰に何を話すかはあなたが決めてよいのです。もちろん、信頼のおける人に自分から出来事について話すことは回復の助けとなるでしょう。

一方で、身近な人やあなたが信頼できる人に、あなたの“今の気持ち”や“現在抱えている心配事”について話すことはより大切です。周囲の人は、あなたに何を話しかけたらいいのか、何が助けになるのか、と戸惑っていることも多いのです。

もし、話しているうちに、非常に強い感情が出てコントロールがつかなくなったりしたときには、かかりつけの医師に御相談ください。

PTSDの専門治療について

治療は、大きく分けて⑴薬による治療（薬物療法）⑵対話による治療（精神療法）の２種類があります。

薬物療法は、PTSDの症状である、再体験症状、回避・麻痺症状、覚醒亢進症状に対して用います。現在最もよく用いられている薬物は抗うつ薬としても用いられているSSRI（選択的セロトニン再取り込み阻害薬）と呼ばれるものです。その他にも、アドレナリン遮断薬や、ベンゾジアゼピン系抗不安薬、睡眠導入薬なども用いられます。

薬物は、ひとりひとりの症状に応じて処方されますので、担当の医師と症状に関して十分話し合うことが大切です。時には、睡眠の状況に関して「睡眠日誌」などに記録していただくこともあります。

精神療法で最もよく行われているのはカウンセリングです。カウンセリングでは、専門家が十分な面接時間をとりお話をうかがいます。また、より治療の焦点を絞った精神療法としてはEMDRや認知行動療法等、いくつかの治療法があります。

精神療法によって、回復のスピードがはやまることが研究で明らかとなっています。ただし、うつ症状や不眠が強いなど、薬物療法中心の治療が必要な方には専門的な精神療法は行わない場合があります。

子どもの場合には言葉での交流が難しいことが多いため、遊びを用いた治療（プレイ・セラピー）が用いられることがあります。

PTSD－子どもの場合

　子どもは、大人のようには表現できず、下記のような徴候を見せる時があります。子どもが外傷的な出来事を体験した後に下記の症状が続くようでしたら、かかりつけの医師までご相談ください。

★幼児、低学年児童

・　親のそばを離れようとしない
・　夜暗くなると不安がる
・　一人では眠れない
・　明かりをつけていないとトイレにいけない
・　指しゃぶり、夜尿などの再現

★高学年児童以上の子ども

・　身体不定愁訴（お腹が痛い、頭が痛い、等）
・　持病（喘息・アトピー等）の増悪
・　攻撃性態度、衝動コントロールの低下
・　自己価値感情の低下
・　対人関係の変化
・　学習の障害

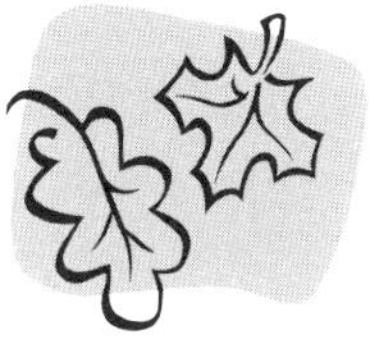

PTSD に対するその他の反応

PTSD－他の病気の可能性

時には PTSD の人が、同時に他の症状を示すことがあります。

★精神症状
・　パニック障害
・　うつ病
・　アルコール、薬物依存症

★身体的症状
・　頭痛
・　胃、腹部の痛み
・　便秘、下痢
・　呼吸の問題
・　筋肉の痙攣、痛み
・　肩のこり、背中の痛み
・　心臓の問題
・　起立性低血圧

PTSD 症状に加えて上記のような症状が現れるときがあります。もし、上記の徴候に心当たりがある場合には、医師あるいは医療専門職に御相談ください。

PTSD―他の心理的症状

上記で説明した PTSD 症状に加えて、次の症状が見られることもあります。

・　罪責感（たとえば――自分の行いが悪かったのではないかと過度に責めてしまう）
・　解離（たとえば――自分がやったことをよく覚えていない）
・　離人感（たとえば――まるでガラス越しに世界を眺めているような感覚）
・　悲嘆反応（たとえば――身近な人との死別による悲しみにひたってしまう。あまりに長期にわたって続く場合は症状として考えられます。）

２、回避、麻痺症状

PTSD と診断されるためには、以下の症状のうち３つ（またはそれ以上）が当てはまらなければなりません。

・ 出来事を思い出させる考え、感情または会話を回避しようとする努力
・ 出来事を思い出させる活動、場所または人物を避けようとする努力
・ 出来事の重要な側面の想起不能
・ かつて楽しんでいた活動を楽しんだり、それに参加したり出来ない
・ 家族や友達から孤立している、または疎遠になっているという感覚
・ 感情の起伏が以前より少なく感情が“麻痺”した感覚
・ 未来（仕事をしたり、結婚したり、子どもをもったり、年をとっていくこと）が思い描けない

３、覚醒亢進症状

PTSD と診断されるためには、以下の症状の２つ（またはそれ以上）が当てはまらなければなりません。

・ 入眠、または睡眠維持の困難
・ 怒りの爆発やイライラすること
・ 集中困難
・ 過度に警戒をしている感覚
・ 些細なことでびっくりしてしまうこと

PTSD 症状の出現

PTSD の症状は、たいてい外傷的な出来事から 2〜3 週間以内に現れ始めます。しかしながら、なかには、外傷的な出来事から数ヶ月や数年経って初めて症状が出る人もいます。

PTSD と似た症状を示していても、他の疾患が原因となっている場合があります。自分の症状が PTSD に当てはまるか等 PTSD 症状についてもっと知りたい方は、医師あるいは医療専門職（心理士、ソーシャルワーカー、看護師、薬剤師等）にお問い合わせください。

PTSD症状を理解しよう

PTSDと診断されるのは、その人の症状が・・・

- 外傷的な出来事を経験したり目撃したり直面したりした後に、
- 一ヶ月以上続いていて、
- プライベートや仕事、日常生活におけるその他の重要な領域に問題をもたらしたり、苦しめたりしているとき　です。

PTSDの症状

PTSDになった人々は、たいてい、次の３群の症状が出現しています。PTSDと診断されるためには、３群のそれぞれについていくつかの症状がそろっていなければなりません。医師は、症状を説明するために、一定の医学用語を使います。これらの医学用語に関してこれから説明します。

１、再体験症状

PTSDと診断されるためには、以下の症状のうち１つ（またはそれ以上）が当てはまらなければなりません。

- 出来事についての頻繁で、突然の、混乱させるような記憶（「出来事」のあるイメージや思考を含む）
- 出来事についての反復的で苦痛な夢
- 出来事が再び起こっているかのように行動したり、感じたりする（出来事についてのフラッシュバックのような再現を含む）
- 事件について思い出させるような人物や場所などを見たときに起こる強い精神的、感情的苦痛
- 事件について思い出させるような人物や場所などを見たときに起こる身体的反応（震え、寒気、動悸、等）

どれぐらいの割合でPTSDになるの？

外傷的な出来事を経験する人がすべてPTSDになるわけでは決してありませんが、ある調査によると、米国では約半数の人がPTSDになりかねないような大きな出来事に遭遇し、約７%が一生のうちどこかでPTSDになるといわれています。また大規模な災害や事故では、大体2～3割の方がPTSDになると考えられます。

さらに外傷的な出来事の内容によってはＰＴＳＤになる発症率が高くなると言われています。一般に犯罪や人的災害の方が自然災害より発症率は高く、例えば、強姦被害者ではその多くがPTSDや重いうつ病になることは良く知られていますし、たとえば死亡者が出た事故では、そうでない事故よりも、PTSDやうつ病は引き起こされやすくなります。

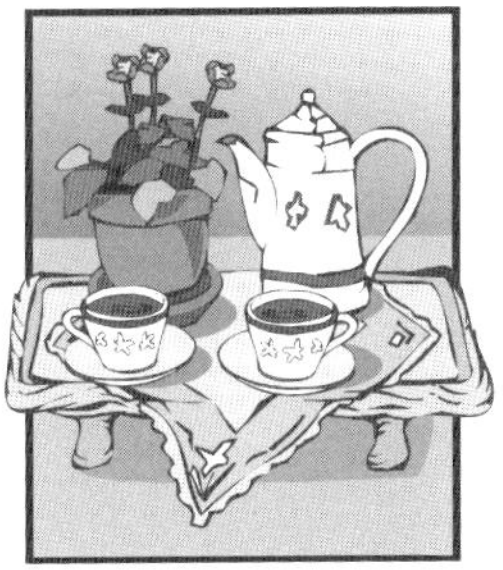

外傷的な出来事は外傷後ストレス障害（PTSD）を引き起こすことがあります

先ほど述べた外傷的な出来事は、“外傷後ストレス障害”もしくは“PTSD”と呼ばれている状態をもたらすことがあります。外傷的な出来事による急性ストレスは身体的症状に加えて、脳内で化学的な反応を引き起こします。これらの症状を体験する人々の一部がPTSDに発展する可能性があります。

PTSDについて知っておくべきこと

以前には、大きなストレスに遭遇する戦争兵士のみがPTSDを引き起こすものだと考えられてきました。そのため、かつてPTSDは“戦闘疲労 combat fatigue”や“砲弾ショック shell shock”と呼ばれてきました。しかし、その後、災害・事故・犯罪によってもPTSDを引き起こすことが確認されてきたのです。

現在、PTSD は、決して異常な体験ではなく、極度の危険などに巻き込まれれば、誰にでも生じる反応であると理解されています。つまり、“気のせい”でもなければ、あなたが弱いからでもないのです。PTSD とは「異常な状況に対する正常な反応」なのです。そしてＰＴＳＤは、症状が長引くことはあっても、医学的に治療可能な疾患です。

何故PTSDが起こるの？

私たちは、困難な出来事が起こる時でも、たいがいそれに備えるための時間があるものです。たとえばもしあなたが大きな手術を受ける場合でも、十分な説明を受ける時間があれば、自分の気持ちを整えることができるでしょう。

しかし、外傷的な出来事は、まったく予期しない時に起こり、突然の衝撃を心と身体に与えてしまいます。このように、通常では考えられないストレス下に置かれた場合には、その体験への恐怖や記憶は、心（脳）と身体に強く刻み付けられることとなります。その結果、突然に体験が目の前で再現されているように感じたり、悪夢をみたり、自分の感情が麻痺したように感じたりするようになってしまう――これがＰＴＳＤを引き起こすメカニズムだと考えられています。

はじめに

「トラウマ」とは、もともと“外傷”という意味ですが、身体への外傷だけでなく、心に傷を負った場合にも「トラウマ」と表現します。このようなトラウマを引き起こす出来事とはどのようなものでしょうか。

例えば、ある人が・・・
- 身体的に襲われたり攻撃されたりしたとき（ドメスティック・バイオレンスやレイプ等）
- ひどい自動車事故や、飛行機・列車の事故に遭遇し負傷したとき
- 台風や洪水、暴風雨のような自然災害によって心身を傷つけられたりしたとき
- 恐喝や車ののっとりで脅迫されたとき
- 戦闘に巻き込まれたとき
- 愛する人の予期しない死を知らされたとき

米国精神医学会の定義によると・・・

★外傷的な出来事とは：

実際にまたは危うく死ぬまたは重症をおうような出来事を、
一度または数度、
あるいは、
自分または他人の身体保全に迫る危険を、
その人が体験し、目撃し、または直面すること。

★そして・・・

その人の反応に、無力感、強い恐怖、または戦慄が含まれる。

外傷的な出来事を経験した後に、ほとんど人は、
ある一定の期間を経て、出来事以前のような生活感覚を
少しずつ取り戻していきます。

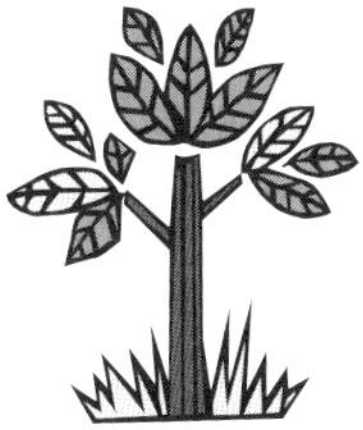

トラウマがもたらす心身への影響

～　PTSD (Post Traumatic Stress Disorder) とそのケア　～

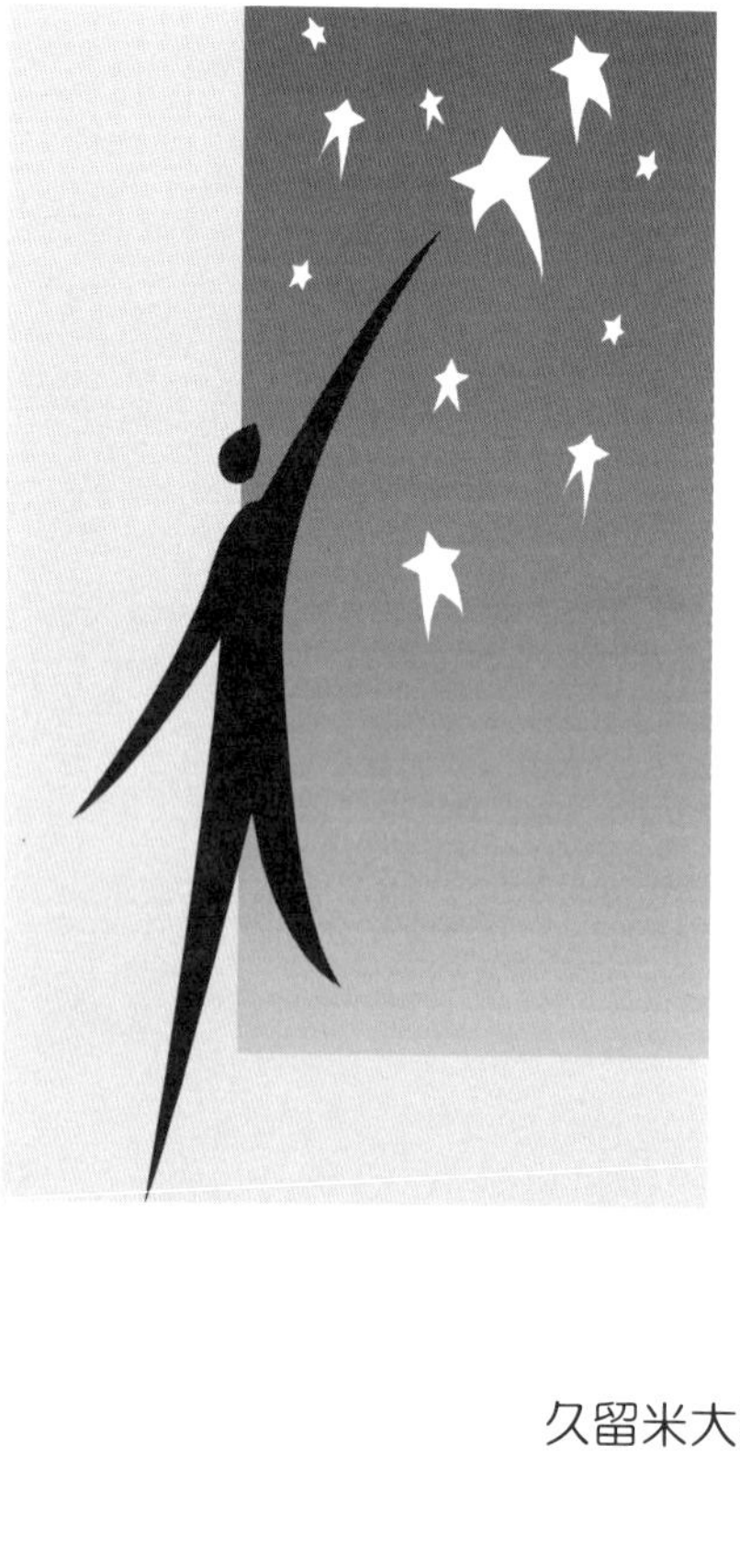

久留米大学病院精神神経科

中島　聡美（なかじま　さとみ）　【第 11 章，巻末資料 5】

1993 年　筑波大学大学院医学研究科博士課程修了

現　在　（独）国立精神・神経医療研究センター精神保健研究所成人精神保健研究部犯罪被害者等支援研究室長

主著書　『犯罪被害者のメンタルヘルス』（分担執筆）誠信書房 2008 年

藤岡　淳子（ふじおか　じゅんこ）　【第 12 章】

1981 年　上智大学大学院博士前期課程修了

現　在　大阪大学大学院人間科学研究科教授

主著書　『性暴力の理解と治療教育』2006 年，『非行少年の加害と被害』2001 年，ともに誠信書房

金　吉晴（きん　よしはる）　【おわりに】

〈編者紹介参照〉

執筆者紹介（執筆順）

前田　正治（まえだ　まさはる）　【はじめに，第1章，第2章，第6章，巻末資料1】
〈編者紹介参照〉

岡野　憲一郎（おかの　けんいちろう）　【第3章】
1982年　東京大学医学部医学科卒業
現　在　国際医療福祉大学大学院医療福祉学研究科教授
主著書『続解離性障害』岩崎学術出版社 2011年　他

開　浩一（ひらき　こういち）　【第4章】
2003年　久留米大学大学院比較文化研究科後期博士課程単位取得退学
現　在　長崎ウエスレヤン大学現代社会学部准教授

大江　美佐里（おおえ　みさり）　【第5章，巻末資料2】
1995年　筑波大学医学専門学群卒業
現　在　久留米大学健康・スポーツ科学センター講師

大澤　智子（おおさわ　ともこ）　【第7章，巻末資料4】
2003年　大阪大学大学院人間科学研究科博士課程修了
現　在　兵庫県こころのケアセンター研究主幹

重村　淳（しげむら　じゅん）　【第8章，巻末資料3】
1994年　慶應義塾大学医学部卒業
現　在　防衛医科大学校精神科学講座講師
著　書『危機における心理支援学』（分担執筆）遠見書房 2010年　他

西　大輔（にし　だいすけ）　【第9章】
2010年　九州大学大学院医学研究院精神病態医学専修生修了，医学博士
現　在（独）国立精神・神経医療研究センター精神保健計画研究部室長
主著書『保健・医療従事者が被災者と自分を守るためのポイント集』（分担執筆）中外医学社 2011年

松浦　正一（まつうら　しょういち）　【第10章】
2001年　筑波大学大学院教育研究科修了
現　在　帝京平成大学大学院臨床心理学研究科准教授
著　書『学校トラウマと子どもの心のケア』（分担執筆）2005年，『大災害と子どものストレス』（分担執筆）2010年，ともに誠信書房

編者紹介

前田　正治（まえだ　まさはる）

1960 年生まれ
1984 年　久留米大学医学部卒業
現　在　福島県立医科大学医学部災害こころの医学講座教授
著　書　『大災害と子どものストレス――子どものこころのケアに向けて』（編著）誠信書房 2011 年,『生き残るということ――えひめ丸沈没事故とトラウマケア』星和書店 2008 年　他
訳　書　『サイコロジカル・トラウマ』金剛出版 2004 年　他

金　吉晴（きん　よしはる）

1958 年生まれ
1984 年　京都大学医学部卒業
現　在　（独）国立精神・神経医療研究センター精神保健研究所災害時こころの情報支援センター長 成人精神保健研究部部長
著　書　『精神医療の最前線と心理職への期待』（分担執筆）誠信書房 2011 年,『PTSD（心的外傷後ストレス障害）』（共著）星和書店 2004 年,『心的トラウマの理解とケア』［改訂第 2 版］じほう社 2006 年　他
訳　書　『PTSD（エキスパートコンセンサスガイドラインシリーズ）』（監訳）アルタ出版 2005 年,『PTSD 薬物療法アルゴリズム』（共訳）メディカルフロントインターナショナルリミテッド 2007 年　他

PTSD《びーてぃーえすでぃ》の伝《つた》え方《かた》――トラウマ臨床《りんしょう》と心理《しんり》教育《きょういく》

2012 年 4 月 5 日　第 1 刷発行
2014 年 2 月 5 日　第 2 刷発行

編　者　前田　正治
　　　　金　　吉晴

発行者　柴田　敏樹

発行所　株式会社　**誠信書房**

〒 112-0012　東京都文京区大塚 3-20-6
電話　03-3946-5666
http://www.seishinshobo.co.jp/

創栄図書印刷／イマキ製本所

ISBN 978-4-414-40070-0 C3011　Printed in Japan